M. Tauscher

Therapiehandbuch Homöopathie

Manfred Tauscher

Therapiehandbuch Homöopathie

Materia medica mit Fallbeispielen

GUSTAV FISCHER
Ulm Stuttgart Jena Lübeck

Zuschriften und Kritiken an:
Gustav Fischer Verlag, Lektorat Familien- und Ganzheitsmedizin, Wollgrasweg 49,70599 Stuttgart.

Wichtiger Hinweis: Die Erkenntnisse der Medizin unterliegen laufendem Wandel durch Forschung und klinische Erfahrungen. Der Autor dieses Werkes hat große Sorgfalt darauf verwendet, daß die in diesem Buch gemachten therapeutischen Angaben (insbesondere hinsichtlich Indikation, Dosierung und unerwünschten Wirkungen) dem derzeitigen Wissensstand entsprechen. Das entbindet den Benutzer dieses Werkes aber nicht von der Verpflichtung, anhand der Beipackzettel zu verschreibender Präparate zu überprüfen, ob die dort gemachten Angaben von denen in diesem Buch abweichen, und seine Verordnung in eigener Verantwortung zu bestimmen.

Die deutsche Bibliothek – CIP-Einheitsaufnahme
Tauscher Manfred:
Therapiehandbuch Homöopathie : Materia medica mit Fallbeispielen /
Manfred Tauscher. - 1. Aufl. - Ulm ; Stuttgart ; Jena ; Lübeck
G. Fischer, 1998
ISBN 3-437-55530-8

Herstellung: Birgit Dahl, Ulm
Satz: Medienkontor Lübeck GmbH, Lübeck
Druck und Bindung: Franz Spiegel Buch GmbH, Ulm
Umschlaggestaltung: prepress ulm GmbH, Ulm

Gedruckt auf 100g/m^2 Praximatt 1,15 f. Volumen

Printed in Germany

Vorwort

Nach der ersten Begeisterung, die in mir aufkam, als ich vor einigen Jahren auf das Angebot meines damaligen Verlegers einging, ein Buch über die Homöopathie zu schreiben, folgte bald die Ernüchterung. Angesichts der Vielzahl homöopathischer Publikationen gerade in letzter Zeit hielt ich diesen Einfall dann doch für sehr kühn. Beim näheren Durchleuchten dieser Idee und auch aus den Stimmen der Teilnehmer homöopathischer Kurse, die ich seit Jahren durchführe, wurde mir jedoch immer mehr offenkundig, daß eine Materia medica für Anfänger und ,,noch nicht lange" Fortgeschrittene fehlt. Eine solche Materia medica, die nicht gleich alles enthält, die sich aber besonders auf den §153 Organon sowie auf Leitsymptome (Schlüsselsymptome) stützt, habe ich hier vorgelegt.

Das regelmäßige Studium der homöopathischen Arzneimittellehre in der täglichen Auseinandersetzung mit dem Patienten betreffend der Frage ,,Simile oder Non-Simile" ist selbst für jeden noch so erfahrenen Praktiker unentbehrlich und von größter Bedeutung. Oft reicht es nicht, ,,alles getan zu haben". Die Fallaufnahme (lt. HAHNEMANN ,,die schwerste Arbeit") ist abgeschlossen und die Aufzeichnungen sind gründlich bearbeitet und ausgewertet. Man hat eine Chronologie der Krankengeschichte erstellt, um z.B. den Beginn der Krankheitszeichen zu sehen, um Krankheitsursachen zu erkennen, Unterdrückungen zu erfassen, und/oder um miasmatische Veränderungen zu entdecken. Aus allen Informationen, die uns der Patient gab, müssen wir jetzt die relevanten von den irrelevanten Symptomen ,,herausfiltern". Die relevanten Symptome sind hierarchisiert und geordnet (nach Kausalfaktoren, Gemüts- und Geistessymptomen, nach Allgemein- und Lokalsymptomen); die Leitsymptome sind erkannt und führen uns, leiten uns zu der heilenden Arznei. Aber nichts führt uns schließlich rascher und sicherer zum Simile als die Gesamtheit (§7 Organon) der für Patient und Arzneimittel charakteristischen Symptome (§153 Organon). Diese eigentümlichen, eigenartigen Symptome (Symptome, die ungewöhnlich sind, die sich nicht so ohne weiteres erklären lassen) müssen als wahre Goldkörner aus der Masse der Beschwerden treffsicher herausgefunden werden.

§153 Organon

Bei dieser Aufsuchung eines homöopathisch specifischen Heilmittels, das ist, bei dieser Gegeneinanderhaltung des Zeichen-Inbegriffs der natürlichen Krankheit gegen die Symptomenreihen der vorhandnen Arzneien, um unter diesen eine, dem zu heilenden Uebel in Aehnlichkeit entsprechende Kunstkrankheits-Potenz zu finden, sind die ***auffallenden, sonderlichen, ungewöhnlichen*** *und* ***eigenheitlichen*** *(charakteristischen) Zeichen und Symptome des Krankheitsfalles, besonders und fast einzig fest in's Auge zu fassen; denn* ***vorzüglich diesen, müssen sehr ähnliche, in der Symptomenreihe der gesuchten Arznei entsprechen,*** *wenn sie die passendste zur Heilung seyn soll. Die allgemeinern und unbestimmtern: Eßlust-Mangel, Kopfweh, Mattigkeit, unruhiger Schlaf, Unbehaglichkeit u.s.w. verdienen in dieser Allgemeinheit und wenn sie nicht näher bezeichnet sind, wenig Aufmerksamkeit, da man so etwas Allgemeines fast bei jeder Krankheit und jeder Arznei sieht.*

§154 Organon

Enthält nun das, aus der Symptomen-Reihe der treffendsten Arznei zusammengesetzte Gegenbild, jene in der zu heilenden Krankheit anzutreffenden, besondern, ungemeinen, eigenheitlich sich auszeichnenden (charakteristischen) Zeichen in der größten Zahl und in der größten Aehnlichkeit, so ist ***diese*** *Arznei für* ***diesen*** *Krankheitszustand das passendste, homöopathische, specifische Heilmittel; eine Krankheit von nicht zu langer Dauer wird demnach gewöhnlich durch die erste Gabe desselben ohne bedeutende Beschwerde aufgehoben und ausgelöscht.*

Das Auffallende am §153 ist, daß man ihn oft zitiert, aber selten richtig anwendet. Deshalb habe ich die von mir zusammengestellte Materia medica mit zahlreichen Fallbeispielen aus der Literatur und der eigenen Praxis gespickt und diese Fälle nach klassisch-homöopathischen Gesichtspunkten, zum Teil Schritt für Schritt, analysiert und kommentiert. So denke ich, kann jedermann nachvollziehen, warum bestimmte Symptome aus der Vielzahl der Informationen zur Arzneimittelwahl herangezogen wurden, die dann zur richtigen Arznei führten. Es versteht sich, daß hierfür ein gutes Repertorium mitbenutzt wird.

Grundsätzlich gibt es in der Homöopathie keine unwichtigen Symptome, auch wenn bestimmte Zeichen nur selten in Arzneimittelprüfungen aufgetreten sind. Jedes sogenannte unwichtige Symptom, das uns zur richtigen Arznei führt, bekundet uns dadurch seine Hochrangigkeit! Schon HAHNEMANN hat in den „Chronischen Krankheiten" jene Prüfungssymptome, die er für bedeutsam hielt, durch Sperrschrift hervorgehoben. Bei BÖNNINGHAUSEN und HERING führten diese Unterscheidungen zu Vier- und Fünfwertigkeiten. Ich beschränke mich in der vorliegenden Arbeit auf drei Wertigkeiten, so wie man sie auch im KENTschen Repertorium findet.

Die *„sehr“* auffallenden, sonderlichen, ungewöhnlichen und charakteristischen Zeichen und Symptome sowie die *sehr* auffallenden Leitsymptome stehen im **Fettdruck**, die für die Arznei „nur“ typischen und etwas „schwächeren“ Leitsymptome im *Kursivdruck*, alle anderen Symptome erscheinen im Normaldruck. Wie international gehandhabt, stehen < für Verschlimmerung und > für Besserung.

Weiter habe ich am Ende einer ausführlichen Arzneidarstellung in der „Kurzen Zusammenfassung“ nochmals die wesentlichen Merkmale der Mittel aufgeführt. Hier kann man rasch, ohne sich in Details zu verlieren, das Charakteristische der Mittel erfassen, was bei der Differentialdiagnose oft eine große Hilfe ist.

Für alle Hinweise auf Fehler, die sich möglicherweise eingeschlichen haben und von mir übersehen wurden, sowie für Verbesserungsvorschläge, die der Klarheit der Sache und dem ehrlichen Anliegen dienen, danke ich dem Leser im Voraus.

Last but not least möchte ich Herrn Dr. Dr. Sohn danken, der mir mit manch hilfreichem Rat und Hinweis freundschaftlich zur Seite stand.

Berlin, im Februar 1998

Manfred Tauscher
Homöopathischer Arzt

Arzneiverzeichnis und gebräuchliche Abkürzungen

A

Abies nigra	Abies-n
Abrotanum	Abrot
Aceticum acidum	Acet-ac
Aconitum napellus	Acon
Actea spicata	Act-sp
Aesculus hippocastanum	Aesc
Aethusa	Aeth
Agaricus muscarius	Agar
Ailanthus glandulosa	Ail
Aletris farinosa	Alet
Allium cepa	All-c
Allium sativum	All-s
Aloe	Aloe
Alumina	Alum
Ammonium bromatum	Am-br
Ammonium carbonicum	Am-c
Ammonium muriaticum	Am-m
Ambra grisea	Ambr
Anacardium orientale	Anac
Antimonium crudum	Ant-c
Antimonium tartaricum	Ant-t
Anthracinum	Anthraci
Apis mellifica	Apis
Aranea diadema	Aran
Argentum metallicum	Arg-m
Argentum nitricum	Arg-n
Arnika montana	Arn
Arsenicum album	Ars
Arsenicum iodatum	Ars-i
Arum triphyllum	Arum-t
Asa foetida	Asaf
Asarum europaeum	Asar
Aurum	Aur

B

Baptisia tinctoria	Bapt
Baryta carbonica	Bar-c
Baryta acetica	Bar-acet
Baryta iodata	Bar-i
Baryta muriatica	Bar-m
Baryta sulphurica	Bar-s
Belladonna	Bell
Benzoicum acidum	Benz-ac
Berberis vulgaris	Berb
Bismutum	Bism
Borax veneta	Bor
Brominum	Brom
Bryonia alba	Bry
Bufo rana	Bufo

C

Cactus grandiflorus	Cact
Caladium seguinum	Calad
Calcarea carbonica	Calc
Calcarea fluorica	Calc-f
Calcarea phosphorica	Calc-p
Calcarea sulphuratum	Calc-s
Calendula officinalis	Calen
Camphora	Camph
Cannabis indica	Cann-i
Cannabis sativa	Cann-s
Cantharis	Canth
Capsicum anuum	Caps
Carbo animalis	
Carbo vegetabilis	rb-v
Carcinosinum	Carc
Castoreum canadense	Cast
Caulophyllum	Caul
Causticum Hahnemannii	Caust
Chamomilla	Cham
Chelidonium majus	Chel
China officinalis	Chin
Cicuta virosa	Cic
Cimicifuga racemosa	Cimic
Cina	Cina
Clematis erecta	Clem
Coccus cacti	Coc-c
Cocculus indicus	Cocc
Coffea cruda	Coff
Colchicum autumnale	Colch

Colocynthis	Coloc
Conium maculatum	Con
Corallium rubrum	Cor-r
Crataegus oxyacantha	Crat
Crocus sativus	Croc
Crotalus horridus	Crot-h
Cuprum metallicum	Cupr
Cyclamen europaeum	Cycl

D

Digitalis purpurea	Dig
Drosera rotundifolia	Dros
Dulcamara	Dulc

E

Echinacea angustifolia	Echi
Eupatorium perfoliatum	Eup-per
Euphrasia officinalis	Euphr

F

Ferrum metallicum	Ferr
Ferrum phosphoricum	Ferr-p
Fluoricum acidum	Fl-ac
Formica rufa	Form

G

Gambioga-garcinia mor.	Gamb
Gelsemium sempervirens	Gels
Glonoinum	Glon
Graphites	Graph
Gunpowder	Gunp

H

Hamamelis virginica	Ham
Helleborus niger	Hell
Heloderma suspectum	Helo
Hepar sulfuris	Hep
Hydrastis canadensis	Hydr
Hyoscyamus niger	Hyos
Hypericum perforatum	Hyper

I

Ignatia amara	Ign
Iodum	Iod
Ipecacuanha	Ip
Iris versicolor	Iris

J

Jalapa	Jal

K

Kali arsenicosum	Kali-ar
Kali bichromicum	Kali-bi
Kali carbonicum	Kali-c
Kali iodatum	Kali-i
Kali phosphoricum	Kali-p
Kali sulphuricum	Kali-s
Kalmia latifolia	Kalm
Kreosotum	Kreos

L

Lac caninum	Lac-c
Lac vaccinum defloratum	Lac-d
Lachesis	Lach
Laurocerasus	Laur
Ledum palustre	Led
Lilium tigrinum	Lil-t
Lobelia inflata	Lob
Lycopodium clavatum	Lyc
Lyssinum	Lyss

M

Magnesium carbonicum	Mag-c
Magnesium muriaticum	Mag-m
Magnesium phosphor.	Mag-p
Mancinella	Manc
Medorrhinum	Med
Medusa	Medus
Mercurius corrosivus	Merc-c
Mercurius cyanatus	Merc-cy
Mercurius dulcis	Merc-d
Mercurius iodatus flavus	Merc-i-f
Mercurius iodatus ruber	Merc-i-r
Mercurius solubilis	Merc
Mezereum	Mez
Millefolium	Mill
Moschus	Mosch
Muriaticum acidum	Mur-ac

N

Naja tripudians	Naja
Natrium carbonicum	Nat-c
Natrium muriaticum	Nat-m
Natrium sulfuricum	Nat-s
Nitricum acidum	Nit-ac
Nux moschata	Nux-m
Nux vomica	Nux-v

O

Opium	Op
Oxalicum acidum	Ox-ac

P

Paris quadrifolia	Par
Petroleum	Petr
Phosphorus	Phos
Phosphoricum acidum	Ph-ac
Phytolacca decandra	Phyt
Picrinum acidum	Pic-ac
Platinum	Plat
Plumbum metallicum	Plb
Podophyllum peltatum	Podo
Psorinum	Psor
Pulsatilla pratensis	Puls
Pyrogenium	Pyrog

R

Ranunculus bulbosus	Ran-b
Rheum palmatum	Rheum
Rhus toxicodendron	Rhus-t
Rumex crispus	Rumx
Ruta graveolens	Ruta

S

Sabadilla officinalis	Sabad
Sabina	Sabin
Sambucus nigra	Samb
Sanguinaria canadensis	San
Sarsaparilla officinalis	Sars
Secale cornutum	Sec
Selenium	Sel
Senega	Seneg
Sepia officinalis	Sep
Silicea terra	Sil
Spigelia anthelmia	Spig
Spongia tosta	Spong
Squilla martima	Squil
Stannum metallicum	Stann
Staphisagria	Staph
Stramonium	Stram
Strontium carbonicum	Stront-c
Sulphur	Sulph
Sulfuricum acidum	Sul-ac
Symphytum officinale	Symph
Syphilinum	Syph

T

Tabacum	Tab
Tarentula cubensis	Tarent-c
Tarentula hispanica	Tarent
Taraxacum officinale	Tarax
Theridion curassavicum	Ther
Thuja occidentalis	Thuj
Tuberculinum bovinum	Tub

U

Urtica urens	Urt-u

V

Valeriana officinalis	Valer
Veratrum album	Verat
Viscum album	Visc

Z

Zincum metallicum	Zinc

Fallverzeichnis

Abies nigra = Abies-n

Familie Pinaceae (schwarze Tanne). Verwendet wird das Harz von Picea nigra.

Die meisten Beschwerden sind mit gastrischen Störungen verbunden. *Dyspeptische Beschwerden älterer Leute mit funktionellen Herzbeschwerden.* Beschwerden nach Tee und Tabak.

Ist niedergeschlagen und benommen am Tage, wach in der Nacht, kann nicht einschlafen.

Magenschmerzen, die immer nach dem Essen auftreten, mit der Empfindung eines schmerzenden Klumpens, als ob sich ein hartgekochtes Ei in der Kardiagegend des Magens festgesetzt hätte. Dauernde, unangenehme Einschnürung über der Magengrube, **als ob alles zusammengeknotet sei.** Die Magenschmerzen dehnen sich zur linken Seite aus.

Abies-n hat völligen Appetitverlust am Morgen, aber großes Nahrungsverlangen mittags sowie abends-nachts. Der Atem stinkt.

Schmerzhafte Empfindung in der Brust, als ob sich dort etwas festgesetzt hätte und hochgehustet werden muß. Die Lungen fühlen sich zusammengedrückt an, besser durch Husten. Hat Erstickungsgefühl in der Kehle, Dyspnoe besser beim Hinlegen. Scharfe, schneidende Schmerzen im Herzen.
Schlechte Träume.
Zeiten:

- morgens totaler Appetitverlust
- tagsüber träge und schläfrig
- mittags Gier nach Nahrung
- nachts hungrig, wachsam und ruhelos.

< nach Essen.

Kurze Zusammenfassung

Magenbeschwerden besonders nach dem Essen, als ob alles zusammengeschnürt sei, wie ein hartgekochtes Ei, wie ein schmerzhafter Klumpen. Dyspeptische Leiden bei älteren Menschen.

Abrotanum = Abrot

Familie Compositae (Eberraute). Tinktur aus den frischen Blättern.

Boshaft, gereizt, außerordendlich mürrisch. Aufgeregt, geschwätzig, aber auch schweigsam und verschlossen. Schwacher und träger Geist, hat keine Aufnahmefähigkeit, die ganze geistige Kraft ist verloren. Körperliche Schwäche. Kann den Kopf nicht heben. *Gefühl, demnächst etwas Entsetzliches zu tun. Hat keine menschlichen Gefühle* (Anac).
Bei mißgelaunten, depressiven und abgemagerten Kindern!

Abneigung, sich zu bewegen, **aber meist** > bei Bewegung.
Abmagerung, besonders der unteren Partien bzw. von unten nach oben fortschreitend, *trotz Heißhungers und*

viel Essen. Faltiges Gesicht mit vielen Mitessern, ist blaß, mit *Abmagerung.*

Besondere Angriffspunkte: Gefäße und Lymphknoten (hier besonders die Mesenterial-LK), Magen-Darm-Trakt, die Schleimhäute überhaupt.
Abrot hat einen Ausschlag um den Nabel herum, Nabelsekretionen bei Säuglingen. **Kolitis.** Diarrhoe *wechselt* mit Obstipation. Rheuma-Gicht *wechselt* mit Diarrhoen oder mit Nasenbluten. *Empfindung, als würde der Magen im Wasser hängen oder als würde er schwimmen.*

Typische Beschwerden auch: Rheuma, Gicht, Ischialgien. Hat Gelenkdeviationen.

Weiteres: Abrot hat blaurote Flecken, stark juckende Frostbeulen, herausragende Hämorrhoiden, Hämangiome, Elefanphantiasis. Hydrocele bei kleinen Jungen. Abrot ist gut, wenn Krankheitsgeschehen metastasieren (im homöopathischen Sinne!).

> *bei Bewegung, mit Ausnahme der rheumatischen Schmerzen* und der Schmerzen der Interkostalmuskulatur.

Kurze Zusammenfassung

„Hat keine menschlichen Gefühle". Schlechte Laune. Depressive und abgemagerte Kinder. Abmagerung besonders der unteren Partien bzw. von unten nach oben fortschreitend, trotz guten Appetits. Metastatische Leiden (im homöopathischen Sinne). Bevorzugte Angriffspunkte: Gefäße und Lymphknoten (bes. mesenterial), alle Schleimhäute. Koliken, Rheuma, Gicht.

Aceticum acidum = Acet-ac

(Essigsäure)

Typisch: Blaß, kränklich aussehend. Eine Wange rot, die andere blaß. Anämie junger Mädchen. **Schwäche (!!),** seit vielen Jahren schon geschwächt. Schwächeanfälle bei Asthmatikern oder bei anämischen Menschen.
Keynote: Abmagerung und Appetitverlust, Schwäche und Anämie, dabei brennender Durst auf Wasser, das schreit nach Acet-ac.

Das Mittel hat große Beziehungen zu **Blutungen (!).** Blutungen aus Blase, Magen, Darm, Lungen, Nase, aus Geschwüren, Hämorrhoidalblutungen, Uterusblutungen, reichliche Menstruation.

Magen-Abdomen: Magenulcus, Erbrechen von Blut, *heißes und saures Aufstoßen,* schaumiges Erbrechen. Nagende *Schmerzen* und Brennen *im Leib,* > durch Liegen auf dem Bauch. Gasige Auftreibung von Magen und Abdomen.

Hydropsie, dabei enormer Durst; viel wäßriger Urin. Kann Diabetes heilen, wenn dabei Keynotes wie oben beschrieben vorhanden sind. Acet-ac hat eine Beziehung zu Karzinomen, wenn die oben genannten Keynotes zutreffen!! Es ist sicherlich heute auch ein gutes Mittel bei AIDS-Kranken (die nicht selten eine Acet-ac-Symptomatik zeigen).

Bei diversen anderen Erkrankungen angezeigt (z.B. Krupp, Heiserkeit, chronisch trockener Husten, chronische Bronchitis, Pneumonie), wenn die Keynotes wie oben beschrieben vorhanden sind.

Zum Gemüt: evtl. anfallsweise qualvolle Angst, Angst um die Gesundheit, ist ständig in Sorge, fürchtet, es könnte etwas passieren, jammert viel.

< bei Kälte
> Trinken von kaltem Wasser, Zufächeln von frischer Luft.

Kurze Zusammenfassung

Bei Acet-ac führen die Keynotes (z.B. kein Durst, keine Schwäche = kein Acet-ac). Anämie, Abmagerung, Appetitverlust, Schwäche, dabei brennender Durst. Blutungsneigung. Ca-Beziehung. Bauchschmerzen > durch Bauchlage.

Fall 1

41-jährige Patientin, Zustand nach Mamma-Amputation bei Mamma-Ca, jetzt multiple Knochenmetastasen. Klagt über fast beständige Schmerzen besonders im Lenden-Wirbelsäule- und im Beckenbereich. Trotz zweifacher Zytostase diese heftige Metastasierung (als Homöopath möchte ich sagen, diese wurde gerade deswegen begünstigt). Jetzt weitgehend ohne Medikation. Als sie zu mir kommt, nimmt sie kaum Schmerzmittel.

Was tun? Was kann und was darf man versprechen? Prognose? Dieser Fall ist unheilbar! Alles andere wäre ein Wunder. Aber man kann palliativ sehr oft Gutes leisten.

Bei der Patientin fiel auf, daß sie sehr anämisch war, ständig weiter abmagerte, sehr schlapp war und außerdem über einen unstillbaren Durst verfügte.

(eigener Fall)

Repertorisationssymptome: Unstillbarer Durst, Anämie bei erschöpfenden Krankheiten. Abmagerung und kanzeröse Affektionen sind zu große Rubriken, lassen eine Individualisierung nicht zu.
Folgende Mittel haben in den beiden Symptomen Übereinstimmung: Acet-ac, Ferr, Nat-m, Ph-ac, Phos, Sec.
Als Mittel, welches früher in ihrem Leben sicherlich eine entscheidende Rolle gespielt hätte, wäre Nat-m zu nennen (eine schlimme Kummergeschichte). Doch ein so tief wirkendes Mittel, so denke ich, hätte sie aus dem Gleichgewicht geworfen.
Gerade diese Viererkombination an Symptomen, die ja so charakteristisch für Acet-ac ist, veranlaßte mich, ihr dieses Mittel zu geben. Mit Acet-ac konnte der Patientin über ein Jahr ein noch angenehmes Leben bereitet werden. Sie wußte zwar, daß ihre Krankheit nicht mehr zu heilen war, aber sie war meist ohne Schmerzen und insgesamt doch sehr ausgeglichen, trotz ihres Schicksals.

Aconitum napellus = Acon

Familie Ranunculaceae (Sturmhut, blauer Eisenhut). Verwendung findet die Pflanze mit Wurzelknollen zur Blütezeit.

Oft bei hochgradigen Entzündungsfiebern (im ersten Stadium!) Acon ist ein „schnelles“ Mittel (vor 3 Stunden der Zugluft ausgesetzt, jetzt das hohe Fieber, man denkt an Acon. Ein Tag später ist's dann meist eine andere Arznei!).

Leiden infolge von trockenen, kalten Winden (Zugluft), durch Schreck.
Typisch: **Ruhelosigkeit, Angst, Todesangst.** *Sagt evtl. die Todesstunde voraus* (Arg-n). *Wirft sich in Todesangst hin und her.*

Es sind in der Regel starke Konstitutionen, robust, lebhaft. Acon ist ein *„arterielles“ Mittel,* wirkt stark auf das Kreislaufsystem, hat vollen und harten Puls, hohen Blutdruck. Hat stärkere Herz- und Brustbeschwerden.

Acon wirkt gut bei Leuten, deren arterielles System gut funktioniert (weniger gut bei alten „venösen“ Menschen).
Typisch ist **plötzlich.**

Hat hohes Fieber ohne Schweiß, starke Hitze der Haut, die Haut ist meist trocken. Roter Fleck auf dem Ballen des kleinen Fingers.

Hat viel *Schwindel,* z.B. Schwindel durch Angst oder Schreck.
Diverse Beschwerden, die nach einem Schock, Schreck entstanden sind (sicherlich braucht ein hoher Prozentsatz aller Verkehrsverunfallten in ihrem Zustand Acon). Blutungsneigung *(hellrotes* Blut).

Typisch ist auch der *Blutandrang zum Kopf,* z.B. bei Kopfschmerzen. Gesichtsneuralgien bei Menschen, deren Kopf kongestioniert ist. *Acon hat* **viele Neuralgien,** *besonders nach trockenen, kalten Winden.* Hat **heftigste Schmerzen.** Schmerzen oft im Wechsel oder zusammen mit Taubheitsgefühlen, zur Verzweiflung treibend, immer dabei starke Unruhe und Angst. Das Kind schreit, weil es vor heftigen Schmerzen keinen Urin lassen kann.

Im Rahmen von akuten Erkältungskrankheiten treten auch *Augenentzündungen* auf, heftig und plötzlich, mit Schwellungen, aber **nie** mit dickem Augenausfluß.

Vorwiegender Angriffspunkt ist die linke Seite.
Unterdrückung von Ausflüssen (z.B. nach Schreck), z.B. Menses, Lochien, Acon bringt sie wieder.

< nach trockenen, kalten Winden (Zugluft), gegen Mitternacht, durch Schreck
> nach Schweiß, bei Ruhe, in frischer Luft.

Kurze Zusammenfassung

Leiden nach trockenen, kalten Winden, nach Zugluft, nach Schreck. Ruhelosigkeit, Angst, Todesangst. Plötzliche Beschwerden. Arterielles Mittel. Entzündungsfieber, hohes Fieber. Fieber ohne Schweiß. Krupp. Plötzliche Symptome. Neuralgien.

Fall 2

Eine 40-jährige Frau wartete am Abend schon 50 Min. an der Haltestelle auf den Bus, der eigentlich alle 10 Min. kommen sollte. Es war kühl und ein kalter Wind durchpustete sie, wie sie sagte. Die Kälte kroch in den Körper. Außerdem: „Ich habe mich grün geärgert, weil ständig andere Busse kamen, nur meiner nicht.“ Noch zu Hause war sie deswegen zornig. Am frühen Morgen des kommenden Tages setzten dann heftigste Mensesschmerzen ein (die Menses hatten einen Tag zuvor begonnen ohne nennenswerte Probleme). Bei den Schmerzen warf sie sich vor Unruhe auf dem Bett hin und her. Sie hatte Todesängste, sie glaubte, daß sie stirbt.

(Fall eines Kollegen)

Ja was machen wir denn da?
Wir suchen zuerst nach einer möglichen Kausa – und die gibt es gleich dreimal:

- Beschwerden infolge von Wut-Ärger
- Beschwerden nach Kaltwerden
- Beschwerden nach kaltem, trockenem Wind.

Diese drei Rubriken werden abgedeckt durch folgende Arzneien: Acon (6/3), Bry (5/3) und von Caust (4/3).
Das „härteste“ dieser drei Symptome finden wir im Gemütsbereich: „Beschwerden infolge von Ärger“. Hier finden wir Acon 3-wertig, Bry 2- und Caust 1-wertig. Nach den Wertigkeiten führt Acon, und doch könnte es eines der anderen beiden Mittel sein.
Sehen wir weiter. Beziehen wir noch die Symptome „Ruhelosigkeit bei Schmerzen“ und „Tod, Nähe des“ mit ein, dann führt eindeutig Acon, gefolgt von Bry und Lyc (diese Mittel stehen beide auf Platz zwei), Caust ist weiter abgeschlagen.
„Ruhelosigkeit bei Schmerzen“ wird von den in Frage kommenden Mitteln nur von Acon abgedeckt.
Acon war das Mittel.
Ein relativ einfacher Fall. Vergleichen wir die Befindensstörungen der Patientin mit den Symptomen aus der Arzneimittellehre, so erkennen wir eindeutig das Charakteristische für Acon wieder.

Actea spicata = Act-sp

Familie Ranunculaceae (Christophskraut). Tinktur aus den im Herbst gesammelten Wurzeln.

Gedächtnisschwäche, Geistesabwesenheit, geistige Erschöpfung. Selbstbetrug, Selbsttäuschung. **Neigung zu Ausschweifungen.** Traurig, nörgelnd, niedergeschlagen. *Ist unbeständig und launisch.* Eigensinnig und zornig. Neigung zum Weinen. Ist ungeduldig und ruhelos (bei rheumatischen Beschwerden). Hat viele Schwindelgefühle, Neigung zu Ohnmachten. Schwäche nach dem Essen.

Magenkrämpfe, *empfindliches Abdomen.* Appetit morgens besser als sonst. Hat Hunger mit Abneigung gegen Nahrung. Unterdrückte Menses infolge von Schreck.

A

Schwäche im rechten Arm. **Schmerzen an den kleinen Gelenken, besonders sind Handgelenke und proximale Fingergelenke betroffen.** Wir sehen auch taube, kalte Finger mit verfärbter Haut. Große *Schwäche.*

< **durch Bewegung** (fühlt sich aber wohl bei Bewegung), *durch Berührung,* nachts, durch Bier, salziges Fleisch, Tabakrauch
> Kaffee (Kopfschmerzen).

Kurze Zusammenfassung

Idee: Körperliche und geistige Schwäche, strebt nach Kompensation (deshalb Selbstbetrug, Ausschweifungen, Unbeständigkeit usw.), bei rheumatischen Patienten (kleine Gelenke), bei Menschen mit Gastrointestinalen Beschwerden.
< Bewegung.

Aesculus hippocastanum = Aesc

Familie Hippocastanaceae (Roßkastanie). Verwendung finden die frischen, geschälten Früchte.

Depressive Stimmung, ist niedergeschlagen, traurig. Extrem reizbar, besonders dann, wenn er etwas tut, was ihm nicht paßt. Hat Abneigung gegen Arbeit.

Charakteristisch ist die Plethora! Wir sehen venöse Staus. Leber-(Pfortader-) kongestionen **mit venösem Pulsieren und Klopfen.** *Hat sehr schmerzhafte Hämorrhoiden mit Pulsieren und Rükkenschmerzen.*

Typisch: *Dauernd dumpfe Schmerzen in Lenden- und Kreuzbeingegend,* affizieren die Hüfte, sind schlimmer beim Gehen und Bücken.

Halsentzündungen: Wundes und rohes Gefühl dabei, typisch ist hier die **ausgeprägte venöse Venenzeichnung im Rachen.** Viel brennende Schmerzen bei Halsentzündungen. Hat brennenden und wundmachenden Schnupfen (Ars).

Aesc ist ein gutes Augenmittel, wo man Röte sieht, Gefäßschwellungen und Tränenfluß.

Hat ein Gefühl, als sei das *Rektum* voller kleiner Holzstückchen, *mit Stechen und dem Gefühl von Vollheit.* Völlegefühle in der Beckenhöhle wegen der hier vorhandenen venösen Staus. Stechende, schiessende, kneifende, wandernde **Schmerzen mit Völlegefühl.**
Uteruslageanomalien, Entzündungen des weiblichen Genitale (mit venösen Staus!). Ätzende Leukorrhoe *mit Schwäche im Rücken.*
Lähmungsartige Schwäche im Rücken und in den Extremitäten.

Aesc hat starken Durst. Bei Hämorrhoiden evtl. Appetitverlust und Übelkeit. Die Hämorrhoiden sind schlimmer im Winter und besser im Sommer.
Man findet weiterhin Varizen, Gicht, Rheuma. Viele Beschwerden werden zusätzlich von Rückenschmerzen begleitet.

< während des Schlafes, **nach einem warmen Bad** durch Kälte, mäßige Bewegung.

Kurze Zusammenfassung

Typisch sind venöse Staus. Leberkongestion mit venösem Pulsieren. Schmerzhafte Hämorrhoiden mit Rükkenschmerzen. Dauernd dumpfer Lenden- und Kreuzbeinschmerz. Bei Hals- affcktionen ausgeprägte Venenzeichnung im Rachen. Bauchschmerzen mit Völlegefühl.

< warmes Bad
> durch Kälte.

Aethusa = Aeth

Familie Umbeliferae (Hundspetersilie). Verwendung findet die frische, blühende Pflanze.

Ruhelos, ängstlich, traurig, schläfrig, verwirrt, delirante Zustände (sie sieht Katzen, Mäuse), Halluzinationen.

Die Patienten weinen oft!! Verwirrung besonders *nach geistiger Anstrengung*, sind unfähig zu denken. Vom Leben enttäuscht, sie **widmen ihre Liebe den Tieren.** Sehr mitfühlend, im Innern romantisch. **Aeth hat viel schlechte Laune und Gereiztheit.**
Die meisten Symptome bessern sich im Freien, in der frischen Luft, **aber** Gereiztheit und schlechte Laune schlimmer nachmittags und schlimmer in frischer Luft. **Nach geselligen Gesprächen verschwinden alle Symptome!**

Aeth zeigt meist an Leiden: Gastrointestinale Störungen, Kopfschmerzen, Konvulsionen (wie bei Cupr dabei die Daumen in die Hand eingeschlagen) mit *nach unten verdrehten Augen*, Hautleiden.

Aussehen: Eingefallenes Gesicht und Blässe, *scharfe Nasolabialfalten.* Feuchte und schwarze Zunge. Die Haut ist klamm, kalt, schweißig. Kopfschmerzen schlimmer beim Laufen und besser durch Liegen und Einbinden.

Unverträglichkeit von Milch!! (Diarrhoe, Erbrechen).

Das Mittel paßt besonders bei jenen Menschen, die ständig etwas knabbern und reinschieben, bis der Magen versagt! Folge: Oft Verdauungsstörungen. Aeth liebt frische Luft.

Besondere Symptome: Hautausschlag auf der Nasenspitze. Empfindung, als wären Kopf, Gesicht und Hände geschwollen, schlimmer nach dem Waschen und besser beim Betreten eines Raumes. Ängste werden besser durch Flatusabgang.

< in Wärme
> in frischer Luft, in Gesellschaft.

Kurze Zusammenfassung

Weint oft. Viel schlechte Laune. Sehr tierlieb. Die meisten Symptome sind besser im Freien. Meist gastrointestinale Beschwerden. Konvulsionen mit Daumen in die Faust geschlagen sowie mit nach unten verdrehten Augen. Unverträglichkeit von Milch. Gut bei Menschen, die ständig was knabbern bis der Magen versagt.

A

Agaricus muscarius = Agar

Familie Agaricaceae (Fliegenpilz). Verwendung findet die frische Frucht oberhalb der Erde.

Frostig-nervöser Mensch. Zittern, Zucken, Tics, unfreiwillige Kontraktionen, choreatische Beschwerden. Brennen, Jucken, Röte und Schwellung, wie bei Frostbeulen. Hat stechende Schmerzen, als würden Eisnadeln das Gebiet durchbohren.
Frostbeulen besonders an Fingern, Zehen und Füßen.

Das Mittel wirkt tief auf das ZNS. Hat **Koordinationsstörungen** der willkürlichen Muskeln. *Plumpe Bewegungen* der Finger und der Hände. Läßt leicht etwas fallen. Hat epileptiforme Krämpfe mit Schaum vor dem Mund, stolpert beim Gehen. *Krämpfe mit Rückwärtsbeugen des Körpers.*

Erschlaffung, die zur Lähmung der unteren Extremitäten führt.

Hat fürchterliche Angst, krank zu werden! Ist mutlos, niedergeschlagen, hat unangenehme Vorahnungen. Thema ist oft und immer wieder der Tod (der Tod fasziniert ihn). *Kranke singen und sprechen fortwährend, ohne auf an sie gerichtete Fragen zu antworten.* Abscheu vor allen Arbeiten.

Agar hat Verlangen nach Eiern und nach Salz.

Weitere typische Symptome: Flimmern vor den Augen (wie schwarze Fliegen), Schwindel, als ob die Zähne zu lang wären, Geschwüre an Gaumen und am Zungengrund, gasige Auftreibung des Abdomens, stinkende Blähungen. Hat morgendliche Diarrhoe und ein *Gefühl, als wolle das Rektum platzen. Der Penis ist kalt und eingeschrumpelt.* Schmerzhafte Schrumpfung der Hoden. Bei Frauen die Empfindung, als würden die Geschlechtsteile nach unten gepreßt.
Agar hat oft brennenden Durst und heftigen Hunger.

< durch Geschlechtsverkehr, morgens, in kalter Luft, nach geistiger Anstrengung, vor Gewitter
> durch langsame Bewegung, Schlaf.

Kurze Zusammenfassung

Agar ist frostig, nervös. Nervenmittel (Krämpfe, Zittern, Tic's usw.), Störungen der Koordination. Brennen, Jucken, Röte, Schwellung (wie bei Frostbeulen). Große Angst vor Krankheit. Tod beschäftigt viel. Kontraktionen, choreatische Beschwerden. Schmerzen stechend wie von Eisnadeln.

A

Ailanthus glandulosa = Ail

Familie Simarubaceae (chinesischer Götterbaum). Tinktur aus frischen Trieben sowie aus der jungen Rinde.

Man sieht sehr böse, destruktive Beschwerden, es ist das Schlimmste zu befürchten. Der Patient ist sehr *ängstlich, man sieht es ihm im Gesicht an;* ruhelos. *Er spricht oder stöhnt im Schlaf.* **Schnell einsetzende Schwäche. Adynamie. Stupor.**

Ail oft angezeigt **bei bösartigem Scharlach.**
Das Mittel wirkt besonders gut bei Frauen und Kindern, weniger gut bei Männern, am wenigsten gut bei alten Menschen.

Ail hat Blutfülle im Kopf. Schweregefühl im Kopf, *blutunterlaufene Augen.* Heißbrennende durchbohrende Kopfschmerzen findet man. Gegenstände erscheinen unscharf. **Zunge trocken, ausgedörrt und aufgesprungen** *(oder:* feucht und weißpelzig belegt mit livider Spitze und lividen Rändern, *oder:* dickweiß belegt mit brauner Mitte).
Hals: **Ulzera der Tonsillen; geschwollen, trocken, dunkelrot,** Erstickungsgefühle, heisere oder fehlende Stimme, beim Schlucken Schmerzen im Ohr. Kann auch eine schmerzlose Struma haben.

Zur Haut: *Petechien. Purpurfarbene livide Erscheiningen von leidenden Teilen.* Multiple livide Hautflecken, verschwinden nach Druck.
Zusammenschnürungsgefühle. Es kommen auch dünnwäßrige und stinkende Stühle vor.

Ail ist appetitlos, alles ist geschmacklos, hat **Ekel vor Nahrung.** *Durst auf kalte Getränke,* evtl. Verlangen nach Branntwein.

Hautausschläge kommen nicht heraus. Nach unterdrückten Hautausschlägen.

< Unterdrückungen, Sicht von Nahrung
> *durch heiße Getränke.*

Kurze Zusammenfassung

Schlimme Beschwerden, rasch einsetzende Schwäche, Adynamie. Blutfülle im Kopf, blutunterlaufene Augen. Bösartiges Scharlach. Mandelgeschwüre, dunkelrote Mandeln. Schluckschmerzen. Petechien. Durst auf Kaltes, Ekel vor Nahrung. > durch heiße Getränke.

Aletris farinosa = Alet

Familie Liliaceae (Sternwurzel, Runzelwurzel). Essenz aus der frischen Wurzelknolle.

Die Patientin ist immer müde. Müdigkeit von Körper und Geist. Konzentrationsschwäche. Schwäche bei abgemagerten Personen. Mittel infolge von Säfteverlusten (Chin). **Anämisch, schlaff, besonders Frauen.** Ohnmacht. Viel Schwindel.

Appetitverlust, Abneigung gegen Nahrung, geringste Nahrungsaufnahme verursacht Beschwerden. Erbrechen in der Schwangerschaft.

A

Man findet **Darm- und Uterusatonie;** Neigung zu Aborten. *Uterusprolaps mit Schmerz in der rechten Leistengegend. Frühzeitige und reichliche Menses mit wehenartigen Schmerzen* (sie hat aber auch eine verzögerte Menses).
Venöse Stase im kleinen Becken. Hat viele Kreuzschmerzen, die besser werden durch Rückwärtsbeugen (Dios). Viele Verdauungsbeschwerden. *Schaumiger Speichel.* Muskelschmerzen in der Schwangerschaft.

Kurze Zusammenfassung

Immer müde. Anämisch, schlaff, besonders Frauen. Darm- und Uterusatonie. Evtl. schaumiger Speichel.

Allium cepa = All-c

Familie Liliaceae (Küchenzwiebel). Essenz aus der frischen Zwiebel.

Melancholische, ängstliche Menschen. Es findet sich eine **Empfindlichkeit gegen Blumengerüche oder gegen Pfirsichhäute** (Katarrhe!!) **Träume:** Vom Aufenthalt in der Nähe von Wasser, von Schlachten, vom Kämpfen, von Stürmen an der See, von hohen Wellen. All-c ist lichtüberempfindlich.

Wir sehen typischerweise anhaltendes und **häufiges Niesen mit profusem, scharfem Ausfluß,** der Nase und Oberlippe wund macht, *milden Tränenfluß,* der aber brennen kann (!), aber der die Augen nicht wund macht. *Hat bei Katarrhen sehr oft Stirnkopfschmerzen.* Kopfschmerzen schlimmer in warmem Zimmer und besser in frischer Luft. **Schnupfen-Erkältung steigt die Bronchien hinab,** dabei profuse Schleimabsonderung aus den Bronchien, mit heftigem Husten und mit Schleimrasseln.

Man findet Schwäche der Extremitäten, besonders der Arme!

Erkältungen nach feuchten Nord-Ost-Winden. **Jedes Jahr im August morgendlicher Schnupfen mit heftigem Niesen.** Hält sich beim Husten wegen der Schmerzen den Kehlkopf.

All-c hat Haarausfall, Glatze. *Schillerndes Häutchen auf der Urinoberfläche.* Wundgeriebene Füße.
All-c wirkt mehr links. Linksseitige Gesichtslähmung.

Hat neuralgische Schmerzen nach Amputation oder nach Nervenverletzungen.

< am Abend und im Zimmer
> in frischer Luft.

Kurze Zusammenfassung

Empfindlich gegen Blumengerüche und gegen Pfirsichhäute. Niesen, Rhinitis mit scharfem Ausfluß, milder Tränenfluß. Schnupfen oder Heuschnupfen jeden August. Katarrhe oft mit Stirnkopfschmerz. Extremitätenschwäche besonders der Arme. Amputationsneuralgien. < abends und im Zimmer > in frischer Luft.

A

Allium sativum = All-s

Familie Liliaceae (Knoblauch). Essenz aus der frischen Zwiebel.

Wir sehen ein schwaches Gedächtnis. Der Patient ist traurig beim Alleinsein. Hat Furcht davor, daß er nicht gesund wird und auch keine Medizin verträgt. Empfindlich, ungeduldig, er verlangt viel und ist mit nichts zufrieden.

Hat Schwindel beim Ansehen von Dingen oder wenn er sich von einem Sitz erhebt, bei Frauen besser, wenn die Menses einsetzen. **Abgeschlagenheit und Schwäche besonders der unteren Extremitäten** (!), schlimmer am Morgen.
Ruheloser Schlaf, Patient erwacht oft wegen Kälteempfindungen. ***Träume:*** Von Wasser und Sturm, von schnellem Durchgangsverkehr, der von Ort zu Ort wechselt, er hat viele ängstliche Träume, setzt die Träume nach dem Erwachen fort.

Paßt gut bei muskulösen Menschen, die oft Katarrhe haben, oder bei muskulösen alten Menschen, die an Dyspepsie leiden oder bei solchen Personen, die gewohnt sind, in hohem Lebenstandard zu leben und die ekzessiv essen.

Er hat einen Augenkatarrh mit beissendem und brennendem Tränenfluß, kommt jede Nacht beim Versuch zu ***lesen*** wieder. Verklebte Augenlider. Vermehrte Nasenschleimsekretion mit nur geringer Verstopfung oder nur trockener Nasenkatarrh. Chronischer Luftröhrenkatarrh mit diversen Begleiterscheinungen (Heiserkeit, Husten usw.), typischerweise ohne Fieber. Trockener Hals bei den Katarrhen mit Rohheitsgefühl. Diverse *Mundsymptome verschlimmern sich durch Lesen!!*

Der geringste Wechsel seiner gewohnten Lebensart ruft Dyspepsie hervor. Beschwerden von schlechtem Wetter herrührend. Beschwerden nach ekzessiver Fresserei!

Viele Beschwerden schlimmer in frischer Luft oder bei feuchtem Wetter. All-s hat Verlangen nach Butter.

Weiteres: Schuppen auf dem Kopf. Glatze. An den Händen schält sich die Haut. Über den Fußgelenken Hautausschlag.

Kurze Zusammenfassung

Schwäche besonders der Beine. Augenkatarrh mit scharfem Tränenfluß und mildem Schnupfen. Viele katarrhische Leiden. Viele Symptome < durch Lesen. Gut bei muskulösen Menschen, die oft Katarrhe haben, oder bei muskulösen Alten, die an Dyspepsie leiden, oder bei solchen Personen, die in hohem Lebensstandard leben und die ekzessiv essen. Viele Beschwerden < in frischer Luft oder in feuchtem Wetter.

Aloe = Aloe

Aloe socobrina. Familie Liliaceae (Liliengewächs). Verwendet wird der eingekochte Blattsaft.

Er hat Abneigung dagegen, sich zu bewegen, ist träge. Angst und Ruhelosigkeit. Frauen haben Angst vor Männern. Das Leben wird als Last empfunden. Abneigung gegen geistige Arbeit, die sofort müde macht. Große geistige Aktivität wechselt mit Schlaffheit.
Aloe ist leicht erregt und wird leicht zornig, verträgt keinen Widerspruch, Besserung dieses Zustandes durch Tee oder milde Stimulantien. Schlechte Laune ist schlimmer bei wolkigem Wetter. Oft bei älteren Menschen, oder im Klimakterium.

Aloe-Stühle: Sie sind oft gelbblutig oder **bestehend aus gallertartigem Schleim. Gallertartiger Schleim fließt unbemerkt aus dem Rektum.**
Abdominelle Plethora: Gefühl als wäre das Rektum voll schwerer Flüssigkeit, die entschlüpfen will, was auch geschieht, wenn nicht schnell genug das Klo erreicht wird. **Kontrollverlust des Sphincter ani.** Urin und Stuhl werden krampfhaft zurückgehalten, *und doch geht unwillkürlich Stuhl ab.* Schweregefühl im gesamten Abdomen, oder nur in der Blase. *Durch die Sphincterschwäche können auch bei Obstipation harte Stühle unbemerkt abgehen.*
Schmerzen im Lumbosakralbereich (durch die Beckenkongestion).

Aloe-Diarrhoe: Mit heftigem Kollern im Bauch vor dem Stuhl, zusammen mit Schweregefühl im Rektum. Diarrhoe ist schlimmer durch Gehen oder Stehen, nach Essen oder Trinken.

Die Zunge ist meist gelblichweiß belegt. Trockener Mund mit großem Durst und Lippenröte. Aloe mag Salz und Bier, Fruchtsäfte und Früchte (besonders Äpfel). Mag keinen Fisch.

Weiterhin: Traubenartig hervortretendes Rektum (Hämorrhoiden). besser durch Kaltwasseranwendungen. Bläulich aussehende Hämorrhoiden mit heftigem Jucken. Bei Dysenterie heftige Tenesmen, Hitze im Rektum, Erschöpfung bis zur Ohnmacht und profuse kalte Schweiße.
Kopfschmerzen *wechseln* mit Rückenschmerzen. Die Nase ist stark gerötet im Gegensatz zum übrigen Gesicht, die Nase ist dabei sehr berührungsempfindlich. Aloe hat fast immer kalte Extremitäten, besonders die Füße sind meist kalt. Die Fußsohlen schmerzen beim Laufen auf dem Bürgersteig.
Wir sehen außerordentliche Erschöpfung, mit Schwitzen.
< morgens, Hitze, nach Essen und Trinken
> durch Kälte.

Kurze Zusammenfassung

Abdominelle Plethora. Gefühl, als wäre das Rektum voll schwerer Flüssigkeit., die entschlüpfen will. Kontrollverlust des Sphincter ani. Gallertartiger Schleim fließt unbemerkt aus dem Rektum. Unwillkürlicher Stuhl und Urin. Traubenartig hervortretendes Rektum. Bläuliche Hämorrhoiden > durch kalte Anwendungen. < Hitze, nach Essen und Trinken.
> durch Kälte.

Alumina = Alum

(Aluminiumoxyd) Gebrannte Tonerde.

Typisch: Alles ist verzögert, verlangsamt (!!), geistig wie körperlich. Alle Leiden entwickeln sich langsam, oft vom Patienten zu Beginn gar nicht bemerkt.
Alum wirkt in der Regel nicht bei vollblütigen und lebhaften Personen, wohl aber gut bei mageren mit trockener Haut.
In fortgeschrittenen Stadien findet man **geistige Verwirrung,** glaubt, jemand anders würde sprechen, während er etwas sagt, oder glaubt durch die Ohren anderer zu hören. Gefühl, als würde er verrückt werden. Wie bei Psor Verzweiflung an der Genesung. **Typisch:** *Verwirrung über seine Identität, hat* **Depersonalisierungserscheinungen.** Er lacht verächtlich über alles. Ist ernst und ängstlich.
Unausstehliche Langeweile, eine Stunde kommt ihm wie ein Tag vor, **die Zeit vergeht zu langsam.** Ist **hastig und eilig,** Gefühl, innerlich in großer Eile zu sein, er schafft aber nichts.
Alum hat Selbstmordimpuls beim Anblick von Blut oder einem Messer (oder er wird ohnmächtig). Angst und Unruhe, als hätte er Böses getan, als stünde Böses bevor. Ist zerstreut, unentschlossen, vergeßlich, verspricht sich oft. **Verzweiflung an der Genesung!**

Bei Alum ist alles trocken (Haut, Schleimhäute), *Gefühl, als steckte ein Splitter im Hals,* Gefühl, als sei Gesicht mit Spinnweben, getrocknetem Eiweiß überzogen.

Ist ein großes Mittel bei *rezidivierenden Erkältungskrankheiten.*

Obstipation ohne Drang (durch Inaktivität des Rektums), auch weiche Stühle werden nur mit viel Mühe entleert. *Die Urinentleerung ist ebenfalls mühevoll,* kann Urin evtl. nur beim Stuhlpressen lassen.
Typisch (aber selten): Ekzem in der Inguinalgegend.

Die charakteristische Alumina-Parese betrifft besonders die Beine (!) *(Ataxie, Kontrollverlust).* Die Nervenleitgeschwindigkeit ist herabgesetzt. Die Beine sind beim Überkreuzen gefühllos.

Weitere Alum-Merkmale: Milchschorf, Ptosis, altes Aussehen, Kryptorchismus, Fluor, der die Beine herabrinnt, spärliche Menses. Schmerzen an kleinen Stellen. Indurierte Lidränder, trockene Krusten auf den Hautausschlägen.

Alum hat Mangel an Lebenswärme, aber Wärme verschlimmert (Hitze
> aber brennende Schmerzen)
Alum hat *Verlangen nach Unverdaulichem* (z.B. Kaffeebohnen, Teeblätter, Kreide, Kohle usw.). *Abneigung gegen Kartoffeln,* verträgt sie nicht.

< kaltes Wetter, durch Kartoffeln
> warme Getränke, in mildem Sommerwetter.

Kurze Zusammenfassung

Also: Alum-typisch ist die Schwäche. die bis zur Lähmung langsam fortschreitet (Beginn untere Extremitäten), die Langsamkeit, die Trockenheit sowie die Verwirrung der eigenen Identität. Wirkt weniger bei Vollblütigen und Lebhaften. Ist

A

hastig. Zeit vergeht zu langsam. Suizidimpulse beim Anblick von Messer oder Blut. Alles ist trocken. Obstipation ohne Drang. Hat Mangel an Lebenswärme, aber Wärme verschlimmert. Verlangen nach Unverdaulichem, Abneigung gegen Kartoffeln.

Ammonium bromatum = Am-br

(Ammoniumbromat, NH_4Br)

Ist indiziert bei chronischen Entzündungen der oberen Luftwege. Chronische Laryngitis der Redner zusammen mit Atemnot, fadenziehendem, blutigem Auswurf und mit Husten. *Engegefühle* in der Brust, auch in anderen Organen. *Kitzelhusten,* **Neigung zu trockenem, spastischem Husten,** besonders nachts. *Er erwacht gegen 3 Uhr morgens mit Husten und Erstickungsgefühl.* Eine Arznei auch bei Keuchhusten. Niesen mit dickem, nasalem Ausfluß.
Chronische Bronchitis bei dicken Leuten mit Atemnotanfällen zur Nacht (3 Uhr a.m.).

Hat geschwollene Augen. Die Augäpfel fühlen sich an, als wären sie zu groß.

Er hat ein „merkwürdiges" Gefühl in den Fingernägeln, das gelindert wird durch Draufbeißen.

Alle Ammoniumsalze haben Blutandrang zum Kopf. Psyche bei allen Ammoniumsalzen ähnlich (träge, depressiv und ängstlich, besorgt, schwermütig, ernst, evtl. gleichgültig gegenüber allen Ereignissen, evtl. reizbar und verdrießlich).

Kurze Zusammenfassung

Trockener und spastischer Husten; gegen 3 Uhr a.m. Husten mit Erstickungsgefühl. Chronische Bronchitis dicker Menschen mit Dyspnoe gegen 3 Uhr a.m.

Ammonium carbonicum = Am-c

(Ammoniumcarbonat, NH_4HCO_3)

Ein tief wirkendes **Antipsorikum. Meist angewendet bei dicken Frauen mit sitzender Lebensweise, die immer müde sind. Paßt auch bei dicken Leuten mit schwachem Herzen und Luftnot.**
Der Patient hat Abneigung gegen Wasser, wäscht sich nicht gerne! Ist empfindlich gegen das Gerede der Leute. Der Am-c-Mensch ist „verdreckt", *Unreinlichkeit* ist ein großes Thema (< als bei Psor, Sulph). Mißlaunig, besonders durch schlechtes Wetter.

Hat *Hämorrhagien,* **das Blut ist schwarz. Alle Sekrete sind scharf und wundmachend.**

Typisch ist die Schweratmigkeit bei schwachem Herzen. Kardiales Asthma, meist gegen 3–4 Uhr morgens. Bronchialasthma. Lungenemphysem. *Luftnot* *besser in kalter Luft und schlimmer in einem warmen Zimmer.* Absteigende Erkältungen. Bösartiges Scharlach (Ail).

Das Mittel greift die Schleimhäute des Respirationstraktes an, lange anhaltender Schnupfen, Verstopfung schlimmer nachts. Die Schleimhautabsonderungen sind wundmachend. Erwacht kurz nach dem Einschlafen mit Erstickungsgefühlen.

Bei Schlangenbissen, wo das Blut schwarz wird und ungerinnbar ist!. Gangränöse Erscheinungen.
Viele Beschwerden schlimmer bei den Menses, oder sie treten hier auf. Hat Diarrhoen zu Beginn der Menses. *Schwäche.*

Alle Ammoniumsalze haben Blutandrang zum Kopf. Psyche bei allen *Ammoniumsalzen ähnlich (träge, depressiv und ängstlich, besorgt, schwermütig, ernst, evtl. gleichgültig gegenüber allen Ereignissen, evtl. reizbar und verdrießlich).*

< kaltes Wetter, feuchte Umschläge, Wasser, Waschen, Menses, 3–4 Uhr a.m.

> trockenes Wetter, Liegen auf dem Bauch, Liegen auf schmerzhafter Seite.

Kurze Zusammenfassung

Meist dicke Frauen mit sitzender Lebensweise. Dicke Menschen mit schwachem Magen und Luftnot. Abneigung gegen Wasser, wäscht sich nicht gerne, ist schmuddlig. Blutungsneigung (schwarzes Blut). Scharfe und wundmachende Sekrete. Große Affinität zu Schleimhäuten des Atmungstraktes. Erstickungsanfälle bes. gegen 3–4 Uhr a.m. < kaltes Wetter.

Ammonium muriaticum = Am-m

(Ammoniumchlorid, NH_4Cl)

Paßt besonders bei jenen Menschen, die fett, schwerfällig und träge sind. Der Körper ist fett, hat aber dünne Beine.

Hat Abneigung gegen bestimmte Personen. Leiden infolge von Kummer.

Leitsymptome: Kältegefühle im Rücken zwischen den Schulterblättern, meist im Zusammenhang mit Brustaffektionen. Obstipation, wenn der **Stuhl** hart, trocken und **bröcklig** ist und schwer entleert wird. Hat Beziehung zu Muskeln und Bändern: Schmerzen, als wären die Muskeln zusammengezogen oder zu kurz (bei Caust z.B. finden sich tatsächlich Kontrakturen). Menses oder Metrorrhagie *nachts* (noch Bovista).

Blutfülle im Kopf mit kongestiven (oder neuralgischen) Kopfschmerzen, das Gesicht ist rot mit erweiterten Venen.
Der Schnupfen hat vielerlei Gesichter: (z.B. scharfer Ausfluß, der die Lippen wund macht). Schnupfen bei Kindern mit *bläulichem* Nasenausfluß.
Appetitmangel wechselt mit gierigem Hunger.

Beschwerden, die beim Sitzen auftreten: Ischias, Stiche im Knie, reißende Schmerzen in den Oberschenkeln, Ziehen in den Beinen, Stiche in der Milz.

Das Rektum ist wund. *Brennende und schmerzhafte Empfindlichkeit im Rektum bei und stundenlang nach dem Stuhlgang. Häufig treten Stühle auf, die aussehen wie Schabsel aus Fleisch*, bestehend aus koaguliertem Blut. Glasiger und zäher Schleim im Stuhl. Hat brennende und stechende Hämorrhoiden.
Urin: Nach Ammoniak riechend, manchmal schimmlig oder modrig.
Prostatahypertrophie; Uterushypertrophie, Uteruslageanomalien und Uterusprolaps. In der Regel sind die Menses zu früh, das Blut ist *schwarz* und klumpig.

Asthma beim kraftvollen Bewegen der Arme sowie beim Bücken.

Weitere ungewöhnliche Symptome: Die Haut schält sich ab zwischen Daumen und Zeigefinger beider Hände; Stiche und schmerzhaftes Klopfen unter dem linken Daumennagel; erwacht gegen 2 Uhr a.m. wegen heftig schneidender Abdominalschmerzen.

Alle Ammoniumsalze haben Blutandrang zum Kopf. Psyche bei allen Ammoniumsalzen ähnlich (träge, depressiv und ängstlich, besorgt, schwermütig, ernst, evtl. gleichgülig gegenüber allen Ereignissen, evtl. reizbar und verdrießlich).

< Kopf- und Brustbeschwerden morgens, Bauchbeschwerden nachmittags
> in frischer Luft.

Kurze Zusammenfassung

Besonders fette und träge Leute, Körper fett, Beine dünn. Hat Kältegefühl zwischen Schulterblättern zusammen mit Brustaffektionen. Stuhl hart und bröcklig. Muskel- und Bänderbezug. Bläulicher Schnupfen bei Kindern. Hat viele Beschwerden im Sitzen (Ischias, andere Schmerzen). Rektum wund, evtl. noch Stunden nach Stuhl. > frische Luft.

Ambra grisea = Ambr

(Wachsartiges Darmausscheidungsprodukt vom Pottwal)

Hysteriemittel. Sie hat Furcht verrückt zu werden. Nervöse Überempfindlichkeit. Verzweiflung. *Melancholisch,* er sitzt tagelang rum und weint, mit großer Schwäche und mit Verlust der Muskelkraft, sowie mit Kreuzschmerzen und mit Obstipation. Verwirrung, geistige Schwäche, Senilität.
Das Mittel ist oft indiziert bei alten Menschen, die nichts richtig erkennen oder wiedergeben können. Hauptsächlich bei nervösen Leiden alter Leute und bei mageren Personen mit „zerrütteten" Nerven. Starke, kräftige Menschen, die plötzlich zusammenklappen. Sehr gut bei nervösen Menschen, Kindern wie Erwachsenen.
Ist reizbar, geschwächt. Schlafstörungen wegen vieler sorgenvoller Gedanken, muß aufstehen.
Gefühlslosigkeit einzelner Körperpartien. Hat einseitige Beschwerden. Er will alleine sein. Ist schüchtern, errötet schnell. Schwindel bei alten Menschen.

Ambr hat **viele Magensymptome**, nach Mitternacht geblähter Bauch und Magen. Kann unmöglich Stuhl in Gegenwart anderer lassen (bei Nat-m ist's der Urin).

Hat **viele Atemwegsbeschwerden,** nervöser, spastischer Husten, nervöser Husten mit Austoßen von Luft.

Es findet sich viel Jucken, besonders in der Genitalgegend. Taubheitsgefühle. Ambr hat Finger-Hand-Krämpfe, schlimmer, wenn er nach etwas greift. Schleimhautblutungen; morgens starkes Nasenbluten. Trockener Mund ohne Durst. Warme Milch und warme Getränke werden nicht vertragen.

< durch Musik, Anwesenheit Fremder, durch alles Ungewöhnliche

> durch langsame Bewegung in frischer Luft, kalte Getränke, Liegen auf schmerzhafter Seite.

Kurze Zusammenfassung

Hysterisch, nervös, überempfindlich. Besonders bei alten Menschen, die nichts richtig erkennen oder wiedergeben können, nervöse Leiden alter Leute und bei Mageren mit zerrütteten Nerven, bei kräftigen Menschen, die plötzlich zusammenbrechen. Hat viele Magensymptome. Warme Milch und warme Getränke werden nicht vertragen. < Musik, Anwesenheit Fremder, durch alles Ungewöhnliche.

Anacardium orientale = Anac

Familie Anacardiaceae (Malakkanuß, „Elefantenlaus"). Verwendung finden die reifen Früchte.

In der Literatur liest man immer wieder: **„Engel und Teufel gleichzeitig in einem".** Diese gespaltene Persönlichkeit, in der ausgeprägte schizophrene Zustände sichtbar sind, sieht man selten, dann in sehr fortgeschrittenen Anac-Zuständen. Hier befiehlt dann das eine Ich etwas Grausames, das andere beschwichtigt. *Typisch für Anac:* **Minderwertigkeitsgefühl mit starker Entschlossenheit.** Zum Beispiel, es wird jemand ständig „heruntergeputzt" (im Sinne von „Du schaffst das nie"), Anac beißt sich durch, ist entschlossen das Ziel zu erreichen. Jemand anders hätte in ähnlicher Situation schon längst die Flinte ins Korn geworfen.

Anac-Menschen stumpfen emotional immer mehr ab, sie reagieren schließlich nur noch auf grausame Reize. **Grausamkeit ist ein typisches Anac-Merkmal!** *Die emotionale Stase überwindet Anac durch Gewalttätigkeiten und Grausamkeiten, durch Macht, die gegenüber Schwächeren gezeigt wird.* Anac quält auch Tiere!

Menschen, die viel sitzen und oft erschöpft sind, brauchen nicht selten Anac. Hysterische Frauen. Besonders *gut geeignet in der Schwangerschaft mit Magenbeschwerden.*

Die Patienten sind wenig emotional, sie denken materialistisch, glauben nur an die Stärke. *Gute Beschreibung des Anac-Menschen: Ist reizbar, gewalttätig, emo-*

A

tional sehr arm, Minderwertigkeitsgefühle (die er aber kaum zugibt) mit starkem Handlungsdrang.

Weiteres: Zorn durch Widerspruch; leicht beleidigt; glaubt schließlich jeder wäre sein Feind; glaubt wie in einem Traum zu leben. In späteren Stadien sind Traum und Wirklichkeit miteinander vermischt. Hat fixe Ideen. Glaubt er sei besessen.
Anac hat einen unwiderstehlichen Drang zum Lästern und Fluchen, sagt anderen schlimme, verletzende Worte.
Kann sich extreme Verantwortung aufladen.
Man kann sich vorstellen, daß Anac ausgezeichnet auf KZ-Wächter gepaßt hätte. Zur Information: Sitzt einem ein Anac-Patient gegenüber, so werden Sie sehr wahrscheinlich nichts von seiner Grausamkeit und Gewalttätigkeit spüren. Sie müssen das herausfragen. *Die emotionale Stase ist aber unübersehbar!*

Weiterhin: Hat ein **Pflockgefühl** im Innern eines Organes. **Gefühl, als wäre ein Band um die schmerzende Stelle geschnürt.** Häufig Stuhl- oder Harndrang, der sich auf dem Wege zur Toilette verliert (bei geringen Ausscheidungen).
Beziehung zur Haut: Herpes, Warzen, Pusteln usw. mit Brennen und Jucken.
Rheuma, Magen-Darm-Beschwerden.
Man findet eine geringe Periodizität.

< durch geistige Überanstrengung, bei Feuchtigkeit
> beim Essen (aber Husten schlimmer).

Kurze Zusammenfassung

Gespaltene Persönlichkeit. Minderwertigkeitsgefühle. Grausamkeit. Verlust der Gefühle. Lästern und Fluchen. Leicht beleidigt. Hat Pflockgefühl im Innern eines Organes. Gefühl wie ein Band um die schmerzende Stelle. Affinität zur Haut, zum Gastrointestinaltrakt, zu Rheuma. < geistige Überanstrengung > beim Essen.

Antimonium crudum = Ant-c

(schwarzer Spießglanz, Grauspießglanzerz, Sb_2S_3)

Typisch: Sentimentaler Mensch, *Schwärmerisch besonders bei Mondlicht.,* romantisch, Dichtertyp, lebt in Ekstase. Folgen von enttäuschter Liebe.
Will nicht angefaßt werden. **Eigensinnige Kinder, die verdrießlich sind, sie wollen weder angefaßt noch angesehen werden.**
Ist ängstlich ohne Ursache. Erschrickt leicht über das kleinste Geräusch. Mürrisch, will mit niemandem reden. Schlaflos bei Vollmond.
Ant-c ist besonders gut indiziert am Anfang und am Ende des Lebens.

Keynote: Dicker, weißer Zungenbelag!! (Nie bei sauberer Zunge geben!)

Haut: **Schmerzhaft hornige Auswüchse,** Risse, Rhagaden. Gespaltene Fingernägel, schmerzhaft schwielige Haut. *Hat empfindliche Fußsohlen mit Gehbehinderung.*

Gichtbeschwerden wechseln mit Verdauungsstörungen. Obstipation wechselt mit Diarrhoe. Diarrhoe infolge von Diätfehlern. Durstlos und Abneigung gegen Essen. Typisch: Ist Vielfraß, *Leiden nach übermäßiger Nahrungsaufnahme*. Säugling erbricht die Milch sauer und verweigert sie dann (Aeth mag danach die Milch wieder).

Die **Schmerzen** sind rheumatisch oder neuralgisch, **meist nach einem kaltem Bad oder nach feuchtkaltem Wetter,** *aber auch nach saurem Wein!!*

< durch strahlende Wärme (Sonne, Ofen), **durch kalte Bäder**, feuchte Kälte, *sauren Wein*

> lokale Wärme, frische Luft, Ruhe.

Kurze Zusammenfassung

Sentimental. Dichtertyp. Eigensinnige Kinder, die weder angesehen noch berührt werden wollen. Dicker, weißer Zungenbelag. Hat schmerzhaft hornige Auswüchse auf der Haut. Empfindliche Fußsohlen mit Gehbehinderung. Diarrhoen nach Diätfehlern. Gicht-Rheuma. Schmerzen < nach kaltem Bad, nach feuchtkaltem Wetter, nach saurem Wein. < strahlende Wärme. > durch lokale Wärme.

Fall 3

Eine 32-jährige Lehrerin kommt wegen eines endogenen Ekzems. Sie ist sehr ehrgeizig im Beruf, weint leicht (bei Wut, freudigen Ereignissen, wenn ihr etwas leid tut). Sie ist sehr dominant, bestimmend, besonders ihrem Freund gegenüber. In Wut kann niemand mit ihr vernünftig reden, sie steigert sich dann immer mehr in Rage.

Trotzdem ist sie sehr mitfühlend. Sie träumt-spinnt, wie sie sagt, viel vor sich hin, es sind dann alles schöne Gedanken, dabei malt sie sich immer wieder harmonische, romantische Situationen aus.

Frühere Beziehungen hatte sie immer schnell abgebrochen, wenn es darum ging „zu investieren“. Sie läßt emotional den Partner nicht an sich herankommen, sie zeigt sich nach außen sehr stark (auch in der Praxis). Darauf angesprochen auf meinen Eindruck, erwiderte sie, „sie müßten mich mal von innen sehen, wie schwach ich eigentlich bin“.

Das Ekzem ist schlimm seit drei Jahren, aber schon in der Pubertät gab es immer wieder Hautausschläge. Jetzt hilft im Gegensatz zu früher kein Kortison mehr!

Sie ist gerne in der Sonne, kann das aber wegen der Haut nicht mehr, die dann schlimmer wird. Haut ist immer besser am Meer (oft festgestellt, da sie oft im Urlaub am Meer war).

Sie mag außerordendlich gerne Süßes und gerne kalte Milch.

Das Ekzem begann vor drei Jahren in den Armbeugen, ist aber dann zusätzlich sehr schlimm am Hals aufgetreten. Es juckt und dicke Krusten liegen auf. Jucken ist immer schlimmer morgens-vormittags. Die Hauteruptionen sind sehr rot.

Nach Alkoholgenuß verschlimmert sich die Haut immens.

(Eigener Fall)

Repertorisierte **Symptome:** Ehrgeizig, dominant, sentimental, nach Sonnenexposition, Alkohol verschlimmert, Seeluft bessert, krustige und rote Eruptionen.

Lach, Lyc und Sulph führen, gefolgt von Acon, Ant-c, Ars, Calc, Con und Nat-m. Nach Lyc C 30 passierte überhaupt nichts (Lyc besonders ausgewählt wegen des bestimmenden Charakters, der keine Verantwortung übernehmen will, der nicht in eine Beziehung „investieren" will; sich immer nach außen stark zeigend, obwohl innerlich schwach).
Sechs Wochen nach Lyc gab ich der Patientin Ant-c C 30. Bestimmend für die Wahl waren besonders die Modalitäten (Schlimmer durch Sonnenstrahlen, schlimmer durch Alkohol). Außerdem ist Ant-c **das** Mittel, an das ich zuerst denke, wenn jemand eine starke Sentimentalität aufweist.
Ant-c leitete die Heilung ein. Nach Wochen gab ich der Patientin noch einige Q-Gaben dieses Mittels (immer wenn eine Gabe indiziert war! Niemals blind verordnen ohne zu wissen, was zwischen den Gaben passiert ist). Dann stagnierte der Prozeß. Inzwischen war das Ekzem vom Hals vollständig verschwunden, nur die Arme zeigten noch den Ausschlag. Die Behandlung wurde daraufhin mit Lyc fortgesetzt, welches den Fall zu einem schönen Ende brachte.
Immer wieder ist es besonders schwer, aus der gesamten Symptomatik die relevanten Symptome herauszuarbeiten bzw. diese zu erkennen. Erst muß oft die „oberste Schicht" behandelt werden, die hier auf Ant-c paßte, bis die Patientin frei war für das Folgemittel, nähmlich wie hier Lyc. Erst als Ant-c in steigenden Potenzen verordnet nichts mehr bewirkte, durfte aufgrund der Symptome ein anderes Mittel gegeben werden (In diesem Falle hatten sich die Symptome nicht geändert, was immer wieder der Fall sein kann).
Bei endogenen Hauterkrankungen gebe man lieber zu Beginn nicht eine Potenz oberhalb der C 30, weil bei einer zu erwartenden Erstverschlimmerung der Fall unangenehm „explodieren" könnte.

Antimonium tartaricum = Ant-t

Tartarus emeticus, Stibiatus (Brechweinstein).

Der Patient sieht sehr krank aus; ist schwächlich und schläfrig. **Benommenheit und Schläfrigkeit findet man bei fast allen Beschwerden,** *Stumpfheit! Das Kind klammert sich an Umstehende.* Kinder wollen getragen werden, doch sobald auf dem Arm, paßt es ihnen überhaupt nicht.
Das Mittel ist besonders gut geeignet am Anfang und am Ende des Lebens.

Atemtrakt: Sitzt im Bett mit hochgradiger Atemnot, dabei massiv viel Schleim in den Atemwegen, viel Rasseln in der Brust, doch kein oder nur wenig Auswurf!!
Rutscht aus lähmungsartiger Schwäche im Bett herunter. In schweren Fällen ist so viel Schleim in den Atemwegen, daß man überhaupt keine Atemgeräusche bei der Auskultation hört, **Erstickung droht. Zyanose.** Hier kann Ant-t ein Zaubermittel sein!
Lunge mit Würmern befallen.
Scheintod Ertrunkener, *Neugeborener,* durch Fremdkörper in Larynx und Trachea.

Hat Übelkeit mit Angst! Erbrechen von Speisen durch Husten!

Typisch sind Übelkeit und Erbrechen. Diarrhoen. **Dickweißbelegte Zunge** (mehr als bei Ant-c).
Man sieht Schmerzlosigkeit bei gewöhnlich schmerzhaften Beschwerden.
Nicht selten finden sich stark entzündete Augen. Hat *wandernde Gelenkschmerzen. Schwindel beim Augenschließen.*
Ant-t hat Verlangen nach Saurem, aber alles wird schlimmer nach Saurem! Das Mittel wirkt mehr links.

Weiterhin: Folgen von Pockenimpfung, von Durchnässung, vom Aufenthalt in feuchten Räumen. Beschwerden infolge von Zorn.

< durch Milch und saure Speisen
> durch Liegen auf der rechten Seite, durch Husten, Erbrechen.

Kurze Zusammenfassung

Krankes Aussehen. Schläfrigkeit, Schwäche. Übelkeit, Erbrechen. Weißbelegte Zunge. Hochgradige Atemnot, viel Rasseln, kein Auswurf. Erstickung droht. Verlangen nach Saurem, aber Saures <, < Milch.

Fall 4

Fräulein W. hat seit einer Woche konstant Übelkeit, Erbrechen und fühlt sich sterbenskrank. Großer Durst und oft nach kleinen Mengen. Hat reichlich wässrige Stühle, Gefühl von großer Schwäche. Hat schreckliche Empfindung von Herabdrängen in der Vagina mit gewaltigem Jucken der Schamteile. Nach einer Dosis Ant-t 1600 (heute ungebräuchliche Potenz) *verschwanden wie durch Zauber sofort alle Symptome.*

(Aus: Homoeopathy - Its Relations to Gynaecology - T. Skinner)

Ein interessanter Fall. Man denkt zuerst sofort an Ars (Schwäche, oft Durst auf kleine Mengen). Repertorisiert man systematisch die wenigen **Symptome**, die wir haben (oft Durst auf kleine Mengen, Schwäche bei akuten Leiden, konstante Übelkeit, wässriger Stuhl und reichlicher Stuhl sind zu große Rubriken), dann führen auf Platz eins Ant-t, Ars und Verat.

Beziehen wir noch das heftige Jucken der Schamteile mit ein (große Rubrik) sowie das Herabdrängungsgefühl (hier genommen „Herabdrängen Uterus", da Vagina nicht im Repertorium steht. Ein Herabdrängen des Uterus wird auch in der Vagina wahrgenommen, also ist das unsere Synomymrubrik), so führen zwei Mittel: Ant-t (11/7) und Ars (12/7), Verat zeigt den Bezug zu den Schamteilen nicht. Bei Ars kann man eher erwarten, daß Unruhe zugegen ist und sich eine gewisse Ängstlichkeit zeigt.

Der Fall ist insofern interessant, weil nicht selten Ant-t immer in Zusammenhang mit hochgradiger Atemnot gebracht wird, die hier überhaupt nicht vorliegt. Atemnot mit Schwäche oder Übelkeit mit Schwäche, beides paßt auf Ant-t.

Anthracinum = Anthraci

Anthracinum (Milzbrandnosode). Alkoholisches Extrakt aus der Milz von milzbrandkranken Schafen.

Das Mittel zeigt heftig brennende, zermarternde Schmerzen, *als ob man im Feuer steht. Bei malignen Karbunkeln und Geschwüren. Akne.* **Immer dabei dieses beschriebene Brennen!**
Hat blaue, grüne oder auch gelbe Flecken an den Unterschenkeln. Schwarze Blasen. *Verhärtungen der Gewebe,* krustige Eruptionen.
Nach Insektenstichen Leiden über viele, viele Wochen! Nach penetrierenden Wunden.
Fühlt sich immer heiß, ist aber objektiv kalt.

Immer wiederkehrende Furunkel. Gangrän. Kopfschmerzen mit dem Gefühl, als würde heiße Luft durch den Kopf gepustet.
Vergrößerte Milz. Quinckeödem.
Das Mittel ist ähnlich Sec, Carb-v, Lach, ähnlich Ars, dem es gut folgt.

< durch Hitze. Das Mittel wirkt mehr rechts.

Kurze Zusammenfassung

Brennende und quälende Schmerzen. Bei malignen Furunkeln, Karbunkeln, Geschwüren. Gangränneigung. Verfärbungen der Unterschenkel. Schwarze Blasen. Verhärtung der Gewebe.

< Hitze.

Apis mellifica = Apis

(Honigbiene). Tinktur aus dem ganzen Körper.

Wie die Honigbiene, es sind **arbeitsame, fleißige Menschen.** Folge: Es kommt wegen sehr viel Arbeit zum Mangel an sexueller Aktivität. Apis ist ein gutes Mittel aus Folgen von mangelnder Sexualität. Hat Abneigung gegen Geschlechtsverkehr oder Begierde, aber niemand ist da. Typisch: **Erotische Geisteskrankheit** (sieht man aber nicht so häufig!).
Beschwerden infolge von Eifersucht, schlechten Nachrichten, Schreck oder Zorn.
Apis neigt zu bissigen und stichelnden Bemerkungen (denken Sie an die Biene).
Ein großes Mittel für akute wie für chronische Leiden!
Hauptmittel bei Anaphylaxie!! (wie auch Calc). Typisch sind **Schwellungen-Ödeme** (weiß, glasig, durchschimmernd, wässrig), z.B. im Mund Zäpfchenödem.
Entzündungen bei Erysipel, Abszessen, Furunkeln. **Das Mittel wirkt gut bei Ergüssen der serösen Häute!** Hat Aszites (ohne Durst).
Rheumamittel (!!), typisch bei rheumatischen Gelenkerkrankungen sind begleitend die *Gelenkschwellungen!!*

Apis ist **im Fieber durstlos,** hat auch sonst wenig Durst. Im Fieber wechseln trockene Haut und Schweißausbrüche miteinander ab.

Keynote (selten): **Cry encephalique;** dieser schrille Schrei findet sich im Koma, bei Fieber, im Schlaf, oder bei Meningitis. Beziehung zum Kopf: Liegt im Bett und rollt mit dem Kopf. Hat Ödeme unter den Augenlidern. Die Nasenspitze ist kalt und rot.

Starke Beziehungen zu Ovarien (Schmerzen, Zysten, Schwellungen). Konstriktionsgefühl in verschiedenen Organen. Wenn sie gestreckt ist kommen die Bauchschmerzen.
Schmerzen: Brennend und gleichzeitig stechend wie von Nadeln.
Apis hat plumpe und ungeschickte Bewegungen, läßt oft etwas fallen.
Das Mittel wirkt verstärkt rechts.

< 16–18 Uhr, **Wärme,** bes. in warmem und geschlossenem Raum, durch *Druck,* Berührung
> Kälte, kalte Umschläge, frische Luft, Bewegung.

Kurze Zusammenfassung

Fleißige Menschen. Beschwerden infolge von Eifersucht. Anaphylaxie. Ödeme und Schwellungen sind typisch. Gut bei Ergüssen der serösen Häute. Meningitis (evtl. mit Cry enzephalique). Durstlos im Fieber. Rheuma. Bezug zu Ovarien. Schmerzen brennend und stechend. Wirkt mehr rechts. < Wärme, Berührung, Druck. > Kälte, Bewegung.

Fall 5

Eine 36-jährige verheiratete Frau klagte über Durchfall. Ars 3 besserte nur vorübergehend, danach schlimmer als vorher. Ars 30, Durchfall unverändert. Harnabsonderung sehr gering. Große Abmagerung. So große Schwäche, daß sie nur mit Mühe stehen konnte. Ängstlicher Gesichtsausdruck, Geschwulst in der linken Ovariengegend. Beständig ein Gefühl von einem Gewichte und Schwere in der linken Ovariengegend. Durch Einführung von zwei Fingern in die Scheide und Auflegen der anderen Hand auf den Bauch konnte eine Geschwulst von etwa 3 Zoll Durchmesser ermittelt werden. ***Apis*** *3, zwei Gaben täglich, und täglich Baden in starkem Salzwasser. Reichliche Harnabsonderung und schnelle Heilung (American Homoeopath. 3 157. G. Lee.)*
(Aus: AHZ 1879 Bd.98 No 10)

Es muß eine Arznei sein mit großer Affinität zu den Ovarien.
Symptome: Geringe Harnabsonderung (zu große Rubrik, schlechte Individualisierung), Abmagerung (zu große Rubrik), Schwäche durch Diarrhoe, ängstlicher Gesichtsausdruck, Geschwulst linkes Ovar, Schweregefühl linkes Ovar.
Hiernach sind es zu viele Mittel, die in Frage kommen. So kann man um mehr Klarheit zu kriegen anstelle von Schweregefühl linkes Ovar die Rubrik Schweregefühl Ovar nehmen, anstelle von Geschwulst linkes Ovar Geschwulst Ovar.
Hier führt dann eindeutig Apis. Apis ist zwar typischerweise ein rechts wirkendes Mittel, kann aber trotzdem linksseitige Beschwerden zeigen. Der große Bezug zu den Ovarien ist bei Apis bekannt! Es sind

die Schwellungen vorhanden, die typischerweise oft Apis-Leiden begleiten.

Aranea diadema = Aran

Familie Aranea (Kreuzspinne). Tinktur aus dem ganzen Tier.

Das Mittel wirkt stark auf das Nervensystem!

Typisch: Periodizität, Kälte und große Empfindlichkeit gegen Feuchte.

Gemüt: Ist mürrisch, hat *Gehörstäuschungen* (Reden klingt wie aus weiter Ferne nur Aran!), Wahnideen (glaubt z.B. Unterarm sei vergrößert), **glaubt er ist geschwollen.** Viel Traurigkeit. Hat schreckliche Träume.

Ist schlaflos; erwacht aus Hunger.

Aran hat **Mangel an Lebenswärme, Abneigung gegen kalte Luft. Kälteempfindungen** in den Knochen oder in einzelnen Teilen. **Kälte, die durch nichts > wird!!**

Er verspürt eine *große Neigung sich hinzulegen (große Mattigkeit).*

Lokaler Krampfschmerz, der in allgemeine Schmerzen übergeht (selten, aber typisch).

Ameisenlaufen, Taubheitsgefühle bei Schmerzen.

Viele Beschwerden > durch Rauchen!

Weiteres: Trigeminusneuralgien rechts (mit geistiger Verwirrung), heftige Zahnschmerzen sofort nach dem Hinlegen, Interkostalneuralgien (zur Wirbelsäule ziehend), Magenkrämpfe nach wenig Essen, Splenomegalie, abdominelle Koliken, Schwere im Abdomen, Konvulsionen, die im Abdomen beginnen (nur noch Bufo!), diverse Blutungen aus allen Körperöffnungen. Leukämie.

< *Kälte*, naßkaltes Wetter, feuchte Räume, Spätnachmittag, um Mitternacht

> durch Tabakrauchen.

Kurze Zusammenfassung

Mangel an Lebenswärme. Abneigung gegen kalte Luft. Starke Affinität zum Nervensystem. Neuralgien, Krämpfe, Polyneuropathien. Wahnideen. Glaubt er ist geschwollen.

Gehörstäuschungen. Schwäche. Lokaler Krampfschmerz, der in allgemeinen Schmerz übergeht. < Kälte, Nässe.

Fall 6

22-jährige Frau, lymphatisches Temperament, schwach gebaut, bekam zur Zeit der Pubertät eine Amenorrhoe. Sie genas auf homöopathischem Wege in 4 Monaten gänzlich und erfreute sich bis zur Zeit ihrer Verheiratung (vor 2 Jahren) einer guten Gesundheit.

Seitdem wird die Menstruation unregelmäßig, bald tritt sie zu früh, bald zu spät ein. Zweimal in acht Monaten erfolgt eine mehr oder weniger beträchtliche Blutung (Menorrhagie), die 2–3 Wochen dauerte und als Fausse-couche aufgefaßt werden mußte. Frau v. G., welche seit ihrer Verheiratung allopathisch behandelt wurde, bekam Tonika, Eisenpräparate, Antispasmodika und endlich Mineralquellen von Alzola und Seebäder. Allein bei ihrer

Rückkehr aus dem Seebade empfand sie heftige Magenschmerzen, die sich täglich zur Zeit der Mahlzeit beim Aufstehen oder Niederlegen einfanden und 2–3 Stunden dauerten. Lindenblütentee, krampfwirkende Mittel, Vichy-Pastillen, kohlensaures Natron, Opium- und Belladonnapillen, alles war umsonst, und ihre Schmerzen nahmen nur noch zu.

Ich fand nun folgende Symptome: Blasses, abgespanntes Gesicht., Augen mit blauen Ringen, entfärbte Lippen, trauriger, geistloser Blick, tiefe Melancholie, unbeschreibbares Übelbefinden mit dem Bedürftnis im Bett zu liegen und dem Gefühl von Ameisenkriechen am ganzen Körper. Zur Zeit der Mahlzeit und nach den ersten Löffeln Suppe, spätestens nach halber Mahlzeit, heftiger konvulsivischer Schmerz im Magen mit großer Angst, Druck auf der Brust und öfterem Gähnen. ***Der erst auf den Magen beschränkte Krampf wurde nun allgemeiner*** *und war von allgemeinem Zittern des ganzen Körpers, von großer Beängstigung in der Umgegend und von krampfhaften Bewegungen mit dem Bedürftnis sich beständig auf dem Sitz zu bewegen verbunden.*

Ein sorgfältiges Examen der einschlägigen Mittel ließ mich bei Aranea diadema und Tarentula h. stehen bleiben, weil dieselben das Symptom des partiellen Krampfes haben, der in allgemeinen Krampf übergeht. Ferner ist ihnen eigentümlich, daß die Symptome zu bestimmter Stunde eintreten, die Beängstigung in der Magengegend, das Gähnen mit tiefer Melancholie und Übelbefinden.

Es wurde also Aran 200 in 2 Löffel Wasser gelöst, welche Patientin 1 1/2 Stunden vor dem Frühstück nehmen sollte. Diese erste Dosis beseitigte den Anfall, der sich so hartnäckig zur Zeit der Mahlzeit einzustellen pflegte. Nur beim Zubettgehen erfolgte ein leichter Anfall. Auf die zweite Dosis verschwanden alle Symptome. Endlich genügte eine dritte Gabe die Heilung zu vollenden. Frau v. G. bekam wieder Appetit, Frohsinn und allgemeines Wohlbefinden. Die Regel trat pünklich und ohne jegliche Beschwerde ein. Ebenso brachte eine Schwangerschaft nur die ganz üblichen Erscheinungen.

(Aus AHZ 1874 Bd. 88 No 26)

Das ungewöhnliche Symptom, das dem § 153 Organon entspricht, wäre hier der lokale Schmerz, der dann expandiert. Leider finden wir dieses Symptom nicht im Repertorium. Wenn man dieses Symptom einbezieht, passen plötzlich die übrigen Symptome zum Fall. Die Homöopathen des letzten Jahrhunderts hatten andere gute Literatur zur Verfügung. Nur schade, daß nicht alles damals Bekannte in unseren neueren Werken Niederschlag fand. Aus dem Studium alter Fälle kann man viel lernen. Dieses wichtige Symptom sollte im Repertorium nachgetragen werden.

Argentum metallicum = Arg-m

(Metallisches Silber)

Der Patient ist ruhelos, hastig, schlecht gelaunt. *Angst um die Gesundheit.* **Die Symptome entwickeln sich langsam, schleichend!!** Arg-m hat **Mangel an Lebenswärme;** *viel Schwäche.* Hat Verlangen sich zu bewegen. Ist kränklich und bleich, matt verkümmert.

Das Mittel wirkt auf Nerven, Gelenke, Knorpel und auf seröse Häute besonders. Typisch sind Entzündungen und Verhärtungen von Knorpeln; Infiltration von Knorpelgewebe, **Knorpelhypertrophie** (!), z.B. verdickte Ohr- und Nasenknorpel. Hat *Geschwüre, die vom Knorpel ausgehen!*

Nervenbezug: Zuckungen, Krämpfe, Epilepsie. Schlafbehinderung durch elektrische Zuckungen. *Hat Kontrakturen der Extremitäten.*

Der Patient muß wegen Urinlassens oft aus dem Schlaf heraus. Viel blasser Urin. Hat Kopfschmerzen diverser Art. Augenjucken, besonders betroffen sind die Augenwinkel, evtl mit eitrigem Sekret. Der Mund ist trocken, der Speichel klebrig, die Stimme heiser, der Hals ist wund. Lachen verursacht Hustenreiz.

Grauer Schleim aus Scheide, Lunge, Hals, Harnröhre, Augen! Der Stuhl ist sandig.
Hodenaffektionen v.a. *rechts* (weibliches Genitale: meist *links).*

< geistige Anstrengung, Betreten eines warmen Zimmers, 15–18 Uhr, 12 Uhr, nach Schlaf, durch Fahren
> durch Kaffee, Bewegung, Einhüllen.

Kurze Zusammenfassung

Symptome entwickeln sich langsam. Mangel an Lebenswärme. Schwäche. Entzündungen und Verhärtungen von Knorpeln. Knorpelhypertrophie. Hat Zuckungen-Krämpfe. Graue Absonderungen.

> Bewegung.

Argentum nitricum = Arg-n

(Silbernitrat, Höllenstein)

Der Mensch ist offen, direkt, spricht alles aus, liebt Gesellschaft. Er hat eine große Vitalität, zeigt Emotionen. *Der Arg-n-Mensch ist sehr impulsiv.* Er hat einen starken Sexualtrieb.
Weitere typische Merkmale: Arg-n hat starke **Erwartungsspannungen, Lampenfieber,** muß deshalb vor einer Rede, einem Auftritt, einer Verabredung erst mal auf die Toilette (Stuhl-Urin).
Er hat Furcht vor engen Räumen, meidet Fahrstühle, läuft lieber zehn Stockwerke zu Fuß. *Typisch ist auch die Platzangst* in einer Menschenmenge. Hat überhaupt viele Ängste, sagt in der Angst die Todesstunde voraus (Acon). Ängste bei Kindern und Jugendlichen nach geistiger Überanstrengung.

Hat *Höhenschwindel! Gefühl die Zeit vergeht zu schnell!*
Arg-n ist gut bei Menschen, die fest im Leben stehen, nicht selten bei Menschen, die viel in der Öffentlichkeit wirken (Redner, Sänger u.ä.).
Arg-n-Menschen treibt es meist raus unter Menschen.
Weiterhin charakteristisch:
Er hat verrückte Gedanken im Kopf, zwanghafte Gedanken, z.B. wenn er nicht schneller ginge, passiert ein Unglück, von dem er betroffen wird; oder er glaubt, diese Brücke stürzt ein, er geht deshalb außen herum. Oder: Er sieht im Geiste irgendein Unglück voraus. Typisch ist hier, solche **Gedanken drängen sich auf, sind zwanghaft,** sie kommen immer wieder. Der Arg-n-Patient weiß, daß er dummes Zeug denkt.
Hat Ängste/Beklemmungen um die Gesundheit!

Es findet sich ein **starkes Verlangen nach Salz und nach Süßem!** Süßes wird oft nicht vertragen. Oft sind Arg-n-Patienten **warmblütig.**

Schwäche, Lähmungen, Ataxie!!
Große Affinität zu den Schleimhäuten (z.B. Analfissuren, Geschwüre). Hat **Splittergefühl im Hals. Splitterschmerzen sind charakteristisch!**
Typisch sind auch *Aufregungsdiarrhoen* (wie gehackter Spinat).

Die Patienten leiden auch öfters unter Herz- und Magenbeschwerden! Magenbeschwerden > durch Aufstoßen. Arg-n rülpst, daß jedermann aufschrickt, es knallt richtig.
Herzklopfen beim Liegen auf der *rechten* Seite (umgekehrt Phos). Er hat ein Gefühl, als ob bestimmte Körperteile vergrößert sind, z.B. der Kopf bei Kopfschmerzen usw.
Kopfschmerzen > durch Einbinden. Hat diverse Augenbeschwerden.
Arg-n mag keinen engen Kragen.
Der Patient sieht nicht selten älter aus als er ist, das Gesicht ist evtl. faltig und verschrumpelt.

< **Wärme,** Süßigkeiten, nachts, geistige Arbeit, Liegen auf rechter Seite
> frische Luft, **starker Druck**, Kälte, Baden in kaltem Wasser, Liegen auf linker Seite.

Kurze Zusammenfassung

Gesellschaftsmensch. Erwartungsspannungen, Lampenfieber. Furcht vor engen Räumen. Hat verrückte, zwanghafte Gedanken. Mag sehr gerne Süßes (wird aber oft nicht vertragen). Schwäche, Lähmungen. Große Schleimhautaffinität. Splitterschmerzen. Oft Herz- und Magenbeschwerden. Viel Lebenswärme. < Wärme, geistige Arbeit, Liegen auf rechter Seite > Kälte, Druck, Liegen linke Seite.

A

Arnika montana = Arn

Familie Compositae (Bergwohlverleih). Tinktur aus getrocknetem Wurzelstock.

Es ist ein sehr häufiges Akutmittel, aber auch chronisch mitunter zu oft verkannt. Charakteristisch ist das **Quetschungs- und Zerschlagenheitsgefühl!** Die Unterlage ist zu hart, deshalb kommt es zu häufigem Lagewechsel, er dreht und wendet sich laufend, *der Schmerz nimmt zu, je länger er liegt.*
Folgen von Weichteilverletzungen, von stumpfen Traumen, **bei Apoplex** (hier typischerweise Einblutungen). Beschwerden nach geistiger Überanstrengung, nach Verlust von Geld, durch Kummer, Schock. **Arn wirkt nicht nur bei körperlichen Traumata, sondern auch bei seelischen!** Wirkt mehr bei plethorischen und lebhaften Personen.

Typisch sind Einblutungen in die Gewebe nach Verletzungen, Blutungsneigung, Schleimhautblutungen. Blaue Flecken, **Hämatome.** Ekchymosen nach kleinstem Druck.

Arn ist gereizt, empfindlich. Es hat **Angst, Todesangst, Platzangst.** *Fürchtet von Entgegenkommenden geschlagen zu werden.* Furcht aus der geschützten Wohnung zu gehen. Furcht davor, berührt oder gequetscht zu werden von sich nähernden Leuten, besonders bei Rheuma, Gicht. Will in Ruhe gelassen werden. Man findet eine Überempfindlichkeit gegen Schmerzen. Ist erregt bei Fieber. Ist schreckhaft. *Meint er wäre gesund, trotz schwerer Krankheit, lehnt die Einnahme von Medizin ab.* Er kann die schnelle Bilderfolge von Filmen nicht ertragen (TV, Kino).

Großes Mittel der Übermüdung (Cocc). Schwindel beim Augenschließen (Con).

Er wacht nachts auf wegen Herzbeschwerden, mit Angst bis zu Todesängsten. Angst vor Infarkt oder Apoplex!. Hat Blutkongestionen in Kopf, Brust, Bauch, zu enge Kleider werden nicht ertragen! *Bei Kopfkongestionen ist der Kopf heiß, die Nase und der übrige Körper bleiben kalt, dabei ein tiefrotes Gesicht.*

Zahnschmerzen nach Zahnbehandlung.

Bei Arn hat alles einen fauligen Grund (!); Atem, Aufstoßen, Blähungen, Stühle, Erbrechen, der Schweiß.
Schwäche, Müdigkeit, wie zerschlagen, das sind äußerst charakteristische Arn-Hinweise.
Schleichendes Fieber mit deliranten Zuständen und Stumpfsinn (z.B. nach Schädel-Hirn-Trauma). Traumatisches Fieber. Hat Gelenkschwellungen, Rheuma. Bei Lumbago oft das erste Mittel (wenn aufgetreten nach einer Überanstrengung).
Gegen Ende der Schwangerschaft hat die werdende Mutter das Gefühl, das Kind liegt quer, obwohl der Kopf nach unten ragt. Hat Schmerzen in der Geburtsphase. Arn zeigt symmetrische Hautausschläge.

Das Mittel ist bei diversen Erkrankungen angezeigt, wenn beschriebene Psyche und das körperliche Zerschlagenheitsgefühl vorhanden sind!!

Arn hat Verlangen nach Essig, Widerwillen gegen Fleisch, Brühe und Milch. Abneigung gegen Tabak (P. Schmidt sagt, großes Verlangen nach einer Zigarette wäre so gut wie eine Kontraindikation bei Arn). Hahnemann sagt, daß Arn bei traumatischen Ereignissen nur eine kurze Wirkungsdauer hat (muß hier öfters wiederholt werden).

< **geringste Berührung, geringster Druck,** abends und nachts, Gehen im Freien.
> in horizontaler Lage mit tiefliegendem Kopf.

Kurze Zusammenfassung

Folgen von Weichteilverletzungen. Zerschlagenheitsgefühle. Apoplex. Einblutungen in Gewebe (Hämatome). Angst, Todesangst, Platzangst. Kongestionen zu Kopf und Brust. Alles ist faul (Atem, Ausscheidungen, Blähungen usw.).

< geringste Berührung, Druck.

Fall 7

Ein 14-jähriges Mädchen hat seit drei Wochen unverändert starke Kopfschmerzen. Das fing an, als sie beim Handballspielen einen Ball an den Hinterkopf bekam. Außerdem klagt sie über Schwindel, der immer ausgeprägt ist beim Schließen der Augen. Kopfschmerzen und Schwindel werden verstärkt in der Stirn wahrgenommen.

(Eigener Fall)

An diesem kleinen Akutfall erkennt man schnell die **Kausa**, die für uns einen ganz hohen Stellenwert genießt: Kopfschmerzen nach mechanischen Verletzungen.
Symptome: Kausa wie oben beschrieben, Schwindel beim Augenschließen, Schwindel in der Stirn gefühlt, Stirnkopfschmerzen (große, schlechte Rubrik). Arn (9/4) und Phos (7/4) ziehen sich als einzige Mittel durch die Rubriken. Arn ist ja **das** Mittel, welches wir kennen für Folgen von Verletzungen, Folgen vom Traumata.
Da nicht mehr zu eruieren war als diese Symptome, entschied ich mich für Arn C 30, hatte aber im Falle eines Versagens Phos weiterhin im Kopf.
Bei Arn hätte man noch eher als bei Phos Blutkongestionen erwarten können. Schon am Tage der Einnahme waren Kopfschmerz und Schwindel verschwunden.

Arsenicum album = Ars

(weißer Arsenik, As_2O_3)

Er fühlt sich sehr unsicher, wenn er mit anderen Menschen zusammen ist. Er braucht Sicherheit. Schon früh zeigt sich bei Ars **die Ordnungsliebe, die Genauigkeit, die Gewissenhaftigkeit.** Er sammelt Werte, rafft wertvolles. Ars-Menschen achten immer auf materielle Sicherheit. Sie sind Sparer, sind geizig. Er wendet für seine Ordnung-Sauberkeit immens viel Energie auf. Pedantischer Mensch, hat Zwangscharakter!!
Er verspürt ein starkes *Verlangen nach Gesellschaft und hat eine starke Furcht vor dem Alleinsein* (je < die Krankheit).
Ars *liebt Marschmusik,* die gibt ihm Sicherheit.

A

Angst um andere. Genauer: Ars könnte jemanden verlieren, den er braucht! Die Ars-**Ängste sind quälend,** deshalb kommt es zu dieser **Ruhelosigkeit, die von einer zur anderen Stelle treibt. Erschöpfende Ruhelosigkeit.** *Angst-Todesangst* < nach Mitternacht.
Sitzt mit auf Knie gestützte Ellenbogen.

Er hat **große Angst um die Gesundheit** (!). Angst vor Krebs. Der Patient „klebt" am Arzt. *Niemand kann ihm die Ängste ausreden;* unangenehm für den Behandler. Ars-Patienten rennen in ihrer Angst von Arzt zu Arzt.

Ars ist sehr, sehr frostig und **überaus kälteempfindlich!** Die Beschwerden neigen zur Periodizität.

Typisch sind **brennende Empfindungen, wundmachende Absonderungen**. **Schwäche,** *schnelle Abmagerung* sind ebenso charakteristisch.

Ars hat großen Durst, trinkt oft, aber nur kleine Mengen. **Hat starkes Verlangen nach Süßem!** Verträgt kein Obst, Kohl, Melonen (evtl. Brechdurchfall).

Übelkeit stellt sich ein beim Geruch oder sogar Anblick von Speisen (Colch).

Geschwürsneigung, Ödeme, Hydropsie. Schwarze oder wässrige Diarrhoe, stinkt nach Aas. Verursacht sepsisartige Zustände.
Leiden nach unterdrückten Hautkrankheiten. Hautausschläge (> durch Hitze). Juckende Stellen kratzt er bis auf's Blut.
Ars kann alle Zustände heilen, wenn die Angst-Unruhe zugegen sind, wenn die Korrektheit hervorspringt, bei fröstligen Menschen! Sehr typisch ist die Verschlimmerung durch Kälte und die Besserung durch Wärme (bei Kopfschmerzen zeigt Ars allerdings oft umgekehrte Modalitäten)

< um, **nach Mitternacht, durch Kälte,** Anstrengung, Liegen auf kranker Seite
> **Wärme, Hitze,** in frischer Luft, durch Schweiße.

Kurze Zusammenfassung

Liebt Ordnung, Sauberkeit, ist korrekt. Materiell eingestellt, sammelt Werte. Angst und Ruhelosigkeit (erschöpfend). Angst um die Gesundheit. Ist sehr kälteempfindlich. Schwäche, Abmagerung. Mag Süßes. Hat brennende Schmerzen. Scharfe Absonderungen. Ödeme, Geschwürsneigung. Diarrhoen. Schwarze, wässrige Stühle stinken nach Aas. Sepsis. < nach Mitternacht, Kälte. > Hitze, Wärme.

Fall 8

45-jähriger Finanzbeamter. „Es mag hypochondrisch klingen, aber ich habe manchmal intensive Sorge, ich müßte am nächsten Geburtstag sterben (der Bruder starb mit 46 Jahren). Ich würde sagen, ich bin in dieser Hinsicht ängstlich. Ich neige dazu, meine Beschwerden zu überspitzen, es schlimmer zu machen als es ist. Diese hypochondrische Angst bezieht sich vor allem auf Herzprobleme, einen Herzinfarkt zu bekommen. Angst ich könnte von einem zum anderen Moment sterben". Der Patient ist überaus korrekt, es muß alles ordendlich sein, er spricht von preußischer Pflichterfüllung. Auch muß alles um ihn herum sauber sein.

„Die einzige Angst beschäftigt mich laufend, daß ich abkratzen muß". Wenn ihn diese Ängste quälen, dann kommt die Unruhe, er sagt, er müsse dann in der Wohnung herumrennen, sonst ist's nicht zum Aushalten. Diese Ängste hat er ausgeprägt seit ca. zwei Jahren, und es wird immer schlimmer. (lt. Diagnostik ist organisch das Herz-Kreislaufsystem nicht geschädigt).
Körperlich geht es ihm sonst gut. Vor den Ängsten wurde ein jahrelang bestehendes Gelenkrheuma „erfolgreich" allopathisch kuriert.
Er mag sehr gerne fette Speisen, sehr gerne kräftige Gewürze, auch gerne Milch. Er friert sehr schnell, liebt die Wärme. Schon immer empfindlich gegen kalten Kopf. Jede Woche mehrmals, er leidet an Unterzuckerung, zittert dann am ganzen Körper, nicht selten mit Schwarzwerden vor den Augen (schon als Jugendlicher). Immer wieder Magenbeschwerden „sobald ich mehr als gewöhnlich esse, dann drückt und brennt es. Auch Magenbrennen, wenn ich Alkohol trinke." Hat niedrigen Blutdruck. Schon immer: Dolles Schwitzen bei kleiner Anstrengung.

(Eigener Fall)

Auffällig an diesem Fall ist, daß die Todesängste **nach** der „erfolgreichen" Rheumabehandlung aufgetreten sind; es handelte sich hier also um eine klassische Unterdrückung. Das Rheuma wurde nicht geheilt und es ist damit zu rechnen, daß nach Applikation der richtigen Arznei, wenn die Ängste verschwunden sind, die Gelenkbeschwerden wiederkehren. Die Unterdrückung des Rheumas ist die Kausa des Falles!

Relevante **Repertorisationssymptome** (die nach der Unterdrückung auftraten): Furcht zu sterben, Todesfurcht, sagt die Zeit voraus, ängstliche Ruhelosigkeit zwingt zum Umherrennen, sowie beständige Allgemeinsymptome: Fettverlangen, gerne Gewürze.
Die Kausa läßt sich leider nicht repertorisieren.

Nach dieser Fallanalyse führt Arg-n, welches als einziges Mittel durch alle Rubriken geht. **Aber:** Arg-n ist typischerweise warmblütig und ist auch nicht in der Rubrik „Gewissenhaft in Kleinigkeiten" aufgeführt. Gerade aber dieser Patient ist außerordendlich gewissenhaft und sehr kälteempfindlich. (deshalb verliert Arg-n an Stellenwert).

Die nächsten Mittel, die in Frage kommen, sind: Ars, Nat-m und Phos.

Ars und Phos haben diesen typischen Brennschmerz, von dem der Patient sprach, bei Nat-m würde ich gerne einen Kummer im Fall eruieren wollen. Phos ist aber überhaupt nicht typisch für korrektes Verhalten, jedoch Ars ist höchstartig berühmt dafür.
Zwei Gaben Ars 200 im Abstand von sechs Monaten befreiten den Mann vollständig von seinen Ängsten, die auch später nicht wiederkehrten. Dafür kehrte etwa 3/4 Jahr nach der ersten Einnahme das Rheuma wieder.
(Fortsetzung dieser Behandlung unter Rhus-t).

A

Fall 9

48-jähriger Patient – Hausbesuch mittags. Es begann gestern Nachmittag: Unheimlich schlapp gegen 17 Uhr, er kam von der Arbeit und mußte sich sofort hinlegen. „Hat es vielleicht etwas damit zu tun? Gestern Abend hatte ich mich noch vor der Tür von einem Freund verabschiedet und stand eine halbe Stunde in der Kälte.“

Seit gestern Abend bis jetzt Fieber zwischen 38,8 und 39,8 °C axial. Im Fieber absolut kein Schweiß. Gefühl wie von heißem Sägemehl vollgestopft. Viele Gelenkschmerzen, es drückt in allen Gliedern, als wollten sie zerspringen. Bis jetzt äußerst heftige Kopfschmerzen. Kopfschmerzen jetzt in der Stirn, heute früh im ganzen Kopf. Er erwähnt einen Hustenreiz beim Umdrehen im Bett; davon konnte ich nichts feststellen.

Er bewegt sich ständig hin und her, „es gibt keinen Zustand, bei dem ich Ruhe finden kann“.

Er hat erstaunlich wenig Durst, obwohl der Mund ganz trocken ist, ab und zu befeuchtet er den Mund mit einem Schluck Wasser. Die Gesichtsfarbe ist eher etwas blaß bei dezent geröteten Wangen.

„Ich habe kaum in der letzten Nacht geschlafen, weil alles weh tut.“ „Ich hatte fortwährend groteske Träume, ich träume daß ich träume und daß ich im Traum anderen erzähle daß ich träume, hat mich fast wahnsinnig gemacht.“

Der Hals ist tiefrot. Er hat Aversion gegen Essen.

Nachts einmal Durchfall gehabt.

Er friert ständig fürchterlich im Fieber, ist bis zum Hals zugedeckt. Spürt Schwäche bei der allergeringsten Anstrengung. Auf die Frage, ob er lieber allein sein mag, antwortet er, es wäre schön, wenn jemand bei mir ist (auch seine Frau muß in der Nähe sein).

Er hat Verlangen nach Wärme trotz dieser großen Hitze, der Körper strahlt die Hitze förmlich ab. Bevor ich kam, hatte er Wadenwickel mit kochendheißem Wasser gemacht (!! von Wadenwickeln wußte er, daß sie helfen könnten das Fieber zu senken, es hätten aber kalte sein sollen. Er selber fand Kälte unerträglich, heiße Anwendungen taten ihm gut). Thorax-Auskultation und Perkussion o.B.

(Eigener Fall)

Immer wieder: Erkennen, was an diesem Fall das zu Heilende ist, welches sich widerspiegelt in einer passenden Arznei (§ 3 Organon 6. Auflage). Was ist an diesem Fall ungewöhnlich, eigentümlich, was läßt uns stutzen, aufhorchen (Symptome im Sinne des § 153 Organon)?

Merkwürdig ist schon, daß der Patient trotz dieser Hitze heiße Anwendungen liebt. Eine Kausa ist nicht eindeutig zu eruieren. Das Verlangen nach warmem Einhüllen in der großen Hitze ist das auffälligste Symptom an diesem Fall.
Weiterhin sollte es ein Mittel sein, das in seinem Arzneimittelbild große Schwäche hat (denn das ist nicht zwangsläufig pathognomonisch im Fieber).

Symptome: Verlangen nach Wärme, warmem Einhüllen, Schwäche im Fieber, Frösteln im Fieber, intensive Hitze, Kopfschmerzen im Fieber, Fieber ohne Schweiß, trockener Mund mit Durstlosigkeit.

Die gleiche Anzahl von Repertoriumsrubriken weisen auf: Ars, Bell, Lyc, Nat-m und Sil.
In näherer Wahl stehen aber nur Ars, Bell und Sil, da Lyc wie Nat-m nicht das warme Einhüllen lieben.
In diesem Falle denkt man wegen der großen, großen Hitze an Bell, welches aber wie Sil keine Schwäche im Fieber hat.
Das Mittel war **Ars,** das das Fieber noch am gleichen Tage verschwinden ließ. Auch die Kopf- und Gliederschmerzen verschwanden recht bald nach Ars. Die Schwäche hielt noch zwei bis drei Tage an. Ars wurde einmal in C 200 beim Hausbesuch gegeben, dann abends in einer Q 1 wiederholt, weil die Kopf- und Gliederschmerzen wieder anstiegen. Weitere Gaben waren nicht erforderlich.

Arsenicum iodatum = Ars-i

(Arsentrijodid, AsJ3)

Hier finden wir kombinierte Symptome, die von Ars und die von Iod (das ist nicht zwangsläufig so bei zusammengesetzten Arzneien).
Ars-i ist lt. P. Schmidt eine Arznei bei Föhn, für Leiden bei heißem Südwind, der von den Bergen herabfällt.

Hast, Ruhelosigkeit, Ängstlichkeit. Ist besonders ruhelos zur Nacht, schläft nur wenig.
Es findet sich ein Mangel an Lebenswärme (Ars), **aber Wärme** < (Iod). *Schwäche; starke und schnelle Abmagerung(!).* **Drüsenschwellungen mit Abmagerung** (wenn noch Angst-Unruhe sowie Mangel an Lebenswärme und < durch Wärme hinzukommen, dann ist es fast spezifisch Ars-i).
Sehr **charakteristisch sind vergrößerte und verhärtete Drüsen,** oft begleitend bei diversen Erkrankungen.

Hat großen Durst mit Verlangen nach kaltem Wasser, bei Magenaffektionen wird Wasser sofort erbrochen (Phos).
Bekommt Kopfschmerzen nach geistiger Überanstrengung.
Alt, kränklich aussehend. Schwindel mit dem Gefühl zu zittern, findet sich besonders bei älteren Menschen. **Arteriosklerose, Myocardschaden, Altersherz.**
Haut: Nässendes und juckendes Bartekzem. *Abblättern der Haut in großen Schuppen,* darunter bleibt rauhe und feuchte Oberfläche zurück. Ekzeme < durch Waschen. *Akne hart.* Psoriasis.
Nase: Dünne, wässrige und ätzende *Absonderungen.* Dauerndes Verlangen zu Niesen. *Chronischer Nasenkatarrh;* geschwollene Nase: Reichlich dickgelbe Absonderungen. Geschwüre. Wunde Nase < durch Niesen.
Hals: Brennen! Geschwollene Tonsillen. Vom Schlund bis zu den Lippen verdickte Schleimhaut. Stinkender Atem. Chronische Pharyngitis.
Augen: Scharfe Absonderungen.
Atemorgane: Chronische Bronchitis, Pneumonie; Lungenabszeß; schnelle Atmung. Häufiger **Husten mit Schwierigkeit Sputum hervorzubringen.** *Jahrelang bestehender Husten mit der Schwierigkeit, Sputum hervorzubringen.*
Hat rezidivierende Fieber mit Nachtschweiß.

Vor einer Sulph-Gabe nicht selten bei Grippe, Heuschnupfen, sich hinschleppender Lungenentzündung, bei Abmagerung, bei Schweißen und wundmachenden Ausflüssen.

< Hitze, Kälte, trockenes Wetter
> durch Essen.

Kurze Zusammenfassung

Bei Ars-i Hast-Eile, Ruhelosigkeit. Ist ängstlich. Hat Schwäche und Abmagerung. Mangel an Lebenswärme, aber Wärme <. Oft Drüsenaffektionen. Viele Erkältungen, Haut- und Herzaffektionen.

Arum triphyllum = Arum-t

Familie Araceae (Zehrwurzel). Verwendung findet der Wurzelstock.

Fälle mit deliranten Zuständen, in denen fortwährend **an irgend etwas herumgezupft wird,** am Bettzeug, an sich selbst, **an den Lippen, die oft trocken sind, bohrt tief in der Nase,** greift nach imaginären Flocken in der Luft (Hyos).

Ist **ruhelos!** Die Kinder schreien, wenn man ihnen das Bohren in der Nase oder die Unruhe verbietet. Bohrt den Kopf tief ins Kissen. **Der Patient muß immer etwas zu tun haben,** sonst ist er reizbar. Hat oft Schwindel.

Charakteristisch sind **Mund-Nase-Rachen-Affektionen mit schmerzhaftem Kitzeln und Brennen, das zum Nagen und Zupfen an den Lippen zwingt,** *ebenso zum tiefen Bohren in der Nase,* evtl. bis zum Nasenbluten. Mund und Nase sind wund!! Die **Absonderungen aus dem Mund, der Nase sind wundmachend, scharf.** Hat Risse und wunde Stellen an den Mundwinkeln!
Die Augenabsonderungen sind mild!! Hat evtl. reichlichen Tränenfluß. *Kitzeln bis tief in die Nase.*

Die Beschwerden bei Arum-t sind meist links, aber Borken tief in der Nase vermehrt rechts.
Das Mittel paßt auch sehr gut bei bösartigem Scharlach.

Ebenso ausgezeichnet wirksam **bei Rednern, die ihre Stimme überanstrengt haben:** Hier sieht man Heiserkeit, unsichere und **veränderliche Stimme, mal hoch mal tief.**
Nägelkauen bei Kindern.
Arum-t klagt über äußerliches bzw. innerliches Brennen.

< beim Liegen, bei Nordwestwind.

Kurze Zusammenfassung

Muß immer was zu tun haben. Mund-Nase-Rachen-Affektionen mit Kitzeln und Brennen, zwingt zum Zupfen-Nagen an der Lippe, zum tiefen Bohren in der Nase. Scharfe Absonderungen. Redner mit überanstrengter Stimme, veränderliche Stimme, mal hoch – mal tief.

Asa foetita = Asaf

Familie Umbelliferae (Stinkasant). Verwendung findet das Gummiharz der Pflanze.

Das Mittel ist besonders nützlich, wenn nervöse oder hysterische Symptome nach Unterdrückung von Absonderungen auftreten! *Bei Nervösen, hysterischen Frauen; nervösen Menschen; paßt auch bei skrofulösen, aufgedunsenen, ungeschickten und schwerfälligen Kindern; bei phlegmatischen Personen; bei Personen, deren venöses System Beschwerden macht und die Hämorrhoiden haben.*
Man sieht Ruhelosigkeit und Ängstlichkeit. Ist besorgt, gleichgültig. *Hypochondrie.*

Alle Absonderungen sind übelriechend. Es besteht *außerordendliche Berührungsempfindlichkeit.*
Großer Ekel vor Nahrung. Verlangen nach Wein, Abneigung gegen Bier, das schleimig schmeckt.

Hat viele Kopfschmerzen, Augensymptome, Nasensymptome. Karies der Nasenknochen (Aur). Taubheit der Gesichtsknochen. Schwellung der Unterlippe (bei Hep die Oberlippe).
Globus hystericus; Engegefühl in der Brust.

Abdomen: Starke Auftreibung, Gefühl zu platzen. Pulsieren in der Magengrube. Starke Flatulenz, **alles drückt nach oben, aber nichts nach unten,** antiperistaltische Bewegungen. Lautes Aufstoßen, evtl. ,,knallend" (Arg-n). Leere in der Oberbauchregion gegen 11 Uhr a.m. (Sulph).

Arznei, welche die Milchsekretion stillender Mütter erhöht (Urt-u, Puls, Lac-c, Calc).
Asaf hat stechende Knochenschmerzen, Karies. Schmerzhaft geschwollenes Periost, *Ulzera, die die Knochen angreifen.*

< nachts, *Berührung,* links, warme Anwendungen
> Bewegung, Druck, im Freien.

Kurze Zusammenfassung

Nervöse oder hysterische Symptome nach Unterdrückungen. Nervöse, hysterische Frauen, nervöse Menschen. Aufgedunsene und träge Kinder. Bei Phlegmatikern. Bei Personen mit venösen Problemen und Hämorrhoiden. Abdomen: Alles drückt nach oben. < Berührung, warme Anwendungen. > Bewegung, Druck.

Asarum europaeum = Asar

Familie Aristolochiaceae (Haselwurz). Verwendung findet der frische Wurzelstock.

Mittel für nervöse Beschwerden, Energieverlust und extremer Erregbarkeit. **Ist sensibel und empfindlich gegen Geräusche. Schon das Kratzen auf Seide, Leinen ist unerträglich,** es schaudert schon beim Drandenken.
Beim Erwachen das Gefühl zu schweben, wie ein Geist. Hat *Leichtigkeitsgefühle in*

A

den Gliedern, als würden die Teile schweben.

Die **Haare sind überempfindlich,** verträgt das Kämmen nicht, schmerzhafte Haare. Schmerzen der *linken* Kopfseite. Kann nicht mit dem *linken* Auge lesen < bei hellem Licht. Hat scharfe Schmerzen über dem linken Auge mit Tränenfluß und empfindlichem Sehen. Linker Kopfschmerz < beim Laufen oder Bewegen des Kopfes und > beim Sitzen. Kopfschmerzen in beiden Augen zusammen mit Übelkeit.

Übelkeit bei sauberer Zunge (Ip). Übelkeit beim Anblick von Speisen (Colch). Totaler Appetitverlust. Saurer Geschmack. Asar **hat unwiderstehlichen Drang nach alkoholischen Getränken. Häufiges leeres Aufstoßen.** Übelkeitsanfälle < nach dem Essen. Erbrechen mit qualvoller Angst und mit heftiger Anstrengung, mit Frösteln.

Empfindung, als ob die Ohren verschlossen oder mit etwas zugestopft seien.

< kaltes, trockenes Wetter, **Geräusche**, *Emotionen* (Schauder)
> *feuchtes, nasses Wetter* (Caust, Hep).

Kurze Zusammenfassung

Asar ist ein Mittel mit linksbetonten Beschwerden, mit viel Übelkeit und mit großer Geräuschempfindlichkeit. Nervöse Beschwerden. Überempfindliche Haare. Affiziert linken Kopf, linkes Auge. Als ob die Ohren verstopft sind. Oft leeres Aufstoßen. Verlangen nach Alkohol. < Geräusche, trockenes Wetter. > feuchtes Wetter.

Aurum = Aur

(metallisches Goldpulver)

Ist oft dick, *kräftig, vollblütig, mit kongestionertem Gesicht.* Nicht selten schwarzhaarige Menschen mit dunklem Teint. Auch gut bei lebhaften und unruhigen Personen, die mißtrauisch in die Zukunft blicken.

Krankheiten, die auf einen Kummer zurückzuführen sind.Krankheiten, deren Auslöser ungünstige geschäftliche Entwicklungen sind (z.B. Firmenpleite).

Typisch: Depression und Abscheu vor dem Leben. Es kann sein, daß man anfangs diese destruktive Lebenseinstellung nicht sieht, **Aur zeigt sich der Umwelt sehr korrekt.** Ist ehrlich, verantwortungsbewußt.
Hat **große Seelenqualen, Schuldgefühle.** Traurigkeit mit ausgeprägter Religiösität. Er ist sehr empfindlich gegenüber Kritik, legt alles auf die Goldwaage (Aur), **kleinster Widerspruch kann zu größtem Zorne reizen.** *Hering schreibt:* Sucht alles auf, um mit jemandem zu zanken, ist höchst aufgelegt, um beleidigt zu werden. Streitet in Wut anfangs mit viel Gerede, später mit knappen Worten.
Sieht alles tiefschwarz, Hoffnungslosigkeit. Große Suizidneigung. Aur sieht man nach außen kaum Probleme an. In späteren Stadien hat er **ständig Selbstmordgedanken**. **Klassischer Aur-Sui-**

zid: **Sprung aus dem Fenster** (endlich alles vorbei). Man sieht schon bei Kindern diesen Lebensüberdruß.
Im Leben ist Aur sehr materialistisch eingestellt.

Aur deckt alle Schmerzen, egal welchen Ursprunges, die den Patienten in den Selbstmord treiben!
Mitunter ist Aur auch indiziert bei jungen Menschen, die resignierend in die Zukunft sehen und die risikoreich leben („ob ich dabei draufgehe, ist mir egal“).

Die Hauptidee von Aur: Der Lebenserhaltungstrieb ist immens gestört.

Hat Furcht – Schwindel an hochgelegenen Orten, hat Furcht vor Herzkrankheiten.

Aur hat überhaupt in seinem Arzneimittelbild **viele Herzsymptome:** Angina pectoris < abends und < beim Treppensteigen; Gefühl als setzte das Herz für 2–3 Sekunden aus und fängt dann wieder ruckartig zu schlagen an, muß dabei vornübergebeugt sitzen, kann nicht liegen oder ausgestreckt ruhen; anfallsweise nächtlich auftretender Retrosternalschmerz; bei rheumatischen Herzklappenerkrankungen; auch Endocarditis und Pericarditis wurden mit Aur geheilt.

Hat ekelhaft stinkende Rhinitiden. Schmerzen in den Knochen, besonders im Gesicht. *Karies*, besonders der Schädelknochen. Exostosen.
Horizontale Hemianopsie (sieht die untere Hälfte nicht).
Hat Senkung der Leber, des Uterus. Hypertrophie der Leber, des Uterus, der Hoden. Typisch sind auch *Hyperämie und Kopfkongestionen* (mit sichtbarem Karotis- und Temporalispuls).

< im *Winter*, Kälte, Stillsitzen, nachts (die Schmerzen)
> Wärme, Spazierengehen. Gemütssymptome sind nachts und bei klassischer Musik besser.

Kurze Zusammenfassung

Folgen von Kummer, von geschäftlichem Mißerfolg. Depressionen, Suizidneigung (Sprung aus dem Fenster). Sieht alles schwarz. Schuldgefühle. Vergißt nie, legt alles auf die Goldwaage. Deckt alle Schmerzen, die in den Suizid treiben. Starke Störung des Lebenserhaltungstriebes. Viele Herzsymptome, Angina pectoris, Klappenfehler, Endo- und Pericarditis. Stinkende Rhinitiden. Schmerzen-Karies der Knochen, bes. im Gesicht. Leber-Uterus-Hodenhypertrophie. < im Winter.

Fall 10

Herzangst, Furchtsamkeit, schreckliche Träume; religiöse Melancholie herrührend von Gewissensqualen nach einer Missetat; weint, betet; große Müdigkeit, Abmagerung und Morgenschweiße. Hat schmerzhafte Menstruation. → Aur

(Aus Analytical Repertory of the Symptoms of Mind, C. Hering)

Die Repertorisation: Religiöse Melancholie, Furcht um Herzkrankheiten, Beten, Gewissensangst.
Einziges Mittel, welches sich durch alle Rubriken zieht, ist Aur, gefolgt von Arn, Ars und Sulph.
Nur Aur aber hat den überaus starken Bezug zum Herzen, ist weiterhin berühmt

B

für Depressionen (für die die anderen Mittel einfach nicht typisch sind).
Die Beschwerden wie Müdigkeit, Abmagerung, Morgenschweiße, schmerzhafte Menses (= Abdomenschmerz bei der Regel) sind für die Mittelwahl unerheblich, da nicht näher beschrieben. Zwar ist hier auch überall Aur vertreten, aber diese Symptome muß man nicht repertorisieren, da sie den Fall nicht beschreiben, außerdem sind die Rubriken zu groß (keine Individualisation möglich). Siehe § 153 Organon (6. Auflage).

Baptisia tinctoria = Bapt

Familie Leguminosae (Wilder Indigo). Verwendung findet die frische Wurzel nebst Wurzelrinde.

Das Mittel wirkt gut bei Leiden, die schnell auftreten und rasch vergehen; bei **akuten Krankheiten. Bapt-Krankheiten haben einen zersetzenden Charakter.** Wenn ein Mensch schnell verfällt infolge Erkältung, Malaria, oder einer anderen infektiösen oder septischen Noxe, dann ist Bapt. angezeigt.

Man sieht **hochseptische Blutvergiftungen;** hat dunkelrote Schleimhäute. Gesicht: Blödes Aussehen, gedunsen, ***rot*** und fleckig. **Schwäche, Erschöpfung.**

Er weiß nicht was er redet, ist konfus. *Wenn man ihn aufrüttelt, stammelt er einige Worte und fällt dann wieder in den alten Zustand zurück. Schläft mitten in der Antwort ein.* **Fieberwahn:** Glaubt doppelt oder dreifach zu sein. Glaubt in drei Stücke zerbrochen, will vermeindlich verstreute Glieder wieder zusammenfügen. Mittel bei typhösem Fieber mit Delirium.

Ist sehr unruhig, weil die Partien schmerzen, auf denen er liegt. (Arn). Schmerzhafte Muskeln können nicht den geringsten Druck vertragen.

Alle Absonderungen sind faulig, stinken entsetzlich nach Aas (Ars). Hat stinkenden Atem. *Die Zunge ist trocken, wie verbrannt* (Bry), zittert beim Herausstrecken. Das Zahnfleisch ist schmerzhaft, Zähne mit schwärzlichen Belegen. *Rachen* entzündet, *dunkelrot* mit schmerzhaften Geschwüren. Entzündungen, die gangränös entarten können. Mundkrebs. Er blutet aus Mund, Nase, Hals. Schlucken unmöglich, Spasmen bei festen Speisen, nur flüssige gleiten schwer hinunter. *Bei Mundgeschwüren trieft dicker, zäher Speichel aus dem Mund* (Merc). Geschwüre entstehen schnell und sind in der Regel schmerzlos und taub.

Das Abdomen ist stark aufgetrieben mit tympanitischem Klopfschall, mit Kollern und mit schmerzhafter Empfindlichkeit. Diarrhoen.
Gut bei Fiebern, die bei oder nach infektiösen Darmgeschehen auftreten.

< Bewegung, > Ruhe.

Kurze Zusammenfasung

Gut bei schnell auftretenden Leiden. Destruktiver Krankheitsverlauf, verfällt schnell. Sepsis. Gesicht rot, gedunsen. Dunkelroter Rachen, Schluckschmerz,

Zunge wie verbrannt. Dunkelrote Schleimhäute. Glaubt im Fieberwahn doppelt oder 3-fach zu sein. Absonderungen faulig, stinken nach Aas. Schleimhautgeschwüre, die gangränös entarten können. Fieber nach infektiösen Darmgeschehen. Abdomen aufgetrieben. > in Ruhe.

B

Baryta carbonica = Bar-c

(Bariumcarbonat, $BaCO_3$). Kommt natürlich als Witherit vor.

Idee: Zwergenhaftigkeit, Winzigkeit, kindisches Gehabe (psyschisch oder physisch)!
Bar-c ist **nicht** angezeigt bei Personen mit schneller Auffassungsgabe und starker Vitalität.
Er ist niedergeschlagen, **menschenscheu,** traurig. *Kann sich nicht wehren,* sucht Fehler laufend bei sich selbst, entschuldigt sich laufend.

Kinder sind sehr scheu und *fügsam.* Furcht vor Fremden. *Kinder haben keine Lust zu spielen, oder wenn senile arteriosklerotische Alte plötzlich mit Kinderspielzeugen spielen.*
Abneigung gegen Gesellschaft; **unentschlossen** (soll ich oder soll ich nicht?)
Vergeßlichkeit, er kann sich mitten in einer Rede nicht mehr an den Gesprächsinhalt erinnern (große **Gedächtnisschwäche**).
Ist feige, furchtsam, *Mangel an Selbstvertrauen*, Furcht vor der Meinung anderer. Bar-c bleibt lieber in seiner vertrauten Umgebung.

Verzögerte Entwicklung ist typisch (geistig wie somatisch), verspätete Pubertät. Nägelbeißen.

Bar-c ist leicht unterdrückbar (in allen Bereichen).
Große Kälteempfindlichkeit.

Typisch sind *Drüsenschwellungen.* Hat *chronisch-rezidivierende Tonsillitis* mit Eiterneigung; ist ständig erkältet.
Spinngewebsgefühl im Gesicht.
Früher Katarakt, früher Verlust des Gehörs. Vorzeitiges Altern. Haarausfall. Kopfekzem; Ekzem hinter den Ohren.
Bar-c hat kongestive und drückende Schmerzen, von Pulsieren begleitet.
Ist besonders am Anfang und am Ende des Lebens indiziert.

< durch geringste Kälte, im Winter.

Kurze Zusammenfassung

Zwergenhaftigkeit, Winzigkeit, kindisches Gehabe. Sehr scheue Kinder. Kinder wollen nicht spielen. Alte spielen wieder wie Kinder. Menschenscheu. Unentschlossen. Typisch: Verzögerte Entwicklung (somatisch wie psychisch). Drüsenschwellungen, Chronische Tonsillitis. Früher Verlust des Gehörs, frühe Katarakt. Vorzeitiges Altern. Ekzeme. Erkältungsneigung. < Kälte

Betrifft alle Barium-Verbindungen: Schüchternheit (gegen Fremde, Unentschlossenheit, Gehorsam, verträgt keine Kritik).
Kindlich zurückgeblieben, Zwergwuchs (evtl. auch nur einige Organe betroffen), aber auch Fettleib. Nägelbeißen. Kind lernt langsam, spätes Laufen und Sprechen.
Ekzeme an den Haarrändern. Drüsenschwellungen. Meist Frostigkeit.

B

Baryta acetica = Bar-acet

Barium aceticum.

Sehr starke Schwäche. Linke Seite bevorzugt. Lumbago; Ziehende Schmerzen im linken Bein.

Baryta iodata = Bar-i

(Bariumjodid, $BaJ_2 \times 2H_2O$)

Leukozytose. Ist eher warmblütig. Plethorisch. Abmagerung mit Heißhunger bei Kindern. Wahnideen, glaubt Tote zu sehen. Schmerzhafte und geschwollene Drüsen schlimmer als bei den anderen Bar-Verbindungen.

Baryta muriatica = Bar-m

(Bariumchlorid, $BaCl_2 \times 2H_2O$)

Aneurysmen. Kardiastenose (Schmerzen sofort nach dem Essen). Hinfälligkeitsgefühl im rechten Oberbauch. Unmöglichkeit willkürliche Bewegungen auszuführen. Konvulsionen. Werfende und schleudernde Bewegungen der Beine. Prostataverhärtung. Affinität zur rechten Parotis.
Asthma im Alter; Bronchialbeschwerden alter Menschen (Abhusten erleichtert). Vermehrter Speichelfluß; stinkt aus dem Mund. Speicheldrüsensteine.

Baryta sulphurica = Bar-s

(Bariumsulfat)

Schnauft laufend Luft durch die Nase. Neigung zu Struma und Exophthalmus. Völle im Magen nach den ersten Bissen. Drüsenaffektionen der rechten Seite. Knochenschmerzen. Einseitige Lähmungen. Angst im Fieber.
Geistige Symptome besser im Freien.

Belladonna = Bell

Atropa Belladonna. Familie Solanaceae (Tollkirsche). Verwendung findet die frische Pflanze bei anfangener Blüte.

Ist *reizbar,* ängstlich. *Kopf- und Deliriummittel.* **Große Heftigkeit der Symptome.** Wirkt gut bei lokalisierten Entzündungen, wenn der **Verlauf plötzlich** (ist typisch), **rot, schmerzend und klopfend** ist!

Plötzlich beginnendes Fieber, beginnt in der Regel mit Frösteln. **Hohes Fieber!** (37,5° Grad **nicht** typisch für Bell) Fieber mit heftiger Hitze, brennend. Man spürt die Hitze bereits, wenn man die Hand über die Haut hält. **Fieber mit rotem Gesicht und mit klopfenden Arterien. Oft im Fieber:** Heißes Gesicht und kalte Hände, bzw. heißer Kopf-Stamm bei kalten Extremitäten. Hat im Fieber Schweiß an den bedeckten Stellen. Will im Fieberwahn die Wände hochklettern.

Bell hat **äußerst heftige Kopfschmerzen,** pulsierend, **hämmernd,** Kopfschmerzen die zum Wahnsinn treiben (Gels). Kopfschmerzen mit kalten Füßen (Gels, Sep) und rotem Gesicht, mit Klopfen der Temporalarterien. Kopfschmerzen um die Menses herum; Kopfschmerzen seit Schwangerschaftsabbruch bzw. nach Fehlgeburt oder nach Hysterektomie (hier dann eher chronische Kopfschmerzen). Kopfschmerzen besser durch kalte Anwendungen (Aloe, Puls, Lach, Sulph) und besser durch starken Druck oder festes Einbinden (Arg-n, Sil, Puls). Bei Bell sieht man chronische Kopfschmerzen, die z.B. nach Haarewaschen oder nach Haareschneiden entstanden sind.

Auch typisch: *Leiden nach intensiver Sonnenbestrahlung.*
Bell ist **sehr kälteempfindlich,** aber auch empfindlich gegen Überhitzung.
Oft **rechtsseitige Symptome** (Kopfschmerzen, Sinusitis, Ovarialschmerzen, Konvulsionen).
Affektionen, die vom Kopf ausgehen bzw. von oben nach unten.

Delirante Zustände bei starken akuten Infektionen mit rotem Gesicht und dilatierten Pupillen *(immer wieder das rote Gesicht!!).* Er hat in diesen Zuständen evtl. Wutanfälle mit Beißen, Schlagen, Dinge Zerreißen; optische Halluzinationen.
Bell ist ein **großes Krampfmittel.** Besonders bei nervösen Kindern, bei der Zahnung.
Hat Magen-Darm-Gallen-Harnblasenkrämpfe, **Koliken sind besser durch Rückwärtsbeugen.**

Beziehung zum Gefäßsystem, hat viel *Hitze, Kongestionen* mit Pulsieren und Hämmern. **Pulsierende Schmerzen sind typisch für Bell.**
Krampfiger, bellender Husten. Krupp.
Zuckt im Schlaf wie vor Krämpfen (Hyos). Auffahren und Zucken im Schlaf, auch beim Einschlafen. Hat Kontrakturen, vieles ist krampfig.

Sehr gutes Anginamittel, auch bei Scharlach. Hals: Brennen, Röte, Schwellung, trockene Schleimhäute.
Viele akute Zustände gehen mit Brennen einher.

Weiteres: Verlangt den Kopf einzuhüllen. Viel Schwindel: < durch Bewegen des

B

Kopfes, wenn er sich im Bett dreht (Con), Bücken verschlimmert den Schwindel. Sinusitis mit Schmerz bei geringster Berührung oder Besserung durch starken Druck, wird schlimmer beim Bücken, akute und **rezidivierende Otitis media,** Nasenbluten besonders nachts im Schlaf, Colitis, chronische Obstipation. Mydriasis auf kranker Seite.

Bell hat *Manien, Psychosen,* **möchte andere schlagen oder beißen,** *will andere an den Haaren ziehen.* Bell ist evtl. sehr zerstörerisch. *Wilder Gesichtsausdruck,* die Körperkraft kann immens zunehmen! (Bei Gewalttätigkeiten auch besonders denken an Stram, Hyos, Nux-v und Verat).

Oft bei akuter Appendizitis (1. Mittel, an das man hier denken muß, ist Bry), hier kommt der Schmerz plötzlich, < bei Berührung oder Erschütterung, fester Druck bessert, kann hier nicht auf rechter Seite liegen.
Bell ist lebhaft und hat glänzende Augen, wirkt anziehend, es sind starke Persönlichkeiten (Sie haben auch eine sehr starke Lebenskraft, sonst könnten sie nicht so heftige Beschwerden hervorbringen).
Furcht vor Hunden (Chin, Hyos, Stram, Tub).
Mag **gerne** Saures, **Zitrone, Limonade.** Trinkt hastig, ekzessives Verlangen nach kaltem Wasser.

< durch Kälte, Zugluft, Aufregung, *starke Sinnesreize, Erschütterung, durch Vornüberbeugen* (alles was aus aufrechter Lage bringt), Niederlegen
> Wärme, Ruhe.

Kurze Zusammenfassung

Heftige Symptome. Plötzlich. Entzündungen, wenn plötzlich, rot, schmerzend, klopfend. Kopf- und Deliriummittel. Roter Kopf, rote Augen, klopfende Arterien. Hohes Fieber. Heftig hämmernde Kopfschmerzen. Fieber und/ oder Kopfschmerzen mit rotem Gesicht und kalten Händen, Füßen. Symptome sind mehr rechts lokalisiert. Ist sehr kälteempfindlich. Krampfmittel. Koliken > durch Rückwärtsbeugen. Hals: Brennen, Röte, Schwellung, trocken. Neigung zu Schlagen und zu Beißen. < Kälte, Zugluft, Erschütterungen, starke Sinnesreize. > Wärme, Ruhe.

Fall 11

Die Mutter rief an. Ihr 9-jähriger Junge fiebert schon den zweiten Tag. Er ist sonst nicht so anfällig für Erkältungen.
Den Abend, bevor es begann, war er mit einem Freund stundenlang im Freien, und es war sehr kalt. Als er zu Hause ankam, war sein Kopf eiskalt, die Gesichtsfarbe etwas blau, er wollte eine Mütze tragen (die er draußen nicht mitgehabt hatte). In der Nacht dann bekam er ziemlich rasch hohes Fieber (axial 40,2 °C) und er erzählte Unsinn dabei, wie die Mutter sagte, auch in der letzten Nacht. Er hätte im Fieber eiskalte Hände, Körper und besonders der Kopf glühen. Gesicht ist sehr rot gegenüber sonst. Er schwitzt nicht.

Immer wieder sagt der Junge, er wolle eine Wärmflasche haben, weil er so friere. Letzte Nacht und heute Morgen hatte er insgesamt dreimal erbrochen, obwohl er fast nichts gegessen hatte. Durst ist nicht besonders.

(Eigener Fall)

Kausa? Aber ja, vom Kaltwerden des Kopfes! (Nachsehen unter Allgemeinsymptomen).

Symptome: Kausa (s.o.) wenn zu eruieren, ist hochrangig, Delirium im Fieber (als hochrangiges Gemütssymptom), Frost im Fieber, Fieber ohne Schweiß, rotes Gesicht im Fieber, kalte Hände im Fieber, Erbrechen im Fieber, intensive Hitze.

Nach der Repertorisation führen Bell, Nat-m, Nux-v und Puls. Die Kausa erfüllen aber nur Bell, Nux-v und Puls. Von diesen Mitteln hat nur Bell das Delirium im Fieber (Gemütssymptome sind hochrangig! Organon § 211).

Bell M heilte den Fall schnell.

B

Benzoicum acidum = Benz-ac

(Benzoesäure, C_6H_5COOH)

Er ist niedergedrückt, depressiv, ängstlich. *Denkt viel an alte unangenehme Ereignisse* (Nat-m). Beim Schreiben werden Buchstaben ausgelassen.

Die Beschwerden wechseln, nie alle zusammen! **Die Schmerzen sind immer wandernd, *stechend, reißend.***

Harnsaure Diathese, Rheuma.

Benz-ac hat **extreme Schwäche oder Müdigkeit.** Unverträglichkeit von Wein.

Diverse Gelenkaffektionen zeigt das Arzneimittel, besonders die Knie sind betroffen. Oft Schmerzen der Achillessehnen. Hat Knacken der Gelenke bei Bewegung. Hat vielerlei Herzbeschwerden (besonders nach Rheuma).

Gicht-Gichtknoten → Beschwerden < nachts (Colch). Röte und Schwellung der Gelenke.

Benz-ac hat spärlichen, dunkelbraunen Urin, **Urin riecht nach Pferdeharn** (Nit-ac). Blasenkatarrh nach unterdrückter Gonorrhoe Diarrhoen mit schaumigem Stuhl, wie Seifenwasser aussehend.

< durch Bewegung, frische Luft, nachts
> Ruhe, Wärme, tagsüber.

Kurze Zusammenfassung

Depressiv, ängstlich. Wechselnde Beschwerden. Schmerzen immer wandernd. Große Schwäche, Müdigkeit. Rheuma, Gicht, Gelenkaffektionen, bes. Knie. Herzleiden nach Rheuma. Urin riecht nach Pferdeharn. < Bewegung. > Ruhe, Wärme.

Berberis vulgaris = Berb

Familie Berberidaceae (Sauerdorn, Berberitze). Tinktur aus der Wurzelrinde.

Ist anämisch, hat hohle Wangen, tiefliegende und umschattete Augen. Ist sehr erschöpft. *Schwächliche Konstitution,* **vorzeitig alt und verbraucht.**

Er hat einen schwachen Verstand, ist unfähig zu längeren geistigen Anstrengungen. Sieht in der Dämmerung Geister und eingebildete Gestalten auf sich zukommen.
Gefühl als sei der Kopf vergrößert, Gefühl von Taubheit der Kopfhaut, faßt oft zum Kopf. Als ob er eine zu enge Mütze auf dem Kopf trägt.

Typisch: Der Schmerz strahlt von einem besonderen Punkt aus. Die Schmerzen bleiben nie an einer Stelle, sie wandern ständig.
Berb paßt besonders bei Frauen von gichtiger Konstitution, die matt und müde sind! Das Mittel wirkt mehr *links.*

Berb hat Nierenschmerzen entlang der Ureter, er hat in der Nieren-Lenden-Gegend ein **„Blubber"- oder „Brodel"-gefühl, als würden Blasen aufsteigen.** *Starkes Verlangen Urin zu lassen, dabei Brennen und ausstrahlende Schmerzen in Rücken, Hüfte, Beine.*

Lumbago mit in die Beine ausstrahlenden Schmerzen, dabei oft roter Satz im Urin (Lyc).

Stechende und schneidende *Leberschmerzen*; **Gallen- und Nierenkoliken.** Erkältungen des Urogenitaltraktes.

Das Mittel zeigt rheumatische und gichtige Beschwerden, *immer dabei wandernde Schmerzen,* die von einem **Punkt** ausstrahlen.
Hat Gelenkschwellungen, aber Gelenkschmerzen meist ohne Schwellungen.
Arthralgien zusammen mit Harnwegsbeschwerden.
Bei starken Schmerzen gelegentlich Fieber mit heftigem Durst, abwechselnd mit entgegengesetzten Symptomen:
Schmerzen mit völliger Erschöpfung und Widerwille gegen Wasser.
Ekzem mit brennendem Jucken < durch Kratzen und > durch kalte Auflagen.

< jede plötzliche Erschütterung, Bewegung, Stehen
> Ruhe.

Kurze Zusammenfassung

Erschöpft. Vorzeitig gealtert. Typisch: Der Schmerz strahlt von einem Punkt aus. Hat wandernde Schmerzen. Sehr gut bei Frauen von gichtiger Konstitution, die matt und müde sind. Wirkt mehr links. Blubber-Gefühl in Nieren-Lendengegend, wie Blasen. Gallen-Nieren-Koliken. < Erschütterung, Bewegung.

Bismutum = Bism

Bismuthum oxidum (Wismut). Bismuthum subnitricum ist mit (BiO)OH und mit $Bi(OH)_3$ vermischt.

Will nicht allein sein, wenn er krank ist. Einsamkeit wird nicht ertragen. **Qualvolle Angst: Er sitzt, läuft dann, dann liegt er, kann nicht lange in einer Stellung verweilen** (Ars, Kali-br, Phos).

Hat Verlangen nach kaltem Wasser, wird sofort erbrochen (Essen wird nicht erbrochen). Periodizität (alle 14, 30, 45 Tage).

Nervöse Magenbeschwerden, *stärkste Magenbeschwerden,* **Magenkrebs,** alles sehr heftig. **Brennen im Magen mit Erbrechen** (Ars, Canth, Phos, Sec). **Erbrechen von riesigen Mengen in Abständen von mehreren Tagen, wenn die Nahrung den Magen gefüllt hat.** Brennende, ziehende, krampfige Magenschmerzen, würgt dabei, abwechselnd mit Kopfschmerzen. Nausea nach Laparatomie. Hat intensiven Magendruck, wie von einer Last.

Empfindung von Schwere in inneren Körperteilen. Ziehende oder drückende Schmerzen in den Knochen der Hände und Füße. Krampfige Schmerzen in den Extremitäten.
Bism hat warmen Schweiß; schwarze Geschwüre (Ars, Carb-ac, Lach, Sec).

Die Schmerzen sind besser durch Rückwärtsbeugen.
Kopfschmerzen >, wenn kaltes Wasser im Munde gehalten wird.

- < beim Alleinsein, im Sommer, Winter, nach Essen und Trinken
- > nach kalten Getränken, bei Bewegung, in Gesellschaft.

Kurze Zusammenfassung

Große Angst. Kann nicht alleine sein. Kann nicht lange in einer Lage verharren, ist unruhig. Stärkste Magenbeschwerden. Brennen im Magen. Erbrechen großer Mengen. Verlangen nach kaltem Wasser, wird sofort erbrochen. < Alleinsein, nach Essen und Trinken. > Gesellschaft, Bewegung.

Borax veneta = Bor

Borax, Natriumboracicum, (Natriumborat, Natriumtetraborat) ($Na_2B_4O_7$ x 10 H_2O).

Hat große Furcht vor jeder Abwärtsbewegung! *Bor greift stark den Verdauungskanal an. Ist ekzessiv nervös.* Epilepsie (man sieht die große Nervenbeteiligung). Ist **überempfindlich gegen plötzliche Geräusche** (Asar). Kann schwer einschlafen, unruhiger Schlaf. Gereizte Stimmung, schimpft über Kleinigkeiten. **Heftiges Schreien bei Kindern. Schwindel bei Abwärtsbewegung** (auch Übelkeit). Schwindel mit der Neigung nach links zu fallen.

Die *Haarenden verfilzen leicht,* rauhes und gespaltenes Haar. Hat trockene Krusten in der Nase, bluten nach Entfernung, bilden sich rasch neu.

B

Aphten im Mund, bluten leicht. die Kapillaren im Mund werden sichtbar und zeigen Blutaustritte. **Mundsoor** (weiße Beläge).

Eiterneigung; Wunden heilen schlecht. Röte der Lidränder, Wunsch die Augen zu reiben. Rote Nase bei jungen Frauen.

Der Urin riecht stechend. *Das Kind weint vor dem Urinlassen, vor dem Stuhlgang.* Koliken vor dem Stuhlgang. Diarrhoen nach dem Rauchen. Hat grünen Stuhl.

Reichlicher Fluor, sie glaubt es fließe warmes Wasser. Beim Stillen schmerzt die andere Brust. Brustwarzen schmerzen beim Stillen (> durch Druck). Zu leichte Konzeption bei Frauen („sie sehen einen Mann nur an und werden schon schwanger"), jedes Jahr ein Kind.
Bor. wirkt mehr rechts.

< durch Wein, nach dem Essen, warmes Wetter, **durch Abwärtsbewegung** (Gels)

> nach dem Stuhlgang, Kühles Wetter, Druck.

Kurze Zusammenfassung

Größte Furcht vor jeder Abwärtsbewegung. Schwindel bei Abwärtsbewegung. Sehr geräuschempfindlich. Kinder schreien heftig. Kind weint vor Stuhl, vor Urinlassen. Trockene, brüchige Haare. Aphten. Mundsoor. Eiterneigung. Augenentzündungen. < durch Abwärtsbewegung. > nach Stuhl, durch Druck.

Fall 12

Sechs Monate altes Kind. Schreit, hat Fieber und heißen Kopf, alles schlimmer zur Nacht. Schrickt im Schlaf auf wie vor Schreck. Ist blaß am Abend. Hat leicht grünfarbene schleimige Ausflüsse aus den Därmen, die leicht gefärbten Anteile hatten den Anschein von unverdauter Milch. Ausflüsse häufiger am Nachmittag und am Abend.
Während mit der Mutter gesprochen wurde, schlief das Kind in ihrem Arm. Die Mutter beugte sich nach vorne, um etwas vom Boden aufzuheben, da warf das Kind sofort seine Hände hoch. Darüber befragt sagte die Mutter, das Kind schien Furcht vor dem Fallen zu haben, und sie „hatte noch nicht bei einem so jungen Kind gesehen, daß es etwas vom Fallen wüßte". Ca. einen Monat vorher war der Mund des Kindes wund.
→ Bor. Am nächsten Morgen war das Kind gesund.

(Aus: Analytical Repertory of the Symptoms of the Mind - C.Hering)

Repertorisationssymptome: Schreien bei Kindern, Furcht vor Abwärtsbewegung, Aufschrecken aus dem Schlaf, Aufschrecken von und wie von Schreck, Unverdaute Stühle.
Absolutes **Schlüsselsymptom** für Bor ist die Furcht vor Abwärtsbewegung. Von den drei Mitteln, die nach dem Repertorisieren führen (Bor, Mag-c, Sil) hat nur noch sil dieses außergewöhnliche Symptom (§ 153-Symptom). Mundaffektionen sind ebenfalls sehr typisch für Bor (hatte das Kind einen Monat zuvor). Obwohl von Sil die gleichen Symptome abgedeckt werden wie von Bor, so kann

man sagen, daß Sil- Kinder eher lieb sind im Gegensatz zu Bor-Kindern. Außerdem: Neben den für die Arzneien typischen Charakteristika auch die Wertigkeiten beachten (hier führt eindeutig Bor).

Bromium = Brom

Bromum, Lösung in destilliertem Wasser.

Aussehen: Ist hell, blond, rosig ***oder*** gelb, fahl, erdig. Ist Niedergeschlagen, hoffnungslos. Hat qualvolle Angst im Schlaf, Der Schlaf ist voller Träume.
Gefühl von Spinnweben im Gesicht, besonders wenn die Nasenflügel bewegt werden.
Brom hat eine große Affinität zu den oberen Atemwegen; hat aufsteigende Beschwerden (wie Phos). Beschwerden infolge von Überhitzung. Das Mittel wirkt mehr **links.**
Linke Parotis, **linke** Schilddrüse → Verhärtungen! Nach Scharlach bleibt eine heiße, geschwollene und verhärtete linke Parotis zurück.

Typisch: Drüseninfiltrationen mit Verhärtung. Hat große **harte Schwellungen der linken Submaxillardrüsen.**

Schleimrasselnde Atmung, kein Auswurf. Asthma der Seeleute, wenn sie an Land kommen, **aber:** Sonst Asthma > am Meer. (Viele Beschwerden > an der See). Gefühl, die Luftwege wären voller Rauch (Ign). Brom hat Pseudomembranen. Bei Diphterie, bei Krupp.

Geschwüre der Schleimhäute.

Affiziert die Verdauungsorgane, z.B. Magenulkus > kaffeesatzartiges Erbrechen. Nausea und Magenschmerzen besser nach Speiseaufnahme. Oft schwarzer und stinkender Stuhl nach dem Essen (bei Affektionen des Verdauungstraktes).
Prämenstruell: Linkes Ovar schmerzt. Lauter Flatus aus der Vagina. *Schwellung und Verhärtung der Hoden,* besonders links, mit Wundschmerz oder Kältegefühl.

- < Betreten eines warmen Raumes, abends, *in Ruhe,* bei warmtrübem Wetter
- > Fahren im Wagen, *Umhergehen, an der See.*

Kurze Zusammenfassung

Oft bei Blonden. Große Affinität zu oberen Atemwegen. Wirkt mehr links (linke Parotis, linke Schilddrüse, linker Hoden). Verhärtungen, Drüsenverhärtungen. Harte Schwellungen der linken Submaxillardrüsen. Hat Schleimhautgeschwüre. Asthma bei Seeleuten, wenn sie an Land kommen (sonst Asthma > an der See).
> an der See, Umhergehen.

Fall 13

8-jähriges, lebhaftes Mädchen, blonde Haare, schlank, läuft seit über zwei Jahren gut unter Phos.
Vor einer Woche erkältet, seit 4 Tagen unter linkem Kiefer große und harte Lymphknotenschwellungen, etwa 3–4 cm

im Durchmesser. Zusätzliche und auffällige Symptome sind nicht zu eruieren.
(Eigener Fall)

B

Was tun?
Die Akutsymptomatik muß vom chronischen Fall getrennt werden, sonst kommen doch immer wieder die Polychreste als Arzneimittel heraus, man findet das Simile nicht.
Was bietet sich akut?

Repertorisationssymptome:
Drüsenschwellung submaxillar links, Drüsenschwellung submaxillar hart.
Als Mittel kommen nur Ars und Brom in Frage.
Weil Brom aber so typisch ist für diese Art von Drüsenschwellung, gab ich das Mittel in einer C 200. Innerhalb von einer Woche war nichts mehr von geschwollenen Lymphknoten zu sehen.
(Hätte Brom versagt, erst dann wäre ich auf Ars übergegangen, sofern nicht andere Symptome mir eine andere Arznei angezeigt hätten).

Bryonia alba = Bry

Familie Curcurbitaceae (weiße Zaunrübe). Verwendung findet die knollige Wurzel.

Möchte in Ruhe gelassen werden; ist reizbar. Schnell beleidigt. *Hat große Sorgen um die Zukunft,* **große Furcht vor Armut, um seine Existenz, vor finanziellem Bankrott!** Sehr *materialistisch eingestellte Menschen. In deliranten Zuständen spricht er von Geschäften, oder er will nach Hause gehen* (obwohl zu Hause). Brubbelt im Schlaf oder Delirium vor sich hin.
Beschwerden infolge von Mißachtung, *Zorn, Kränkung, Kummer.* Bei Bry bekommt man den Eindruck, als hätte man selber Schuld am Leiden des Kranken (sehr unangenehmes Gefühl).

Die Bry-Leiden sind in der Regel sehr heftig. Ist nervös, oft schwarzhaarig, gelblicher Teint.

Hat Verlangen nach Fleisch, nach Kaffee und nach Wein. Verträgt blähende Speisen nicht.
Häufig großer Durst auf große Mengen (!).

Typisch: Die Trockenheit der Schleimhäute (ist auch gefühlsmäßig „trocken"), z.B. die Lippen sind rissig, Stühle hart wie verbrannt.
Typisch: Bry hat stechende Schmerzen entzündlicher Erkrankungen der serösen Häute.

Das Mittel ist **ein großes Rheumamittel,** mit geröteten, heißen und geschwollenen Gelenken; bei Gonathrosen; **bei Pneumonie** (mehr die rechte Lunge), *bei Erkältungen.*

Bry hat plötzliche Kopfschmerzen, als würde der Kopf zerspringen (< Bücken, Husten, Augenbewegungen, bei heißem Wetter, Bewegung jeder Art). *Der Bry-Kopfschmerz beginnt typischerweise über dem linken Auge und zieht zum Occiput, strahlt von dort in den ganzen Kopf, dehnt sich von dort evtl. in den ganzen Körper aus.*

Der Husten schmerzt in Kopf und Brust, hält sie mit den Händen! Trockener Husten < nach dem Essen (evtl. Erbrechen). *Schmerzen unter dem Sternum beim Husten. Hat häufiges Verlangen einen tiefen Atemzug zu tun.*

Mastitis, *schwere und heiße Brüste, die abgestützt werden müssen.* Vor den Menses sind die Brüste schwer und verhärtet, sie hält meist ihre Brust. Mammaabszesse im Kindbett.

Magen wie ein Stein, atonisch. Viele Leiden < nach dem Essen. Wünscht warme Getränke bei Magenbeschwerden (>). Diarrhoen im Sommer nach Erhitzung > durch Bewegung.
Beim Ausbleiben der Menses vikariierendes Nasenbluten; Unterdrückung jeder Blutung hat „spaltenden" Kopfschmerz zur Folge.
Schwitzt in dicken Tropfen beim Gehen in kalter Luft. Schwitzen bei kleinster Anstrengung.
Ist ein großes Rötelnmittel, bei Jungen erst an Bry denken, bei Mädchen an Puls.

Bry wirkt mehr rechts.

< Bewegung, Wetterwechsel von kalt zu warm
\> Druck, *Ruhe.*

Kurze Zusammenfassung

Reizbar. Will in Ruhe gelassen werden. Furcht vor Armut, um seine Existenz. Leiden nach Kränkung, nach Kummer. Großer Durst auf große Mengen. Trockene Schleimhäute. Stechende Schmerzen entzündlicher Erkrankungen der serösen Häute. Bei Pneumonie, bei Rheuma. Husten schmerzt in Kopf und Brust, hält sie mit den Händen. Mastitis. < Bewegung. > Druck.

Fall 14

Ein 42-jähriger Geschäftsmann, dessen Sohn bei mir in Behandlung ist und der mich selbst nie aufgesucht hatte, meldet sich, weil er nun seit einigen Tagen krank ist, und es wird immer schlimmer.
Er ärgert sich, daß er jetzt nicht seiner Arbeit nachgehen kann, er fühlt sich unentbehrlich dort. Die Arbeit türmt sich.
Zwei Probleme gibt er an: Einmal starke Kopfschmerzen, dann einen störenden Husten.
Die Kopfschmerzen waren anfangs mäßig, nehmen aber von Tag zu Tag an Intensität zu, sie wollen nicht aufhören, selbst nach dem Schlaf erwacht er mit diesen. Jede noch so geringste Erschütterung verschlimmert die Schmerzen, wenn er rumläuft oder wenn er sich im Bett dreht, dann wird alles Schlimmer. Auszuhalten sind die Kopfschmerzen am besten im Liegen, in der Ruhe.
Der Husten fing nach den Kopfschmerzen an (genaue Zeiten lassen sich nicht herausbekommen). Auslöser des Hustens ist ein Reiz in der Brust, wenn er tief einatmet. Es ist mehr ein trockener Husten.
Der Mann fühlt sich sehr krank und will allein sein.
Auf die Frage, was denn kurz vor dem Auftreten der Kopfschmerzen alles passiert sei, antwortet er sofort (alles andere mußte ich ihm aus der Nase ziehen): „Na der Ärger, der Ärger (das spricht er auch

mürrisch aus), der Firmenärger, es gab letzte Woche viel Zoff bei uns.“ (Eigener Fall)

B

Für uns hat die **Kausa** eine höchstrangige Bedeutung (Organon § 5 und 93), die wir in diesem Fall eindeutig feststellen können:
Kopfschmerzen nach Ärger. Die Kausa sollte von unserem Mittel unbedingt abgedeckt werden!
Weitere **Repertorisationssymptome:** Kopfschmerzen (KS) durch Erschütterung, KS nach Schlaf (im Repertorium = KS schlimmer nach Schlaf), KS schlimmer durch Bewegung (sehr große Rubrik, schlechte Individualisierung), trockener Husten (große Rubrik), Husten ausgelöst durch Irritation in der Brust, Husten durch tiefes Atmen.
Nach dieser Repertorisation stehen auf Platz 1 Phos, Rhus-t und Sep, nur diese Mittel ziehen sich durch alle Rubriken. Auf Platz 2 stehen folgende Mittel: Arn, Bell, Bry, Kali-c, Lyc, Merc, Nat-m, Petr und Ph-ac.
Von den genannten Mitteln decken die wichtige Kausa ab folgende Mittel: Phos, Rhus-t, Sep, Bry, Kali-c, Lyc, Nat-m und Petr. Zwischen diesen Mitteln müssen wir unterscheiden.
Die Hauptbeschwerden, die für eine Arznei typisch sind, sollten in diesem Falle wegen der Nähe zu vieler Mittel ins Gewicht fallen.
So sind Phos, Rhus-t und Bry sehr typische Erkältungsmittel von den in Frage kommenden Arzneien. Am Typischsten für die Beschwerden „schlimmer durch Bewegung“ und „Folgen von Ärger“ ist **Bry,** das hier auch gegeben wurde und welches den Fall in kurzer Zeit heilte.
Für Bry typisch ist auch die langsame Krankheitsentwicklung.
Phos ist typischerweise in Akutkrankheiten lieb und will Gesellschaft, Trost. Rhus-t hat eine Besserung durch Bewegung.

Fall 15

Anruf einer 36-jährigen Patientin am Heiligen Abend. Sie berichtete: Seit vorgestern Abend ging's richtig schlecht. Es begann erst wie versetzte Blähungen, dann kamen die Unterleibsschmerzen, etwa in der Gegend der Eierstöcke links und rechts. Sie würde die Schmerzen eher als ziehende Schmerzen bezeichnen. Die Schmerzen begannen allmählich und steigerten sich immer mehr. Gestern Mittag mußte sie von ihrer Dienststelle nach Hause gehen, es ging nicht mehr. Sie konnte nicht mehr liegen, nichts half. Aspirin 500 mg bewirkten nichts. Die Schmerzen sind jetzt mehr lokalisiert auf der rechten Seite, da wo der Blinddarm ist, es zieht bis in die Vorderseite des rechten Oberschenkels, fast bis zum Knie. Gestern war auch viel Übelkeit zugegen, mit einmaligem Erbrechen.
Das Fieber, das sie seit gestern hatte, fiel nach Aspirin von 39 °C auf 38 Grad. Sie sagte, evtl. hingen die Schmerzen zusammen mit ihrer Menses, die in drei Tagen erwartet werden. Sie gab weiterhin an, sie hätte immense Schmerzen bei der geringsten Bewegung. Bei Druck auf die schmerzhafte Stelle schmerzt diese kaum, aber die Bereiche daneben. Bei den Schmerzen lag sie lieber auf der rechten Seite, da wo die Schmerzen sind, eine andere Stellung war nicht möglich. Bei Rechtsseitenlage waren die Schmerzen

deutlich besser. Sie hat auffällig trockene Mundschleimhäute, ohne Durst („Durst habe ich nie"). Sie wollte lieber alleine sein bei abgedunkeltem Zimmer. Erschütterung war ihr unangenehm.

Wir haben es hier mit einer akuten Appendizitis zu tun. Eine Kausa ist nicht zu eruieren. **Symptome,** die sich repertorisieren lassen: Bauchschmerzen in der Ileocoecalregion; Bauchschmerzen bei Bewegung (höherrangiges Lokalsymptom, da es durch eine Modalität näher erläutert wird); Bauch- Entzündung- Appendizitis; Liegen auf schmerzhafter Seite bessert; trockener Mund ohne Durst. (Das Symptom „Bauchschmerzen besser durch Liegen auf rechter Seite" trifft nicht exakt den Sinn. „Liegen auf schmerzhafter Seite bessert" als besonderes Symptom verdient unsere große Aufmerksamkeit).
Hiernach führt auf Platz 1 Bry (15/5) gefolgt auf Platz 2 von Bell (8/4).
Der Ehemann holte Bry in einer C 200, die seine Frau gleich einnehmen sollte. Für den Fall, daß das Mittel nichts bewirkt, gab ich als Reserve noch Bry C 1000 mit.

Anruf am 1. Weihnachtsfeiertag: Die Bry 200 hatte eine kurze Verschlimmerung bewirkt, dann fiel der Zustand auf den vorigen zurück. Als nach zwei Stunden immer noch keine Besserung eintrat, wurde die Bry 1000 gegeben. Zustand danach: Es tat sich über einige Stunden überhaupt nichts, dann verchwand allmählich das Fieber. Zur Nacht hin dann leichte Besserung. Seit den frühen Morgenstunden jedoch äußerst heftig stechende Schmerzen in der Blinddarmgegend. Liegen war nur auf der rechten, schmerzhaften Seite möglich mit angezogenen Beinen. Immer noch trockene Mundschleimhäute ohne Durst.

Hausbesuch:
Wie ist der Zustand zu interpretieren? Nun hat die Patientin noch schlimmere Schmerzen als zuvor, nach kurzer Besserung. Obendrein noch stechende Schmerzen, wie sie für Bry ja typisch sind. Eine Arzneimittelreaktion bei falscher Arznei? Das wäre möglich, aber es gab nach Bry eine leichte Besserung: Das Fieber verschwand, die Schmerzen waren besser, bevor diese dann als stechende noch stärker wiederkamen.
Ich gab eine Bry XM einmalig.

Telefoniert am Abend: Sie hatte etwa eine Stunde nach der XM-Gabe für zehn Minuten ein dolles Ziehen, danach kehrte Ruhe ein. Sie gab an, ihre Erschöpfung wäre völlig verschwunden, keinerlei Schmerzen mehr. Nach kurzer Rücksprache täglich über fünf Tage keine Wiederkehr des kranken Zustandes.

(Eigener Fall)

Dieser Fall wäre sicherlich von Schulmedizinern der Operation zugeleitet worden. Das hätte ich auch getan, wenn ich nicht das Mittel gefunden hätte.
Man stellt immer wieder fest, daß hohes Fieber und-oder heftige Schmerzen Arzneienergie „fressen". Da hier die Bry 200 und später 1000 den Fall nicht heilen konnten, gab ich die noch höhere XM-Potenz.

Bufo rana = Bufo

(Die gemeine Kröte). Verwendung findet das Gift aus den Hautdrüsen.

Typisch ist eine verzögerte geistige Entwicklung. *Ist unzufrieden, wenn die natürlichen Bedürfnisse nicht befriedigt werden.*
Er ist *geistig zurückgeblieben,* nicht fähig zu intellektuellen Leistungen. Schwachsinn.
Sieht benommen aus, *etwas blöder Gesichtsausdruck,* evtl. albern aussehend.
Bufo **hat Mangel an moralischem Empfinden,** stellt seine Genitalien zur Schau. **Großer Masturbationsdrang** und *starkes sexuelles Verlangen,* zu jeder Zeit, egal mit wem und wo.
Kinder gehen gerne allein in ihr Zimmer, um in Ruhe Masturbieren zu können.

Hat unpassendes Lachen. Wutausbrüche, wenn er etwas nicht begreift (Bufo ist nun mal keine Geistesleuchte, versteht weniger häufig etwas, somit sieht man auch öfters Zornesausbrüche). Er kann gewalttätig sein. Beißt auch (Bell). Hat evtl. Angst vor Spiegeln.

Bei Epilepsie, *die Aura beginnt im Solar plexus oder im Uterus-Genital-Bereich;* schreit vor dem Anfall; der Anfall beginnt mit einem Ruck im Nacken. Epilepsie bei den Menses junger Mädchen, Epilepsie besonders im Schlaf, bei Neumond, nach Zahnextraktionen, nach Eiterungen, beim Koitus. Bei den Konvulsionen ist der Daumen in die Handfläche eingeschlagen (Cupr).

Typisch bei Bufo sind **brennende Schmerzen** (z.B. brennende Blase mit Lymphangitis).
Palliativ bei Mamma- und Uterus-Ca, bei Lippen-Ca. Malignome besonders, wenn sie mit Geschwüren bedeckt sind.
Im Wochenbett Blut im Urin. Nicht selten bei Lumbago.

Hat Eiterungen und Lymphangitis besonders der Hände und der Fußsohlen. Entzündliche Regionen sind überempfindlich oder taub. Panaritium.
Verschärftes Hör- und Sehvermögen. Viel Speichelfluß, **dicke Lippen, Prognatie.**
Heißer Kopf bei kaltem Körper
Folgen von enttäuschter Liebe und von Schreck.

< bei Musik
> kalte Luft, kaltes Bad, auch Baden der Füße in warmem Wasser bessert.

Kurze Zusammenfassung

Verzögerte Entwicklung. Mangel an moralischem Empfinden. Starkes sexuelles Verlangen. Masturbationsdrang. Folgen von enttäuschter Liebe. Epilepsie (Aura in Solar plexus oder Genitalbereich). Epilepsie bei Menses junger Mädchen. Eiterungen, Lymphangitis. Hat dicke Lippen, Prognatie.
< Musik.
> kaltes Bad.

Cactus grandiflorus = Cact

Familie Cactaceae (Königin der Nacht). Essenz aus frischen Blüten und Stengeln.

Melancholisch, traurig, Verlangen nach Einsamkeit. Angst, unheilbar zu sein. Träumt oft vom Fallen. Schreit bei Schmerzen.

Typisch: Heftigste Zusammenschnürungsgefühle (Hals, Brust, Magen Abdomen, Uterus, Körperöffnungen). Konstriktionsgefühle im Hals mit pulsierenden Carotiden, als ob er ersticken wollte. **Herz: Konstriktion,** unregelmäßiger Schlag. **Angina pectoris,** *tauber linker Arm bei Herzleiden.*

Kalte Extremitäten, Kongestionen zum Kopf, Kopfschmerzen wenn Essenszeiten verpaßt werden (Ars, Lyc, Lach). *Kopfschmerzen* > durch Druck und < durch Geräusche, Reden und starkes Licht. Hat *drückende Kopfschmerzen in der Menopause*, **jeden Tag zur gleichen Zeit,** *zusammen mit Konstriktionsgefühl* in Hals, Brust und/oder Kopf.
Zunge trocken wie gegrillt. Trinkt viel.

Konstriktionen, als ob von festem Eisenband umschlossen.
Cact hat viel Schwindel. Blutungen mit Gerinnseln, z.B. in der Blase (Harnverhaltung). Rheumatische Beschwerden (zusammenschnürend).

< durch Liegen auf linker Seite, Treppensteigen, 11 Uhr, 23 Uhr
> in frischer Luft.

Kurze Zusammenfassung

Typisch sind heftige Zusammenschnürungsgefühle (Hals, Brust, Magen, Abdomen, Uterus, Körperöffnungen). Angina pectoris. Kopfschmerzen in der Menopause jeden Tag zur gleichen Zeit.
< Liegen links, gegen 11 und 23 Uhr.
> in frischer Luft.

Caladium seguinum = Calad

Caladium seguinum, Arum seguinum. Familie Araceae (Buntwurz). Tinktur aus der gesamten frischen Pflanze.

Hat Konzentrationsschwäche, ist vergeßlich. Er wird bei jeder geistigen Arbeit müde. **Furcht vor Bewegung.** Abneigung sich zu bewegen. *Ist sehr empfindlich gegen Geräusche;* schrickt aus dem Schlaf hoch bei geringstem Geräusch.
Heftiger Geschlechtstrieb, aber auch Verlust der sexuellen Potenz.
„-itis“ besonders von Kehlkopf und Atemwegen.
Vermindert das Tabakverlangen. Bei Rauchern plötzlich einsetzender Brechreiz.
Der **Schweiß riecht süßlich, zieht die Fliegen an.** Juckende und brennende Insektenstiche.

Die Symptome des Atemtraktes wechseln ab mit Hautsymptomen. Harter Husten

mit Asthma > durch Expektoration. Asthma alternierend mit Pyurie.
Zunge: Roter trockener Streifen vom Zentrum zur Zungenspitze.
Nahrung erscheint zu trocken, muß dabei trinken, um schlucken zu können. Aufstoßen oft, als ob der Magen voller trockener Nahrung wäre. Brennen im Magen und Brennen der Haut (Ars, Phos, Sulph).

Genitalpruritus. Kalte, schlaffe männliche Genitalien. **Vulva- und Vaginalpruritus,** *löst evtl. Orgasmus aus* (Nux-v, Orig, Plat, Zinc). *Vulvapruritus in der Schwangerschaft.* Wollüstiges Jucken.
Hat Kälte in bestimmten Teilen.

< Bewegung, Liegen auf schmerzhafter Seite, 3–4 Uhr p.m. bis 24 Uhr
> durch Schweiß, nach Schlaf am Tage.

Kurze Zusammenfassung

Furcht vor Bewegung. Starker Sexualtrieb. Entzündungen besonders der Atemwege. Mindert das Tabakverlangen. Schweiß ist süßlich, zieht die Fliegen an. Genitalpruritus. Atemtraktsymptome wechseln mit Hautsymptomen.
< Bewegung. > Schweiß.

Calcarea carbonica = Calc

Calcium carbonicum Hahnemannii. Famil. Acephala (unreines Calciumcarbonat). Verwendung finden die inneren, schneeweißen Teile aus der zerbrochenen Austernschale.

„Auf die Plätze, feeeeertig, → Sitzenbleiben“. Das beschreibt relativ gut eine Eigenschaft von Calc.
Ist zurückhaltend, genügsam. Kinder sehen lieber den anderen Kindern beim Spielen zu. *Strengt sich körperlich nicht allzu gerne an.* Gedächtnisschwäche, geringe geistige Anstrengungen „lähmen“ das Gehirn.
Weint bei Ermahnungen. **Viele Ängste,** z.B. ängstlich, als hätte er Böses getan und befürchtet deswegen Vorwürfe. **Angst um die Zukunft, Angst um die Gesundheit. Furcht den Verstand zu verlieren.** Furcht im Dunkeln. Furcht, sich zu infizieren. Bei multiplen Ängsten besonders an Calc und Phos denken. Ängste lassen sich i.d.R. immer eruieren. Angst ins Bett zu gehen, Kinder sehen beim Augenschließen schreckliche Figuren.
Stiehlt Geld.

Ist langsam, **schnell erschöpft;** lernt langsam, **verzögerte Entwicklung bei Kindern.** Wenn gestillte Kinder nicht wachsen wollen, braucht wahrscheinlich die Mutter Calc. Mittel bei Mädchen, die zu schnell wachsen (bei Jungen ist es mehr Ph-ac)

Eigensinnige Kinder. Großes Kindermittel. Kinder erwachen nach Mitternacht und schreien wegen Alpträumen. Schläft mit offenem Mund.

Wirkt besonders gut am Anfang und am Ende des Lebens (Ant-c, Ant-t), wirkt besonders gut bei Kindern mit großem Bauch und großem Kopf.

Schreckliche Dinge ergreifen sie tief, bewegen noch lange danach (Fernsehen, Zeitung, Geschichten, Erzählen, eigene Erlebnisse). *Folgen von schlechten Nachrichten* (wenn z.B. Gels nicht geholfen hat bzw. wenn nach Gels ein Rückfall stattfindet). Folgen von emotionalen Konflikten. Weint bei kleinster emotionaler Erregung, bei Vorwürfen (Trost bessert nicht). Will bei Fieber nach Hause gehen, obwohl zu Hause (Bry).

Calc ist *kaltblütig und sehr kälteempfindlich.* Hat öfters Kälteempfindungen verschiedener Körperteile, als ob ein Eisstück drauf läge.
Folgen von Verrenkungen, Verstauchungen, von Verheben, wirkt sehr gut auf die Bänder (Rhus-t).
Höhenschwindel. **Verlangen nach Eiern** (am liebsten weichgekochte), **nach Süßem.** Liebt warme Speisen.
Menschen die nicht fasten können, die Beschwerden infolge von verminderter Nahrungsaufnahme haben.

Hat oft adenoide Wucherungen, Drüsenschwellungen. Neigung zur Fettsucht. Zeigt schlaffe Gewebe.

Schwitzt nach geringster Anstrengung. Typisch sind Occipital- und Fußschweiße. *Der Schweiß riecht oft säuerlich.* Die Haut ist bei den Schweißen kalt, besonders die der unteren Extremitäten. Saurer Geruch des ganzen Körpers.
Immer wieder Kälte, Füße kalt und feucht, kalte Beine, Nachtschweiße.
Hat Widerwille gegen frische Luft.

Affinität zu mittlerem und oberem Teil der rechten Lunge. **Häufig Erkältungskrankheiten.**

Typisch ist die Obstipation, der Magen ist geschwollen, der Unterleib aufgetrieben. *Hat in der Regel viel Appetit,* man sieht aber auch fehlenden Appetit und fortschreitende Abmagerung.

Frauen, die stets eine zu frühe und profuse Menstruation haben, dabei kalte Füße bis zu den Knien. (lt. Hahnemann verbietet sich Calc, wo die Menses spärlich sind und immer spät kommen).

Affektionen des Skelettsystems, z.B. Rachitis, Exostosen. Großes *Zahnungsmittel,* besonders wenn Cham nichts bewirkt hat.
Nicht selten diverse allergische Erscheinungen.

Ein sehr hoher Prozentsatz der Kinder braucht Calc (weil sie die typischen Calc-Symptome zeigen).

Weiterhin: Hautausschläge (auch oft hinter den Ohren); Epilepsie (Aura im Solar plexus), Konvulsionen. Chorea nach Angst, Masturbation oder bei Würmern. Kopfschmerzen nach Überanstrengung, Kopfschmerzen bei Schulkindern besonders bei Mydriasis, Kopfschmerzen nach Sonnenstich. Wadenkrämpfe; Arthralgien; Herzklopfen mit großer Angst. Kryptorchismus (Psor, Syph, Tub). Viele Augenentzündungen, nach Trauma, bei Neugeborenen. Ohrenbeschwerden, Tubenkatarrhe.
Bewährte Reihenfolge: Sulph, Calc, Lyc. Nach sulph sollte nie Lyc, dafür Calc gegeben werden; oder anders: Sulph folgt nie auf Calc (verhält sich feindlich, Fall gerät durcheinander. Das gilt jedoch nicht, wenn vorangegangene Arznei nichts bewirkt hat, also falsch war).

< Kälte, Anstrengung, feuchtes Wetter, Stehen, Vollmond, Schweiß
> Wärme, Trockenheit, Liegen auf schmerzhafter Seite.

Kurze Zusammenfassung

Sehr ängstlich. Angst um Zukunft, um die Gesundheit. Schreckliche Dinge ergreifen tief. Furcht den Verstand zu verlieren. Eigensinnige Kinder. Träge, strengt sich nicht gerne an. Ist langsam, schnell erschöpft. Verlangen nach Eiern, nach Süßem. Hat oft adenoide Wucherungen, Drüsenschwellungen. Neigung zur Fettsucht. Die Gewebe sind schlaff. Schwitzt bei geringster Anstrengung. Obstipation. Affektionen des Skelettsystems (Rachitis, Exostosen, verzögerter Fontanellenschluß, Wachstumsstörungen). < Kälte, Anstrengung. > Wärme.

Fall 16

Eine 34-jährige Frau kommt wegen immer wiederkehrender Erkältungen, seit der Pubertät ausgeprägt, Nasennebenhöhlenentzündungen, fiebrigen Bronchitiden, oft mit Schwellungen der Lymphknoten unterhalb der Kiefer. Vor zwei Jahren hatte sie zwei Mal eine Pneumonie gehabt. Viele Antibiotika bisher bekommen. Viel deswegen krankgeschrieben.

Sie hat viele Ängste, besonders in der Dunkelheit („bis zur Panik"), vor dem Fliegen („ich fliege nie"), beim Alleinsein in der Wohnung.
Mag sehr gerne Kuchen mit Sahne, Cremetorten, Pralinen, gerne und viel Milch, jeden Tag, gerne Obst. Abneigung gegen alles Scharfe.
Sie ist vor und bei den Menses innerlich gereizt; vor den Menses sehr traurig, nimmt sich alles zu Herzen.
Eiskalte Füße vor den Menses, aber auch noch die ersten beiden Tage. Menses regelmäßig alle 26–28 Tage. Nimmt keine Pille (gut). *Regel eher etwas reichlich über fünf bis sechs Tage.*
Gefragt, wie sie sich beschreiben würde (langes Überlegen): Wenn aggressive Stimmungen an mich herangetragen werden, dann sind die auch in mir, ich setzte mich dann tage- oder monatelang mit auseinander. Frage nach Beziehungen: Sie wünscht sich Partner, hatte immer wieder mal Männerbekanntschaften, ist nie feste Beziehung geworden, hat sich von Männern oft demütigen lassen.
Meeresluft bessert Erkältungen, fährt deshalb gerne an die See.
Sie ist eher obstipiert; adipös seit der Pubertät. Sie war nie eine gute Sportlerin.
Sie mag gerne an frischer Luft sein, läuft aber nicht so gerne. Insgesamt etwas phlegmatisch. Liebes Wesen.

(Eigener Fall)

Um eine Übersicht zu bekommen, habe ich alle relevanten Symptome repertorisiert, Symptome, die die Hauptbeschwerden abdecken sowie solche, die die Patientin charakterisieren.
Eine Kausa oder ausgesprochen ungewöhnliche Symptome im Sinne des § 153 kann ich nicht entdecken.
Auf Platz 1 stehen Calc und Nat-m, auf Platz 2 Lyc und Phos. Gesucht wird eine Arznei, in deren Arzneimittelbild wir die Beschwerden der Patientin wiederfinden, Erkenntnis an dem Fall, was zu heilen ist (§ 3 Organon). Die Hauptbeschwerden

sind eindeutig die ständigen Erkältungen, die immer wiederkehrenden Bronchitiden und Sinusitiden.

Welches unserer 4 oben stehenden Mittel fällt besonders ins Auge? Es sind Calc, Nat-m und Phos (Lyc ist nicht typisch für chronische Sinusitis). Die Patientin ist eher phlegmatisch, das spricht weniger für Phos als besonders für Calc.
Mehr für Nat-m und gegen Calc würde sprechen, hätte die Patientin einen tieferen Kummer, emotionale Kränkungen, die immer wieder beschäftigen; das finden wir aber nicht.

Die Arznei habe ich aufgrund differentialdiagnostischer Maßnahmen ausgewählt. **Calc war das Mittel,** weil Calc zu Erkältungen, Bronchitiden, Sinusitiden neigt, eher obstipiert ist, leicht friert, viele Ängste hat- auch wegen des Symptomes „kalte Füße vor den Menses", und zwar immer (ist also ein gutes Lokalsymptom, hat noch Lyc).
Nat-m verträgt nicht so die Hitze, hat viele Kummergeschichten, die immer wieder beschäftigen. **Lyc** ist hochmütig, aufgeblasen mit Hauptbeschwerden im Gastrointestinaltrakt. **Phos** ist offen, gewinnend, vital, auch mit Ängsten, es springt typischerweise rasch der Funke über.
Nach Calc M (1 1/2 Jahre später wiederholt) verschwand die Infektanfälligkeit völlig! Die Patientin entwickelte dann nach zwei Jahren eine ausgeprägte Nat-m-Symptomatik und sie bekam ihr Nat-m (das Mittel war ja schon vorher zu sehen).

C

Calcarea fluorica = Calc-f

Calcium fluoricum (Calciumfluorid, Flußspat). Verwendung findet der mineralische Flußspat. Diese Kristalle enthalten Minimalanteile von Kieselsäure.

Hat grundlose Furcht vor finanziellen Verlust (Bry), Furcht vor Armut. Ist unentschlossen, ruhelos. Ängstlich, niedergeschlagen. Träumt vom Tod.

Calc-f greift elastische Fasern an. *Muskelverhärtungen.* Die **Drüsen werden steinhart.** *Verhärtungen zeigen Eiterneigung. Mittel der posttraumatischen Drüsenverhärtungen, die evtl. zu Eiterungen neigen.* Hat **harte Schwellungen der Kieferknochen.** Proliferationen der Knochenoberfläche, Knochentumoren, Periostitis, Chalazion. Kleine, harte, wunde, kalte Lippen. *Venenentzündungen;* dilatierte variköse Venen. Fisteln. Zahnabszesse, lockere Zähne. **Exostosen** (nicht selten auch nach einer Verletzung). Knochen- und Zahnstoffwechselstörungen. *Rachitis (bes. des Femurs bei Kindern).*
Rauhe, zerklüftete, *verhärtete und geschwollene Tonsillen* mit Schmerzen und Brennen > durch warme Getränke (besonders an Calc-f denken, wenn Bar-c nichts bewirkt hat). Trockene und *rissige Haut.* Chronische Mittelohreiterungen.

Die Ausflüsse sind grasgrün. Wirkt gut bei Eiterungen, wie Sil.

Nagelhypertrophie; **Arthritische Knoten;** Gelenkdeviationen. *Knoten auf einer Sehne.*

Zeigt akute Kolitis mit Schwäche, viele Blähungen dabei in unteren Darmabschnitten. Spastischer Husten bei Krupp. *Struma.*

Weiterhin: Weiße Flecken in der Cornea; senile Katarakt, Cornea-Ulzera, kariöse Zähne, Lippenherpes, Rückenschmerzen nach Trauma oder Anstrengung < im Liegen oder in Ruhe, > durch leichte Bewegung oder Wärme. Gicht mit reichlich hellem Urin begleitet von Diarrhoen, heftige Leberschmerzen > durch Gehen. Varizen in Vagina und Vulva, Uterusmyome. Palmarekzem mit
tiefen Rissen und Verhornung (Ant-c). Verbrennungen nach Röntgenstrahlen (X-ray).
Das Mittel wirkt mehr links.

< bei Bewegungsbeginn, Kälte, kalte Getränke, feuchtes Wetter, Zugluft, Wetterwechsel, nach Verstauchungen
> Wärme-Hitze, warme äußere Anwendungen, warme Getränke, kontinuierliche Bewegung, durch Reiben.

Kurze Zusammenfassung

Furcht vor Armut. Ruhelos. Muskelverhärtungen. Hat steinharte Drüsen. Schwellungen der Kieferknochen; Exostosen. Arthritische Knoten. Rachitis. Phlebitis. Absonderungen grasgrün.

< Kälte, Zugluft, Wetterwechsel.
> Hitze.

Calcarea phosphorica = Calc-p

Calcium phosphoricum (Calciumphosphat, $CaHPO_4$). Phosphorsauer Kalk ist chemisch hergestellt, da er in der Natur nicht vorkommt.

Ist mager, groß, schlank, anämisch. Ehrgeizig, aber **schnell erschöpft**. Konzentrationschwäche. **Schulkopfschmerzen** nach geistiger Anstrengung. Kinder haben große Schulschwierigkeiten, lassen sich gern ablenken. Ist oft tief **unzufrieden.**

Verzögerte Kindesentwicklung. Zu schnelles Längenwachstum.

Hat **Bewegungsdrang,** *Ideenreichtum, ist leicht erregbar.*
Beschwerden infolge von Kummer oder von schlechten Nachrichten.

Calc-p ist sehr empfindlich gegen naßkaltes Wetter, *gegen Zugluft.* Typisch: **Verlangen nach Geräuchertem,** *nach Süßem, nach Schwerverdaulichem.* Die Patienten schwitzen vermehrt.

Hat **neuralgische und rheumatische Beschwerden.** Die Schmerzen sind oft „punktförmig“.
Fehlerhafte Blutverteilung sieht man (Blutwallungen, plötzliches Erröten, Ohnmachten).

Ist *oft erkältet,* hat **adenoide Wucherungen;** *vergrößerte und zerklüftete Mandeln.*
Hitzewallungen bei eiskalten Füßen.
Calc-p hat **rachitische Knochenstörungen;** *Wachstumsschmerzen sind typisch.*
Dyspepsie mit Schwächegefühl im Magen (Essen >). Blähungskoliken (Nabelkoliken bei Kindern).

Starke sexuelle Erregbarkeit mit nachfolgender Schwäche.
Es gibt einige Altersauffälligkeiten:

- **Säugling:** Guter Appetit, will ständig die Brust trinken, Durchfälle, lange offene Fontanellen.
- **Kleinkind:** Verzögerte Zahn- und Knochenentwicklung mit Deformierungen. Kopf schweißig, Leib schlaff. Schwierige Zahnung. Späte Zahnung zusammen mit spätem Fontanellenschluß.
- **Schulkind:** Krummer Rücken, langsames Denken, kommt mit Kopfschmerzen aus der Schule.
- **Pubertät:** Schlank, großer Wachstumsschub. Schmerzhafte Uteruskrämpfe. Nymphomanie. Schmerzhafte Erektionen.

< *Zugluft, feuchtes Wetter,* Kälte, kalte Getränke, Bewegungsbeginn
> Wärme, Ruhe, Essen.

Kurze Zusammenfassung

Ist mager, schlank, anämisch. Schnell erschöpft. Unzufrieden. Leiden nach Kummer oder schlechten Nachrichten. Empfindlich gegen naßkaltes Wetter. Mag Geräuchertes. Hat Schulkopfschmerzen. Neuralgien, Rheuma. Rachitis. Erhöhtes Sexualverlangen. < Zugluft, Kälte, feuchtes Wetter. > Wärme.

C

Calcarea sulphuratum = Calc-s

Calcium sulfuricum (Calciumsulfat, $CaSO_4$, Gips).

Hastig-eilig. Sie verachtet all jene, die nicht mit ihr übereinstimmen. Fühlt sich von anderen nicht verstanden, quängelt deshalb herum. Grübelt immer wieder über vermeindliches Unglück nach.

Hat sehr große Beziehungen zu Abszessen, Eiterungen. Affiziert Drüsen und Schleimhäute, Haut und Knochen. Hat Drüsenschwellungen.
Schleimhautausflüsse und Eiter sind dick, gelb, klumpig, evtl. blutig. **Hat immer wiederkehrende eiterfließende Abszesse.** *Fisteln;* ungesunde Haut.
Leiden nach unterdrückten Schweißen. Ekzeme mit gelblichen Schuppen, außerdem mit vielen Eiterpickelchen bedeckt. Schuppen bei Kindern mit eitrig-gelben Schleimhautausflüssen. Ausfluß von dunklem Ohrenschmalz. *Otitis nach Schlag.* Eitrige Diarrhoe bei Kindern, evtl. mit Blut.

Wunden heilen schlecht.

Konjunktivitis, Geschwüre der Cornea. Blutiger Nasenausfluß. Schnupfen > in frischer Luft.
Brennen der Fußsohlen.

< abends, nachts, beim Laufen, nach Essen, bei Menses, durch Kälte, Nässe, *Zugluft,* Hitze eines Raumes
> morgens, *in frischer Luft, durch Baden,* Essen, aufdecken, lokale Hitze.

Kurze Zusammenfassung

Hastig-eilig. Abszesse, Eiterungen, immer wiederkehrend. Eiter ist dick, gelb, klumpig. Leiden nach unterdrücktem

Schweiß. < Zugluft, Kälte. > in frischer Luft, durch Baden, lokale Wärme.

Calendula officinalis = Calen

Familie Compositae (Ringelblume). Verwendet wird gesammeltes Kraut zur Zeit der Blüte.

Ist extrem nervös, leicht aufgeschreckt. **Angriff:** Muskeln, *Wirbelsäule,* Leber. **Gut bei Schnitt- und Fleischwunden, bei eiternden Wunden; zerfetzte Wunden** mit Wundschmerzen. **Bestes Mittel bei Abschürfungen.** Wunde ist roh und entzündet. Röte um die Wunde herum. Wundstechen. Wenn die Wunde sich langsam schließt. Nach Schußverletzungen. Wundgelaufene Füße. Bei Verbrennungen.

Hat ekzessiven Schmerz, der in keinem Verhältnis zur Wunde steht.

Bei **Zerreißungen der Beckenorgane,** hier fast unentbehrlich in der Gynäkologie. *Riß des Perineums,* z.B. bei der Geburt.

Hat Hämorrhagien bei Kopfhautwunden, nach Zahnextraktionen.

Geschwürsneigung; Geschwüre entzündet, schorfig. Schmerzhafte variköse Geschwüre mit heftigem Eiterausfluß.

Weiterhin: Erkältungsneigung mit großer Empfindlichkeit gegen Kälte und frische Luft (grüner Nasenausfluß); Ikterus; Auftreibung des Epigastricums; flockiger Stuhl; abgeschürfte Vorhaut nach Koitus; Warzen am Schambein; Uterushypertrophie, Menorrhagie.

< in feuchtem, wolkigem Wetter, abends, bei Fieberfrost
> durch Wärme.

Kurze Zusammenfassung

Gut bei Fleischwunden. Bei eiternden Wunden, bei Schürfwunden. Hat heftige Schmerzen, die in keinem Verhältnis zur Wunde stehen. Angriff auch an der Wirbelsäule und an den Muskeln. Bei Zerreißungen der Beckenorgane (z.B. bei der Geburt). > Wärme.

Camphora = Camph

Familie Lauraceae (Kampfer). Durch Wasserdampfdestillation des zerkleinerten Holzes vom Baume Cinnamomum camphore gewonnen.

Angst und äußerste Furcht vor Menschen, vor fremden Gegenden, Furcht vor allem, was die Dunkelheit mit sich bringt.

Gesicht blaß, oder livide, eiskalt, verzerrt, verkrampft. Hochgezogene Oberlippe. Quieckende Stimme.

Unruhe, Weinerlichkeit. Delirien, Visionen. Tödliche Angst, vom Magen ausgehend. Patient schließt die Augen und antwortet nicht auf Fragen.

Völliges Erkalten des Körpers mit Kräfteverfall, Kollaps, Muskelkrämpfen. **Kältegefühl, auch objektiv eiskalt, aber Kranke stoßen die Bettdecke weg. Kann trotz Kälte die Wärme nicht ertragen.**
Durst auf Kaltes, das aber dann erbrochen wird (Phos). **Zunge kalt,** kaltklebriger Schweiß. Schnupfen, wenn dieser plötzlich kommt und von Kältegefühl begleitet ist. Beziehung zum Urogenitaltrakt: Urinverhaltung, Blasentenesmus, auch infolge von Genitalerkrankungen.
Krankheiten, die durch Kälte verursacht sind. Hat Abneigung gegen Wind; ist sehr empfindlich gegen Luft und dies besonders um die Ohrengegend herum.

Schmerzen sind > beim Drandenken.

Reiswasserstühle wie bei Cholera, mit *Angst, Ruhelosigkeit* und Muskelkontrakturen. Für Camph sprechen hier Kälte, Zyanose, Trockenheit und Unbedecktliegen.
Konvulsionen mit Kältegefühl.

Scheintod bei Neugeborenen. Schock nach Verletzungen. Hämaturie im Kindbett, dabei kaum wahrnehmbarer Puls.
In Hitzedelirien will er aus dem Bett oder Fenster springen, er schreit nach Hilfe, wirft sich ängstlich im Bett hin und her. Je heftiger der Zustand ist, umso schneller tritt der Kältezustand ein. Bei Camph wird oft die Kälte von plötzlicher Hitze unterbrochen und dann meist zusammen mit reißenden, ziehenden Schmerzen, aber immer bei schweren Fällen, wie z.B. Meningitis.
In den Hitzestadien will Camph zugedeckt liegen.
Ist ein Riesenantidot der meisten Homöopathika, besonders der pflanzlichen.

< durch kalte Luft, Bewegung
> Wärme, Trinken von kaltem Wasser (!), Absonderungen, *Denken an die Beschwerden* (umgekehrt: Ox-ac).

Kurze Zusammenfassung

Angst vor Menschen. Furcht im Dunkeln. Gesicht blaß, oder livide, eiskalt. Völliges Erkalten des Körpers mit Kräfteverfall. Kollaps. Obwohl kalt, stoßen Kranke die Bettdecke weg, kann Wärme nicht ertragen. Krankheiten, die durch Kälte verursacht sind. Hat Reiswasserstühle. Scheintod bei Neugeborenen. Schock nach Verletzungen. < kalte Luft. > Denken an die Beschwerden.

C

Cannabis indica = Cann-i

Familie Moraceae (Indischer Hanf). Tinktur aus getrockneten Krautspitzen.

Die Zeit vergeht zu langsam. Hat **diverse Einbildungen. Halluzinationen.** Glaubt in zwei Existenzen zu leben (Anac). Ist sehr kritisch. Abstände werden überschätzt. *Geschwätzigkeit*. Mag mystische, verträumte Musik, die zu Phantasien verleitet.
Ist **vergeßlich,** weiß plötzlich nicht mehr inmitten eines Gespräches worum es geht. **Er beginnt einen Satz und kann ihn nicht beenden, weil er vergessen hat, was er sagen wollte. Er stellt unentwegt Theorien auf. Hat viele fixe Ideen.** Große Besorgnis, große Furcht vor nahestehendem Tod. *Er hat Grauen vor der Dunkelheit.*
Lacht ständig über Kleinigkeiten. Ist hellsichtig, hat prophetische Träume, erotische Träume. **Gesteigertes Sexualverlangen.** Hat verschärftes Gehör. Furcht vor dem Zubettgehen.

Extremer Durst. Gesteigerter Appetit bis zum Wolfshunger.

Er hat ein Gefühl, als ob sich der Scheitel öffnet und schließt, und als ob der Schädel angehoben würde. Hat vielerlei Kopfschmerzen. Der Kopf fühlt sich schwer an, er verliert das Bewußtsein und fällt hin.
Knirrscht im Schlaf mit den Zähnen (Cina).
Urethritis mit eitrigem Ausfluß, mit Brennen und Empfindlichkeit beim Urinieren. Glans penis geschwollen und dunkelrot. Urindrang nach dem Urinlassen. Muß lange warten, bis der Urin fließt. Stiche in der Urethra vor, bei und nach der Miktion. Spastische Konstriktion des Sphincter vesicae bei der Miktion. **Sehr gutes Mittel bei der Zystitis und bei Gonorrhoe.**
Sie hat eine schmerzhafte und profuse Menses, mit dunklem Blut und ohne Klumpen, anhaltend über mehr als zwei Wochen. Heftige Uteruskoliken mit Krämpfen in den Extremitäten. Im achten Monat droht Fehlgeburt, mit Blutfluß aus der Vagina. Sie hat Rückenschmerzen schlimmer bei der Regel, die Regel ist dabei spärlich und sie kehrt alle zwei Wochen wieder. Bei Metrorrhagien ist die Haut sehr anämisch.

< Kaffee, Schnaps, Tabak, Anstrengung, beim Urinlassen, Liegen auf rechter Seite
\> frische Luft, Ruhe, kaltes Wasser.

Kurze Zusammenfassung

Zeit vergeht zu langsam. Einbildungen, Halluzinationen. Geschwätzigkeit. Lacht ständig über Kleinigkeiten. Starkes Sexualverlangen. Extremer Durst. Wolfshunger. Urethritis mit Brennen und eitrigem Ausfluß. Bei Gonorrhoe, bei Zystitis.
< Anstrengung, Urinlassen, Stimulantien.
\> frische Luft.

Cannabis sativa = Cann-s

Familie Moraceae (Einheimischer Hanf).

Psychische und Urinsymptome sind ähnlich Cann-i. Einbildungen, Halluzinationen. *Gefühl als ob ein Wassertropfen auf eine Stelle fällt, besonders auf das Herz.* Verschluckt sich leicht. Stottern.
Große Schwäche nach den Essen.

Gonorrhoe, gelblicher Ausfluß. Urethralausflüsse sind sehr schmerzhaft. **Zickzackförmige Schmerzen neben der Harnröhre. Die Harnröhre ist empfindlich gegen Druck, die Patienten müssen breitbeinig gehen.** Schmerzen strahlen vom Blasenhals aus. Großes Zystitis- und Gonorrhoemittel. Wundheitsgefühl in der Nierengegend.

Hornhauttrübung; weiße Flecken auf der Cornea.
Beim Treppensteigen disloziert die Patella. Bei Asthma oder Dyspnoe bessern sich die Beschwerden durch Stehen.

Konstriktion des Afters.
Cann-s hat reißende Schmerzen, tiefe reißende Stiche. Tetanische Krämpfe, besonders der oberen Extremitäten.

< Treppensteigen, Hinlegen, Urinlassen, Reden
> durch Stehen (Atemnot).

Kurze Zusammenfassung

Einbildungen, Halluzinationen. Gefühl als ob ein Wassertropfen auf eine Stelle fällt. Schwäche nach dem Essen. Gonorrhoe, schmerzhafter Urethralausfluß. Zickzackförmige Schmerzen neben der Harnröhre. Harnröhre druckempfindlich, Patienten gehen breitbeinig. Zystitis. Beim Treppensteigen disloziert Patella. Dyspnoe-Asthma besser im Stehen.
< Urinlassen, Hinlegen.

Cantharis = Canth

Lytta vesicatoria („Spanische Fliege", ist aber ein Käfer). Verwendung findet der getrocknete Käfer.

Hat fixe Ideen, Wahnvorstellungen. In der Manie kann Canth wie Stram aussehen: Sehr heftig und gewalttätig, begleitet von Raserei und fürchterlichen Wutausbrüchen. Noch eine Ähnlichkeit zu Stram: Hydrophobie und Furcht vor glitzernden Gegenständen (z.B. Spiegel).

Erzeugt eine beinahe **krankhaft gesteigerte sexuelle Erregbarkeit.** *Affiziert wird hauptsächlich das Urogenitalsystem,* die Haut, der Atemtrakt.
Der Canth-Schmerz bei der Zystitis ist brennend. Dieser enorme Brennschmerz findet sich typischerweise *vor*, aber auch während des Urinlassens, oder jeder Tropfen Urin brennt ätzend, evtl. stechend. Oft ist die Canth-Zystitis mit Tenesmus begleitet. Kleine Harnmengen kommen nur bei schmerzhafter Entleerung, evtl. zusammen mit Blut.
Bei der Canth-Zystitis findet sich nicht selten ein starkes sexuelles Verlangen.

Typisch ist die schmerzhafte Überempfindlichkeit der Geschlechtsteile mit starkem Drang zum Koitus oder zur Masturbation (Plat).
Anhaltende Erektionen, Priapismus.

Hat auch eine starke Beziehung zur Haut: Hyperästhesie, Brennen, oft kombiniert mit Bläschenbildung.
Großes Mittel bei Verbrennungen: Brennende Haut mit Bläschen.

Gelenkschmerzen. Gefühl als wären die Gelenke trocken.
Die Empfindung „Brennen" ist für Canth typisch:

- großer Durst mit Brennen im Rachen und im Magen
- brennender Schmerz im Verdauungskanal
- brennende Afterschmerzen
- Beschwerden der Atemwege zusammen mit brennenden Empfindungen.

Canth hat Stuhlgang mit Koliken, es gehen weiße oder bläßlichrote zähe Schleime ab (Darmschabsel), mit Blutstreifen. Die brennenden Afterschmerzen < nach Stuhl.
Krankheiten der Luftwege, wenn der Schleim zäh und fadenziehend ist.
Das Mittel wirkt mehr rechts.
< Trinken von kaltem Wasser, Berührung, beim Urinlassen
> durch Wärme und Ruhe, durch Reiben.

Kurze Zusammenfassung

Fixe Ideen. Hydrophobie. Starke Sexualität. Affinität hauptsächlich zum Urogenitalsystem, zur Haut, zum Atemtrakt. Brennende Schmerzen sind typisch. Schmerzhafte Überempfindlichkeit der Genitalien mit starkem Sexualdrang. Verbrennungsmittel (brennende Haut mit Blasen). Brennende Atemtraktsbeschwerden. < Trinken von kaltem Wasser, Berührung, Urinlassen. > Wärme, Reiben.

Fall 17

Cantharis gegen Prolapsus uteri. Eine 24-jährige noch nicht schwanger gewesene Frau ist seit fast 8 Monaten von drei tüchtigen allopathischen Ärzten erfolglos behandelt und 6 Wochen lang im Bette gehalten worden, während welcher Zeit mechanische Mittel und Pessarien gebraucht wurden.

Sie ist sehr niedergeschlagen und bei der geringsten Veranlassung zum Weinen geneigt.
Sie hat beständiges Drängen nach unten und fürchtet zu gehen und selbst sich zu bewegen, obgleich sie eine Strecke weit gehen kann. Der Schmerz wird durch einen Fehltritt oder Erschütterung und beim Aufrichten vom Liegen sehr vermehrt. Sie sagt, dass der Schmerz tief in der Mitte des Beckens gerade oberhalb des Schambeins sei, und die Stelle ist druckempfindlich; dabei zeitweilig ***schneidende Schmerzen im Bauche und Brennen beim Harnen.***
Seit Anfang ihrer Krankheit hat sie häufig Brennen und Schmerz beim Harnen gehabt, mit Drängen und Tenesmus, und konnte Tag und Nacht den Harn nicht länger als 2 bis 3 Stunden halten. Dicker, weisser, die Wäsche steifmachender, reizender, wundmachender, aber nicht reichlicher Weisfluss. Menses normal, aber das Harnen zu dieser Zeit schmerzhafter und häufiger. Coitus ohne Schmerz.

Sep 30 erfolglos eine Woche lang. ***Canth*** *200. Die erste Gabe beseitigte die Schmerzen und das Drängen nach unten vollständig.*

Nach Guernsey hilft Cantharis in ***irgend*** *einer Krankheit, wenn Harndrang und schneidende und brennende Schmerzen zugegen sind. (Medical Counselor 1.22.H.C.Allen).*

(Aus: AHZ 1880 Bd. 100 No 2)

Woran denken wir bei einem Uterusprolaps zuerst? Richtig, an Sep. Dieses Mittel wurde auch gegeben, aber erfolglos.
In der Rubrik Uterusprolaps finden sich 130 Mittel, ja welches denn?

Bezieht man noch „Brennen in der Blase beim Urinieren" und „Herabdrängungsschmerz Uterus" mit ein, so decken diese drei Symptome folgende Arzneien ab: Aloe, Canth, Cham, Lyc und Nux-v.
Jede dieser Arzneien hat seine spezifischen Charakteristika, Canth hat am Hervorstechendsten den schneidenden und brennenden Schmerz beim Urinlassen!
Nicht so einfach dieser Fall, weil Canth nur 1-wertig unter Uterusprolaps steht, **aber es steht drin!** Vertrauen in die Rubriken (die von guten, gewissenhaften homöopathischen Meistern zusammengestellt sind) und wie in diesem Falle nach Übereinstimmung in den Symptomen die wenigen Arzneien gegeneinander abgrenzen.

Interessant ist die Feststellung der alten Homöopathen des letzten Jahrhunderts, daß Canth alle möglichen Krankheiten heilen kann, wenn Harndrang und brennende und schneidende Schmerzen zugegen sind!

Capsicum anuum = Caps

Familie Solanaceae (spanischer Pfeffer). Die frischen, reifen Schoten werden verwendet.

Phlegmatische Personen mit **Muskelschwäche** (Calc). Neigung zur **Fettsucht.** Hat **Heimweh;** „Heimweh" nach der Kindheit. Ist gleichgültig, oder launisch. Schnell beleidigt. Sehr leicht verletzbar. Fühlt sich oft unbegründet schuldig. Ist faul, ungeschickt.

Beschwerden infolge emotionaler Erregung.
Reaktionsmangel, besonders bei fetten schlaffen Personen.

Hat Verlangen nach Stimulantien, Verlangen nach Alkohol, nach Kaffee. Stimulantien helfen aber nicht, sie verschlimmern.

Hat Kälte in allen Körperteilen. **So wie die Kälte im Körper zunimmt, so verschlimmert sich auch die schlechte Laune.** *Ständiges Frieren der Kinder.*
Rote Nase mit starker Venenzeichnung, wie bei Alkoholikern. Rote Wangen.

Caps reizt die Nerven der Zunge → Ohrenschmerzen, Mastoidschmerzen. **Hat Karies des Mastoids; Mastoiditis.**

Im Mund-Hals brennende Röte. Influenza mit starkem Niesen bei wundem Hals. Hat **Husten mit Schmerzen weit von der**

Brust entfernt (z.B. in der Blase, in den Knien, den Beinen, Ohren). Beim Husten oder Niesen Schmerzempfindung als würde der Kopf zerspringen. Beim Husten wird Speichel verspritzt. Diphterie.

Hämorrhoiden. Atonische Dyspepsie. *Eisige Kälte im Magen.* Blutiger Stuhl mit Tenesmus. Großer Durst nach dem Stuhlgang. Hat *Rektum- und Blasentenesmen.*

Frösteln beginnt zwischen den Schulterblättern. Hat intermittierendes Fieber, vorher Frösteln mit Schmerzen im Rücken und in den Gliedern. Durst im Fieberfrost, *möchte im Frost kalte Getränke trinken;* durstlos im Fieber.

Empfindung: Brennen wie von schwarzem Pfeffer. **Brennende Schmerzen**

> **durch Hitze.**
< Essen Trinken, Kälte, abends, in Ruhe, Bewegungsbeginn
> Wärme, Hitze, fortgesetzte Bewegung.

Kurze Zusammenfassung

Phlegmatiker mit Muskelschwäche. Neigung zur Fettsucht. Heimweh. Leiden nach emotionaler Erregung. Reaktionsmangel bei Fetten. Hat Kälte in allen Körperteilen. Schlechte Laune bei kaltem Körper. Friert ständig. Karies des Mastoids. Mastoiditis. Husten mit Schmerzen weit weg von der Brust. Brennende Schmerzen wie von schwarzem Pfeffer. > Wärme, Hitze.

Carbo animalis = Carb-an

(Tierkohle). Wird hergestellt durch Rinderlederverkohlung.

Paßt gut bei alten Menschen, besonders mit venöser Plethora, mit blauen Wangen, blauen Lippen. **Nach Säfteverlusten. Große Schwäche, immer wieder die Schwäche.**

Ist weinerlich. Weint nach dem Essen. Ist leicht erschreckt. *Hat Heimweh.* Will allein sein.

Sehr empfindlich gegenüber kalter und trockener Luft im Freien.

Schwäche bei stillenden Frauen, Schwäche nach der Menstruation, kann vor Schwäche kaum sprechen.

Carb-an hilft auch bei Hakenwürmern. Beschwerden infolge von Fischvergiftung, durch Verheben.

Hat Mangel an Lebenswärme, aber Hitze verschlimmert.

Hat **verhärtete Drüsen.** Drüsen werden langsam größer und schmerzen, dann verhärten sie. Hat besonders **schmerzhafte Verhärtungen der Brustdrüsen.** *Drüsen-Ca.* Auch dieses Mittel **hat den typischen Brennschmerz.**

Bei krebsigen Entartungen (z.B. Magen, Pankreas) mit knallharten Drüsen sowie mit Brennschmerz.

Die **Absonderungen** sind sauer, **übelriechend.**

Kopfschmerzen, als ob der Kopf in Stücke gerissen würde, muß nachts aufrecht sitzen und den Kopf zusammenhalten.

Hat schlechte Verdauung, Blähsucht. *Schwäche, Wundheits- und Leeregefühl* in der *Magengrube*.
Rheumatische Steifheit der Gelenke. Schwäche und *leichte Dislokation der Gelenke*.

Die Zähne sind empfindlich gegen die geringste kalte Luft. Lockere Zähne, evtl. zusammen mit Zahnfleischbluten. Nach salziger Nahrung ziehende Zahnschmerzen.

Wässrige, brennende und wundmachende Leukorrhoe, besonders beim Laufen. Hat *bösartige Uterusgeschwüre* mit fauligem Ausfluß.
Alte Narben brechen wieder auf.

< trockene kalte Luft, Säfteverlüste, Liegen auf der Seite, Berührung, Essen, nach Mitternacht
> Auflegen der Hände.

Kurze Zusammenfassung

Gut bei Alten mit venöser Stase, mit blauen Wangen und Lippen. Große Schwäche. Schwäche bei stillenden Frauen. Heimweh. Ist weinerlich. Hat Mangel an Lebenswärme. Verhärtete Drüsen. Schmerzhaft verhärtete Brustdrüsen. Typisch sind brennende Schmerzen! Bei Krebs (z.B. Magen, Pankreas) mit knallharten Drüsen und Brennen. Hat stinkende Absonderungen. < nach Essen, Berührung. > Auflegen der Hände.

Carbo vegetabilis = Carb-v

(Holzkohle). Hergestellt aus Buchen- oder Birkenholzverkohlung.

Typisch ist die **Trägheit des Kreislaufsystems. Kälte, die sich durch den ganzen Körper zieht** (Carb-v ist eines der kältesten Mittel). **Trotz der Kälte besteht das Verlangen, mit frischer Luft angefächelt zu werden** (weil er so schwach ist und kaum atmen kann).
Die Lebenskraft ist fast völlig erschöpft, liegt da wie tot, als wollte er jeden Augenblick sterben.

Zum Gemüt: Unruhe, **beklemmende Angst,** Weinerlichkeit. Wünscht sich den Tod, so unglücklich fühlt sie sich. **Gleichgültigkeit.** *Schreckhaft,* ungeduldig, sehr reizbar, alle diese Zustände kann man sehen. Leicht mißgelaunt. Zorn und Reizbarkeit sieht man mehr vormittags. *Ruhelose Ängstlichkeit tritt zwischen 16 und 18 Uhr besonders hervor.*
Er kann übermäßig heiter sein, ist aber sehr leicht verstimmt. Musik, die er mag, spricht ihn den ganzen Tag nicht an. Träger Geist, mag nicht denken. Plötzliche Gedächtnisschwäche, kann sich nicht besinnen, was ihm sein Gesprächspartner gerade eben gesagt hat.

Liegt reglos da wie tot, die Lebenskraft ist erschöpft. Diesem Zustand gehen oft ein oder zwei Tage die oben genannten auffälligen Gemütssymptome voran.

Die Außenseite des Körpers ist völlig kalt, Atem kalt, kalter Schweiß, **blaßbläuliches Aussehen.** Puls fadenförmig, aussetzend.

Hämorrhagien der Schleimhäute (schwarzes und ungerinnbares Blut tritt aus). Ekchymosen.
Carb-v ist eine wichtige Arznei für den **akuten Kreislaufkollaps.** Wichtiges Leitsymptom: *Ohnmacht*, bzw. der Patient bewegt sich am Rande dieser.

Neben der Kreislaufträgheit ist besonders der Magen-Darm-Trakt affiziert. Der **Magen ist gebläht** (Asaf), *viel Aufstoßen.* **Gasig aufgetriebenes Abdomen, besonders im Oberbauch starke Blähungen** (Lyc), Dyspnoe wegen dieser starken Blähungen. (*Aufstoßen* >; nicht bei Chin, das ebenso gebläht ist).
Ekzessiv aufgetriebenes Abdomen im Liegen, weshalb der Patient mit vielen Kissen im Rücken schläft, beinahe im Sitzen.

Carb-v hat peptische Ulzera, Colitis, Gastritis → Aufstoßen bessert die Beschwerden.

Fett- und Alkoholunverträglichkeit, Ekel vor Fett.

Gut bei kachektischen Menschen, deren venöses System nicht funktioniert und deren Lebenskraft stark geschwächt ist. Gut bei alten Menschen, die kalt und gebläht sind und die kein Fett vertragen.

< abend, nachts, fette Nahrung, Alkohol, feuchteswarmes Wetter
> Aufstoßen, Zufächeln von frischer Luft.

Kurze Zusammenfassung

Kreislaufstase! Kalter Körper, will trotz Kälte mit frischer Luft angefächelt werden. Vollig erschöpft, fast wie tot. Kreislaufkollaps. Hämorrhagien der Schleimhäute. Gasig aufgetriebenes Abdomen, besonders im Oberbauch, Magen; Aufstoßen >. Fett- und Alkoholunverträglichkeit. Ekel vor Fett. < Fett, Alkohol. > Aufstoßen, Zufächeln von frischer Luft.

Carcinosinum = Carc

(Krebsnosode). Carcinosin hergestellt aus Krebsmaterial.

Bis heute wurde noch nie eine Arzneimittelprüfung durchgeführt. Das Arzneimittelbild resultiert nur aus Beobachtungen. Trotzdem scheint dieses Mittel zu den relativ häufiger gebrauchten Arzneien zu gehören.

Ist **übertrieben schüchtern.** Hat *Furcht vor Hunden* und vor anderen Tieren. Kinder haben eine übertriebene Angst; sie können sich nicht verteidigen. Sie sind überaus **mitfühlsam.** *Sehr liebebedürftig. Reagiert übertrieben stark auf Vorwürfe.*

Paßt auch bei Kindern, Jugendlichen, die eine **demütigende Erziehung** genossen haben.
Carc-Patienten sind **übertrieben genau,** sie werden (wurden) *durch die Erziehung zum Perfektionismus angehalten.* Es wird Widerstand gegen die Erziehung geweckt. Kleinigkeitskrämer. Wählerische Menschen. *Angst im Dunkeln.* Hat *Angst bis zur Panik.* Ängste mit bösen Vorahnungen. *Reagiert sehr sensibel auf Musik.* Musik >. Tanzt bei Musik (Tarent). Kann Widerspruch schlecht vertragen. Weint bei Vorwürfen. Reiselust.

Überbegabung und geistige Behinderung, beides kommt vor. *Hat ausgeprägtes Wohlbefinden kurz vor einer Krankheit.*
Bevorzugter Schlaf in Bauchlage, oder in Knie-Ellenbogen-Lage, das Gesicht in das Kissen gedrückt.
Hat Freude an Donner und Blitz. Schockerlebnisse (Acon); Lernschwierigkeiten; Gleichgültigkeit; Oligophrenie.

Bei früher durchgemachter TBC, Pneumonie bei Kindern. Auch **wenn Masern, Mumps nach der Pubertät auftraten.** *Kinder sind im Kindesalter nicht in der Lage Kinderkrankheiten zu entwickeln, später reagieren sie dann immer schwer* (z.B. Pneumonie).
Indikation für Carc, wenn gut angezeigte Mittel nicht oder nur kurz wirken (aber bei Symptomen, die für das Mittel sprechen!). Alte Leute mit Unempfindlichkeit oder Reaktionsmangel brauchen möglicherweise auch Carc.

Krebsdiathese, Folgen von unterdrückter Psora.
Carc-Patienten *reagieren auf Meeresluft* (< oder >) (Nat-m).
Hat Einschlafstörungen wegen sich aufdrängender Gedanken. Aufwachen mit einem Ruck (Mag-m). Erwacht auch von Träumen. Ist empfindlich gegenüber Temperaturextremen.
Hat Verlangen nach Geräuchertem, Salz, Eiern, Obst, fettem Fleisch. Verlangen nach Butter, Süßem (werden aber nicht vertragen). Abneigung gegen Salz, Brot und Milch.

Bei Carc findet man oft einen „Mix“ aus Sep (Freude an Rhythmus und Tanz, Freude an Gewitter), Phos (mitfühlend), Tub (Reiselust, Furcht vor Hunden), Nat-m.

Weiteres: Blaue Skleren, **Café-au-lait-Flecken, Naevi.** *Hat viele rezidivierende Infekte*. Adenopathien. Schlechtes Gedeihen der Kinder. Die Kinder schlafen schlecht. Anorexie. **Reißt laufend die Haut um die Fingernägel ab.** Tendenz zur Keloidbildung (Sil, Graph, Fl-ac). Lippenzyanose. Konstriktionsgefühl der Brust. Herzklopfen dermaßen stark, daß es im ganzen Körper gehört wird.

Asthma < oder > am Meer. Kollaps durch Schock. Bei chronischer Hepatitis (empfindliche und vergrößerte Leber). Hat Verstopfung ohne Drang oder Obstipation abwechselnd mit Diarrhoe. Dauernd zwanghafter Lidschlag. Hat drückenden Occipitalschmerz, der in die Schädelbasis und in die Schädelplatte ausstrahlt.

Kurze Zusammenfassung

Übertrieben schüchtern. Mitfühlsam. Überkorrekt. Kinder, die eine demütigende Erziehung genossen haben. Angst im Dunkeln. Reist gerne. Reißt sich laufend die Haut um Fingernägel ab. Bevorzugter Schlaf in Bauchlage. Freude an Donner und Blitz. Früher durchgemachte TBC. Pneumonie bei Kindern. Masern, Mumps nach der Pubertät. Naevi. Café-au-lait-Flecken. Viele rezidivierende Infekte.

Meeresluft < oder >

Carduus marianus = Card-m

Familie Compositae (Mariendistel). Verwendung finden die reifen, getrockneten Samen.

Ist primär eine Leber- und Milzarznei. Blutungen hervorgerufen durch **Leberschäden.** *Leberkongestion.*

C

Ist traurig, niedergeschlagen, freudlos, hypochondrisch. Vergißt was er gerade im Begriff war zu tun. Wird schnell ärgerlich. Melancholie.

Hat dumpfe Stirnkopfschmerzen. Nasenbluten. Das Nasenbluten bessert bestehenden Schwindel.

Appetitverlust mit Übelkeit und **Erbrechen von saurer, grüner Flüssigkeit.** Die Zunge ist im Zentrum weiß belegt, Spitze und Ränder sind rot.
Gallensteinkoliken; gestaute Leber, portale Hypertension. Leberzirrhose. Völlegefühl im Oberbauch. Die Leber ist druckschmerzhaft. **Ikterus.** Leberleiden zusammen auftretend mit Atemwegsbeschwerden.
Venöse Stase, Hämorrhoiden, **Varizen, variköse Geschwüre.**
Lehmfarbener Stuhl. Diarrhoe abwechselnd mit **Obstipation (hier sind die Stühle hart und knotig).**

Hat Schmerzen in der Brust, die sich von dort in verschiedene Körperteile ausdehnen. Husten mit Schmerzen der lateralen Brustseiten. Husten mit blutigem Auswurf. Hustenanfälle zwingen zum Aufsitzen im Bett.

Hat abwechselnd ziehende Schmerzen in rechtem oder linkem Unterarm.
Die Card-m-Schmerzen sind stechend, ziehend, brennend.

< Bier, Essen, Berührung, Druck, Bewegung
> Aufrechtsitzen im Bett, Liegen auf nichtaffizierter Seite, Blutungen.

Kurze Zusammenfassung

Leber- und Milzarznei. Ist hypochondrisch- traurig. Appetitverlust mit Nausea und Erbrechen saurer, grüner Flüssigkeit. Gallensteinkoliken. Leberzirrhose. Ikterus. Hat lehmfarbene Stühle. Oft obstipiert. Varizen, variköse Geschwüre. < Essen, Berührung, Druck, Bewegung.

Castoreum canadense = Cast

Familie Olires (Bibergeil). Sekret gewonnen aus den Bauchdrüsen des Bibers.

Ist vorwiegend ein Frauenmittel.
Melancholisch. Hat Angst, als ob ein Unfall passieren wird. Ist ruhelos und **ängstlich.** *Paßt gut bei hysterischen Menschen. Schwäche.*
Zeigt Reaktionsmangel. Beschwerden in der Genesungsphase.

Neigt zu Spasmen.

Asthmatische Beschwerden mit Gähnen und Seufzen. *Kurze, schwierige Atmung mit häufigen langen Inspirationen. Bei tiefer Inspiration Empfinden, als ob sich etwas Schweres unter dem Sternum befindet.*

Darmkoliken mit Meteorismus. *Stuhl enthält Eiter. Brennen des Afters nach dem Stuhl.*

Gähnen bei abdominellen Leiden. Gähnt überhaupt viel.
Erschöpfende Schweiße.

Dysmenorrhoe mit Schwäche und Kälte im Rücken. Dysmenorrhoe mit aufgetriebenem Bauch, Schmerzen beginnen in den Oberschenkeln und breiten sich nach oben aus. Uterustenesmen bei tropfenweise abgehendem Blut.
Ist sexuell überregbar. *Lichtüberempfindlichkeit.*

> durch harten Druck und Zusammenkrümmen (Coloc).

Kurze Zusammenfassung

Meist Mittel für Frauen. Melancholisch, ängstlich. Gähnt viel; Gähnen bei abdominellen Leiden. Dysmenorrhoe mit aufgetriebenem Leib. Dysmenorrhoe mit Schwäche und Kälte im Rücken. Schmerzen beginnen in den Oberschenkeln und ziehen hoch. > harter Druck, Zusammenkrümmen.

C

Caulophyllum = Caul

Die Stammpflanze ist Leontice thalictroides. Familie Berberidaceae (blauer Hahnenfuß, Frauenwurzel). Verwendung findet der frische Wurzelstock mit Wurzeln.

Überwiegend als Frauenmittel gebräuchlich.
Typisch ist Gefühl von innerlichem Zittern.
Den Frauen ist alles zu viel, möchten in Ruhe gelassen werden. Hysterie vor der Regel.

Sehr typisch: Unterdrückte Menses durch Kälte, mit Herabdrängungsgefühl und Ziehen in der Unterbauchregion, mit schmerzhaftem Harndrang und Kopfschmerzen.

Rigidität des Muttermundes, Zittern ohne daß die Geburt fortschreitet, dabei heftige Schmerzen in alle Richtungen strahlend. Zervixschmerzen wie von Nadeln. Aufhören der Kindsbewegungen. **Schwere Uterusatonie** bei der Entbindung, wo kaum oder keine Wehen vorhanden sind. Plazentaretention.

Typisch: Rheumatische Schmerzen an kleinen Gelenken (wenn diese neben den typischen Genitalstörungen vorhanden sind, ist Caul fast bestätigt).

Hat Entfärbung der Haut, des Gesichtes (braune Stirnflecken), bei Frauen mit Menses- oder Uterusstörungen. Menses spät, spärlich, blaß. Dysmenorrhoe, falsche Wehen, eingebildete Schwangerschaft, Abort, Nachwehen. Persistierende Lochien. **Fluor bei Mädchen.**

Alle Minuten wiederholen sich scharfe stichelnde Schmerzen in der Glans penis (bei Gonorrhoe).
Hat Spasmen im Magen (Kardiabereich).
Ptosis wie bei Gels.

Evtl. ein guter Hinweis auf Caul, wenn zusätzlich **Mundfäule** zugegen ist.
Hat wandernde Schmerzen.

< bei der Regel, in der Schwangerschaft, im Klimakterium, 1 Uhr a.m., feuchtes Wetter
> in Ruhe und Wärme.

Kurze Zusammenfassung

Überwiegend Frauenmittel. Gefühl von innerlichem Zittern. Unterdrückte Menses durch Kälte mit Herabdrängungsgefühlen. Rigidität des Muttermundes, Geburtsstillstand. Uterusatonie. Rheumatische Schmerzen kleiner Gelenke. Fluor bei Mädchen. Evtl. Mundfäule. < Regen, Schwangerschaft, Klimakterium. > Ruhe, Wärme.

Causticum Hahnemannii = Caust

(Ätzstoff Hahnemanns). Hergestellt aus frischgebranntem Kalk aus Mamor gewonnen und aus doppeltsaurem, schwefelsaurem Kalium (Kaliumhydrogensulfat).

Entkräftet und krankhaft empfindlicher Mensch. Sorgen, Kummer und Unruhe stehen ihm ins Gesicht geschrieben. Er ist **übertrieben mitleidig, weint und schluchzt schnell** bei Erzählungen anderer. Das **Kind ist weinerlich bei jeder Kleinigkeit.**
Melancholie infolge von Sorgen, Kummer. Hoffnungslosigkeit.
Ist ängstlich, unruhig, als stünde unangenehmes bevor, was ihn von aller Arbeit abhält. *Ist eine „Kämpfernatur". Typisch: Sucht immer beschwerliche Wege, macht sich nichts einfach, hatte ein „hürdenreiches" Leben.*
Wechsel von lustiger Ausgelassenheit und Niedergeschlagenheit. Gedächtnisschwäche, ist zerstreut und unaufmerksam. Spricht Wörter verkehrt, verwechselt Silben und Buchstaben. Wird reizbar durch Musik.

Zänkisch, rechthaberisch, aufgelegt zu Lärmen. Hat Angst vor der Dunkelheit. Ist aufgebracht über Kleinigkeiten. *Kinder lernen langsam Sprechen und Gehen.*
Beschwerden infolge von langdauerndem Kummer, von Sorgen. Stottern *bei Erregung.*

Die Haut ist gelb, die Gesichtsfalten sind verstrichen, besonders rechts. *Ptosis. Steifheit der Kinnbacken, Lähmungen der Gesichtsmuskeln. einseitige Gesichtslähmung, besonders durch Wind, Kälte, Nässe.*
Zunge: Motorische Schwäche, Mitte rot und Ränder weiß.

Typisch: Örtlich begrenzte Lähmungen, meist rechts (Pharynx, Zunge, Lider, Gesicht), aber auch *Lähmungen von Organen, der Extremitäten.* **Lähmungen,**

die allmählich beginnen. Große körperliche und geistige Schwäche.

Hat Abneigung gegen Süßigkeiten. Verlangen nach Geräuchertem.

Hat große Schwäche des Blasenhalses, unwillkürliches Harnen beim Husten, Gehen, Niesen, Lachen, im Schlaf. Jucken der Harnröhrenmündung, beständig erfolgloser Urindrang, es gehen nur einige Tropfen ab, mit Krampf im Rektum und einhergehend mit Obstipation. Harnverhaltung nach der Entbindung, evtl. auch bei Neugeborenen.

Hervorragendes Symptom: **Wundheitsgefühl, Rohheitsgefühl,** z.B. Harndrang mit dem Gefühl „wie rohes Fleisch", als wäre die Haut abgezogen.

Hat eine langsame Verdauung, oft Flatulenz. Kinder mit dick aufgetriebenem Abdomen.
Obstipation, häufig erfolgloser Stuhldrang, **Entleerung nur im Stehen möglich.** Gefühl als würde im Magen Kalk verbrannt, mit Luftaufstoßen. Wie Feuer brennende dicke Hämorrhoiden.

Heiserkeit < morgens. *Husten trocken, mit Schmerzen in der Brust wie roh,* **wird durch Bettwärme schlimmer und stets durch Schlucke kalten Wassers besser.** Husten oft zusammen mit Schmerz in der rechten Hüfte.

Hat erhöhte Resonanz von Geräuschen, besonders die der eigenen Stimme. Ekzem auf der behaarten Kopfhaut, besonders hinter den Ohren. Oft eitriger Ohrenausfluß. Auf den Augenlidern bilden sich Krusten. **Warzen.**

< bei trockenem, kaltem, schönem Wetter
> bei trübem, feuchtem Wetter.

Kurze Zusammenfassung

Schwäche, Sorgen, Kummer. Ist übertrieben mitleidig. Starker Gerechtigkeitssinn, setzt sich viel für andere ein. Stottern bei Erregung. Ptosis. Steifheit der Kinnbacken. Lähmungen der Gesichtsmuskeln, oder nur einzelner Organe. Lähmungen beginnen allmählich. Wirkt mehr rechts. Hat Schwäche des Blasenhalses, unwillkürlicher Urinabgang bei Lachen, Hüpfen, Husten. Husten stets > durch Trinken von kaltem Wasser und < in Bettwärme. Entzündungen wie rohes Fleisch. Obstipation, Stuhllassen nur im Stehen möglich. Erkältungen, Rheuma. Warzen. < trockenes, kaltes, schönes Wetter. > trübes, feuchtes Wetter.

Fall 18

Frau S. hierselbst, 47 Jahre alt, consultirte mich am 4. Mai 1877. Sie hatte 3 große Warzen, die sie sehr incommodirten, eine gestielte an der Nasenspitze im Septum wurzelnd, eine auf der Oberlippe, eine auf dem linken Zeigefinger. Allgemeinbefinden recht gut, nur fühle sie sich nicht so kräftig wie sonst, hat nicht die Ausdauer bei körperlichen Arbeiten. Ostwind ist ihr sehr unangenehm, Nachtschweiße, Schlaf stets auf der rechten Seite. Verordnung: ***Caust*** *3 morgens und abends 1 Tropfen.*
27.Juni. Die Warze auf dem linken Zeigefinger ist ganz verschwunden, die an der Nasenspitze trocknete von der Spitze an ab, verwitterte gleichsam, an der Oberlippe kleiner Rest. Eine zweite Dosis beseitigte den Rest innerhalb von 14 Tagen.

(Aus: AHZ 1882 Bd. 104 No 17)

Repertorisationssymptome: Warzen Nase, Warzen gestielt, Warze Lippe, Warze Zeigefinger, Schlafposition rechte Seite.

„Schwitzen nachts" ist eine zu große Rubrik, ist demnach kein besonderes individualisierendes Symptom. Es ziehen sich Caust und Thuj durch alle Rubriken, doch beide haben nicht „Schlafposition rechts". Was tun?

Thuj ist ja **das** Warzenmittel.
Wir haben aber noch eine weitere gut verwertbare Information: Ostwind ist ihr sehr unangenehm. Ostwind bringt trockene Luft mit sich! Nicht Thuj, sondern Caust hat (3-wertig) Verschlimmerung in trockenem Wetter, Besserung in feuchtem. Das gab für die Wahl des Mittels den Ausschlag.

C

Chamomilla = Cham

Familie Compositae (echte Kamille). Verwendung findet die ganze Pflanze, zur Zeit der Blüte gesammelt.

Typisches Gemüt: jammert, quängelt, sehr reizbar, beklagt sich. Paßt am besten bei Kindern und hysterischen Frauen.

Großes Kindermittel; bei Zahnungsbeschwerden, bei Bauchkoliken, bei Otitis media.

Leitsymptom: **Will getragen werden,** dann ist das Kind zufrieden. Aber: *Will auch weder angefaßt oder berührt werden.*
Sehr **launische Kinder, äußerst unhöflich, ja sogar beleidigend. Wutanfälle.** Als Erwachsener drängt sich ein Gefühl auf „jetzt klatsche ich das Kind an die Wand, dann ist endlich Ruhe". Das tut man schließlich nicht, man gibt Cham.
Ist empfindlich, reizbar, heiß, betäubt, unruhig. Ist nie zufrieden, weiß nicht was er will. **Verlangt nach Dingen und wirft sie im hohen Bogen fort, nachdem er sie bekommen hat.**
Überaus empfindlich auf allen Bereichen.

Große Schmerzüberempfindlichkeit (Chin, Hep), kann nicht den geringsten Schmerz ertragen.

Empfindlich gegen Geräusche.
Schläfrig, kann nicht schlafen. Am Tage ruhig und müde, wird zur Nachtzeit völlig rege. Hat ängstliche Träume, Träume von schrecklichen Erscheinungen. Träumt von Unglück und Tod, fährt im Schlaf auf.
Beschwerden infolge von Wut, von Verachtung durch andere, nach Kränkung.

Appetitmangel. Großer unlöschbarer Durst auf kaltes Wasser und Verlangen nach säuerlichen Getränken. Abneigung gegen Kaffee, Bier und warme Getränke.

Schmerzen verursachen Unruhe und Jammern. **Bei Schmerzen ist er heiß** und durstig. Taubheitsgefühl zusammen oder im Wechsel mit Schmerzen.
Eine Gesichtshälfte rot und heiß, die andere blaß und kühl.

Die Fußsohlen brennen, muß sie aus dem Bett strecken (Sulph, Puls, Med).

Kälte bessert nicht (außer Zahnschmerzen). *Ist empfindlich gegen Kälte. Beschwerden durch kalte Luft ausgelöst.*

Weitere Auffälligkeiten: *Durchfälle wie gehackter Spinat., Geruch wie von faulen Eiern.* Diarrhoen sind schmerzhaft und mit geblähtem Bauch, oft zusammen mit Angst und Übelkeit. Heftige Schmerzen treiben nachts aus dem Bett und zwingen zum Umherlaufen. Anfälle von drückendem Ohrenschmerz, die Ohren sind kälteempfindlich. Gefühl als wären die Zähne zu lang. Hustenanfälle nach Ärger. Husten im Schlaf. *Asthma bei Kindern* (Puls).

< Wärme, Zorn, Ärger, von 9 Uhr p.m. bis 12 Uhr a.m.
> Fahren, Kinder durch herumtragen, geschaukelt werden.

Kurze Zusammenfassung

Bevorzugt als Kindermittel gebraucht. Sehr reizbar, nörgelt viel. Launische Kinder, beleidigend. Heftige Wutanfälle. Will getragen werden. Leiden nach Ärger. Schmerzüberempfindlichkeit. Bei Schmerzen heiß und durstig. Großer Durst auf kaltes Wasser. Eine Gesichtshälfte rot und heiß, die andere blaß und kühl. Zahnungsbeschwerden. Bauchkoliken. Diarrhoen wie gehackter Spinat. Otitis media. < Wärme, Zorn, nachts. > Herumgetragenwerden.

Fall 19

Ein 12-jähriges Mädchen hat seit einer Woche eine zunehmende Schwellung unterhalb des rechten Kiefers, jetzt etwa ein hühnereigroßer Abszeß. Schon die ganze letzte Nacht soll sie entsetztlich vor Schmerzen geschrien haben. Am Vormittag kamen die Eltern mit ihr in die Praxis. Noch nie hatte ich jemanden so schrill und dauerhaft vor Schmerzen schreien hören, es ging durch Mark und Bein, ich konnte mich kaum auf den Fall konzentrieren. Die Mittelwahl fiel mir bis jetzt sehr schwer, denn es gibt sehr viele Arzneien, die diese Überempfindlichkeit gegen Schmerzen haben.
Da kam mir der Vater zu Hilfe: Er wollte seine Tochter streicheln und trösten. In diesem Moment wurde das Mädchen zornig, schrie ihn an, er sollte das lassen, und sie schlug seine Hand weg. Nun war der Fall klar. Das waren Cham- Leitsymptome. Diese Überempfindlichkeit gegen Schmerzen, dann dieser Zorn.

(Eigener Fall)

Repertorisationssymptome: Schreien bei Schmerzen, Schlagen bei Kindern, Trost verschlimmert, Überempfindlich gegen Schmerzen.

→ **Cham** 200 einmalig. Innerhalb von fünf Minuten hörte das Mädchen auf zu schreien, weil die Schmerzen verschwunden waren. Solche „Wunderheilungen“ sieht man nicht selten.

(Übrigens: Unter Sil öffnete sich der Abszeß tags darauf, es eiterte noch eine Woche, dann war’s überstanden).

C

Chelidonium majus = Chel

C

Familie Papaveraceae (Schöllkraut). Essenz aus der frischen Wurzel.

Angst, Traurigkeit. Er grübelt über irgendeinen Kummer nach. Angst, die ihn nicht zur Ruhe kommen läßt. Ist *niedergeschlagen, ängstlich,* **als hätte er Schlimmes getan,** oder als ob bald etwas Schlimmes passieren wird. Denkt er müsse sterben. Weint vor Verzweiflung. Reizbarkeit. **Große Melancholie.**
Abneigung gegen geistige Tätigkeit und gegen Unterhaltung. Geistesverwirrung. Alles dreht sich im Kreis, auch körperlich, hat nicht selten Schwindel.
Schwindel *mit Übelkeit und Erbrechen. Drehschwindel. Schwindel mit dem Gefühl vornüber zu fallen. Schwindel beim Augenschließen, beim Aufsetzen im Bett.*

Psychische Symptome oft zusammen mit Lebersymptomen.

Appetitverlust, **oder:** *Verlangen nach Milch- und Milchprodukten,* **nach warmen Speisen und Getränken.** Verlangen nach Wein, Essig, Bier (bekommt aber nicht).
Das Mittel wirkt mehr auf der rechten Seite.

Bevorzugtes Temperament: **Melancholisch,** cholerisch, *bei Leber-Galle-Krankheiten.*
Das Mittel paßt auf jedes Alter, jedes Geschlecht und evtl. jedes Temperament, jedoch besonders bei jenen Menschen mit der Neigung zu abdomineller Plethora, zu Hautleiden, Katarrhen oder zu Neuralgien.

Hat **gelbliche** oder graufarbene **Haut, gelbe Skleren; Urin und Stühle sind goldgelb.** Dicke **gelbbelegte Zunge mit Zahneindrücken.**

Kranke behalten nichts im Magen, nur heiße Getränke, die Übelkeit und Erbrechen lindern. Leeregefühl im Magen mit Schwäche. **Übelkeit bei Hepatitis. Erbrechen in der Schwangerschaft.**
Konstriktionsgefühl, als umschnüre ein Strick die Hypochondrien oder das Abdomen. Magenschmerzen strahlen wie ein Gürtel oder Faden um die Taille zum Rücken hin. *Gallesteinkoliken.* Aszites. Heftiges Afterjucken. Stühle hart, klumpig. Nachts unfreiwillige Diarrhoe.

Verbreitet um sich eine Wolke kotartigen Geruches, auch die Kleidung riecht so.

Rechter Fuß kalt, der andere warm (Lyc, Sulph). *Kälte der rechten Körperseite.*

Rechtsseitige Supraorbitalneuralgien mit starkem Tränenträufeln. *Rechtsseitige Pneumonie.* Drückender oder schneidender **Schmerz unterhalb des rechten Schulterblattes. Schmerzen im rechten Hypochondrium.**

Auch brennende Hitze sieht man. Arthritiden nach Leberkrankheiten. Allemeines Bandgefühl, wie Zusammenschnüren. Hat Sphinkter-Spasmen.

< Bewegung, Berührung, 4 Uhr a.m., Schwitzen, Wetterwechsel, Kälte (aber: Neuralgien und Sinusitiden besser durch Kälte)
> Ruhe, **nach dem Essen, warme Speisen und Getränke,** nach 8 Uhr p.m.

Kurze Zusammenfassung

Melancholie, Reizbarkeit, Ängstlichkeit. Psychische Symptome oft zusammen mit Lebersymptomen. Verlangen nach Milch- und Milchprodukten. Gerne warme Speisen und Getränke. Rechtsmittel. Alles ist gelb (Skleren, Zunge, Haut, Ausscheidungen). Zahneindrücke. Viel Übelkeit. Hepatitis. Gallensteinkoliken. Rechtsseitige Supraorbitalneuralgie. Schmerz unterhalb des rechten Schulterblattes. Schmerzen im rechten Hypochondrium. < Bewegung, Berührung, 4 Uhr morgens. > warme Speisen und Getränke, nach 8 Uhr abends.

China officinalis = Chin

China. Cinchona succirubra. Familie Rubiaceae (Chinarinde, Cinchona). Chinarindenbaum. Die getrocknete Zweigrinde wird verwendet.

Sehr typisch: **Überempfindlichkeit des Nervensystems.** So ist Chin **überempfindlich gegen Kälte und Zugluft. Überempfindlich gegen Berührung** (körperlich wie psychisch). **Große Erschöpfung, Schwäche. Ist nervös-gereizt. Hauptmittel bei Folgen infolge von Verlusten organischer Körpersäfte** (Blutungen, Schwitzen, Erbrechen, Durchfälle usw.)
Periodizität, z.B. jeden 2., 7. Tag.

Ist überempfindlich gegen Gerüche, Speisen. Das geringste Geräusch wird als Schmerz empfunden.

Hat Gedächtnisschwäche, ist unfähig zu denken, *vertauscht Worte*. Hat nächtliche Furcht. **Furcht vor Tieren, besonders vor Hunden.** *Nächtliches Wachliegen mit Pläneschmieden* und vielen Ideen. Oft Schlaflosigkeit.
Romantisch. Unzufrieden. Undankbar. Unhöflich.
Beschwerden nach sexueller Überbetätigung, nach Wut.

Verlangen nach Süßem ist sehr ausgeprägt. Hat nachts starken Appetit (Lyc, Psor). Früchte und Milch < . Hat *Durst auf große Mengen.*

Schwäche mit Sehverlust, Ohrenklingen, blaßgelbem Gesicht, mit tiefliegenden und schwarz umrandeten Augen, mit klopfenden Kopfschmerzen.

Starkes Neuralgiemittel. Bei Nierensteinleiden. Gallenkoliken. Chronische Hepatitis. Leber- und Milzvergrößerung. *Es findet sich eine große Affinität zum Gastrointestinaltrakt.* **Das Abdomen ist durch Gase prall aufgetrieben;** *Hat beständiges Aufstoßen, das keine Besserung bringt* (i.G. dazu Carb-v, hier bessert Aufstoßen). Diarrhoen, Erbrechen. Unverdaute Stühle nach Obstgenuß.

Hydropsie, Ödeme, Anämie. Die Extremitäten sind kalt.
Asthma bei nebligem, regnerischem Wetter.
Hat schleichendes Fieber. Bei Malaria finden sich die Fieberanfälle nie nachts. Bedeckte Teile schwitzen.

< geringste Berührung, Zugluft, Kälte, Sinnesreize, zu bestimmter Tageszeit, nach Säfteverlusten
> durch starken Druck, in frischer Luft.

Kurze Zusammenfassung

Idee: Große Überempfindlichkeit, psychisch wie physisch. Überempfindlich gegen Schmerzen, Kälte, Zugluft, Berührung. Erschöpfung, Schwäche. Ist nervösgereizt. Folgen von Säfteverlusten! Hat Furcht vor Tieren. Gerne Süßes. Großes Neuralgiemittel. Gasig aufgetriebenes Abdomen. < Berührung, Zugluft, Kälte. Periodizität. > starker Druck.

Cicuta virosa = Cic

Familie Umbelliferae (Wasserschierling). Verwendung findet der frische Wurzelstock vor der Blütezeit.

Das Gemüt bewegt sich zwischen Heiterkeit und Traurigkeit. *Ist ängstlich und schreckhaft.* **Traurige Dinge ergreifen stark.** Die Gegenstände nähern und entfernen sich wieder. Hat große Abneigung gegen Gesellschaft. Viel **Haß.** Kindliches Handeln (Bar-c).

Hat abnormes **Verlangen nach unverdaulichen Dingen.**
Mittel bei jungen und älteren Menschen. Oft bei Kindern.

Cic hat *tonisch-klonische Krämpfe.* Schlüsselsymptome: **Zuckungen, Trismus, Opistotonus. Schreit vor den Krämpfen. Hat Konvulsionen bei Berührung, durch Erschütterung. Konvulsionen durch Wurmleiden, im Kindbett, durch Kopfverletzungen** (auch durch andere Verletzungen). **Konvulsionen bei der Zahnung. Bei den Konvulsionen ist der Kopf nach hinten verzogen.** Gehirnerschütterung, Meningitis. Offene Augen bei Bewußtlosigkeit.
Die Anfälle wiederholen sich alle 1/4 Stunde und dauern 1–2 Min. an. Hat dilatierte Pupillen. Die Cic-Krämpfe sind heftig und gewalttätig.

Man sieht **akutes Schluckauf,** oder Schluckauf mit Konvulsionen (Bell, Cupr, Hyos).

Tetanie bei Berührung oder bei Erschütterung. Strabismus.
Hat vom Gehirn ausgehende Schocks, die wie elektrische Schläge durch den Kopf, die Arme und Beine schießen.

Hat Leibschmerzen, Übelkeit, Herzklopfen, Schwindel, taumelnden Gang.

Frösteln und Kältegefühl, Verlangen nach dem Ofen.
Verkrümmungen der Glieder mit bläulichem Gesicht, unterbrochener Atmung, Schaum vor dem Mund, gefolgt von Unempfindlichkeit (Cupr, Hyos).

< Berührung, Erschütterung, Zugluft.

Kurze Zusammenfassung

Abneigung gegen Gesellschaft. Ängstlich-schreckhaft. Traurige Dinge ergreifen tief. Verlangen nach Unverdaulichem. Angewendet häufiger bei Kindern. Krämpfe, Epilepsie, Tetanie. Zuckungen, Opistotonus, Trismus. Schreit vor den Krämpfen. Krämpfe bei Kopfverletzungen. Bei Epilepsie ist der Kopf nach hinten verzogen. Lautes Schluckauf. Verlangen nach dem Ofen. < Berührung, Erschütterung, Zugluft.

Fall 20

Cicuta gegen traumatische Krämpfe
Ein 38-jähriger Mann stieß sich einen Splitter ins Knie, aber glaubte sich mit einem Nagel verletzt zu haben, weshalb der Splitter nicht entfernt wurde. Da das Knie ziemlich schmerzhaft war, so machte er zwar Umschläge, hielt sich aber nicht und arbeitete tüchtig fort. Den 12. Tag wurde er von einem kalten Regen durchnäßt und erkältete sich. Zwei Tage später Schmerzen über den ganzen Körper. Aus dem kranken Knie wurde ein 3/4 Zoll langer Splitter entfernt.
Den nächsten Tag krampfhaftes Zucken der Arme und des Oberkörpers. Eine 5-tägige allopathische Behandlung erfolglos. Kein Trismus; der Kranke kann essen, trinken und sprechen. Alle 5–15 Min. krampfhaftes Zucken des ganzen Körpers. Lag er auf der Seite, so streckte er sich plötzlich gerade aus und lag auf dem Rücken, wobei alle Muskeln steif waren; der Kopf nach hinten gezogen, die Faust geballt, die Arme gebeugt, Körper und Beine gerade. Hals, Rücken und Beine so steif, dass bloss der Kopf auflag, wenn man ihn an den Füssen aufhob. Athmen sehr schwierig, doch schreit er, daß man es sehr weit hören kann. Die Anfälle dauern 1–2 Min. und lassen allmählich nach, worauf er einige Minuten lang keine Beschwerden hat. Völlige Besinnung, kann selbst während des Anfalls sprechen. Etwas Durst, Zunge belegt und trocken. ***Cicuta*** *200 besserte schnell die Heftigkeit der Anfälle. In wenigen Wochen ging er wieder zur Arbeit.*

(Aus: AHZ 1978 Bd. 97 No 17)

Die ganzen Beschwerden gingen bei dem Patienten los, nachdem er sich eine Splitterverletzung zugezogen hatte. **Das ist die Kausa!** Was ist sonst auffällig an dem Fall?
Die Steifheit z.B. bei epileptischen Anfällen darf man wohl allgemein erwarten. Auffällig in jedem Fall ist der beim Anfall zurückgezogene Kopf (nur sechs Arzneien), dieses Symptom individualisiert den Fall immens, außerdem auffällig ist das Schreien bei den Krämpfen.
Repertorisationssymptome: Splitterwunde (Kausa), Schreien bei Krämpfen, Kopf bei Konvulsionen nach hinten gezogen, schwierige Atmung bei Konvulsionen.
Cic, Op und Sulph führen. Op deckt nicht die Kausa ab, Sulph nicht das eigentümliche Symptom des nach hinten verzogenen Kopfes (§ 153-Symptom). Daß Cic nicht bekannt ist für „schwieriges Atmen bei Konvulsionen“ soll uns hier nicht stören. Zu beachten ist die Hierarchie der Symptome, dieses Lokalsymptom ist relativ unwichtig.

C

Cimicifuga racemosa = Cimic

C

Actaea racemosa. Familie Ranunculaceae (echtes Wanzenkraut). Verwendet wird der frische Wurzelstock.

Cimic ist vorwiegend ein Frauenmittel. Bei **nervösen, rheumatischen, verbrauchten,** anämischen Menschen. Oft bläulichfahles Gesicht mit blassen Lippen. Die *Augen sind von tiefen bläulichen Ringen umgeben.*

Extremer Wechsel im Gemüt zwischen Ausgelassenheit und Verzweiflung bzw. Gleichgültigkeit. Hat plötzliche Angstanfälle. Todesfurcht. Ist **sehr beeindruckbar.** Traurigkeit. *Sie sorgt sich, verrückt zu werden.* Spricht häufig, der Gegenstand wechselt (Lach). Sie seufzt oft (Calc-p, Ign). **Geschwätzigkeit, der Patient springt schnell von einem Thema zum anderen** (Lach). Sie findet beim Sprechen nicht die richtigen Worte. Ist vergeßlich. Glaubt sie wurde vergiftet.
Beschwerden infolge von enttäuschter Liebe.
Reizbar, *die geringste Sache, die schiefgeht, macht sie wütend.*
Hat Schwächegefühl im Oberbauch beim Treffen von Freunden. Schrickt oft zusammen bei der Illusion, unter ihrem Stuhl läuft eine Maus hervor.

Beschwerden in der Schwangerschaft (z.B. Aufhören der Wehen), *Beschwerden im Klimakterium.* Hat **Beschwerden durch Schlafmangel** (Cocc).

Die Gemütssymptome wechseln ab mit körperlichen Symptomen. Das Mittel wirkt bevorzugt links.

Sie hat Konvulsionen bei den Wehen, ausgelöst durch Erregung. Schmerzen im Uterus, Senkungsgefühl, Uterusprolaps bei der Menstruation. **Schmerz im linken Ovar und unter linker Mamma.** Schmerzen unter den Brüsten besonders bei Witterungswechsel. Scharfes Gehör während der Regel.
Bei Krankheiten ovariellen Ursprungs wirkt Cimic besonders gut.

Hat Herzstörungen bei Ovar- und Uterusstörungen. Herzneurosen. Gefäßspasmen in Form von Angina pectoris, Migräne.

Magensensationen, fühlt sich „fertig". Übelkeit und Erbrechen durch Druck auf die Wirbelsäule und den Nacken.

Die Wirbelsäule ist druckempfindlich, besonders sind der 4., 5. und 8. Wirbelkörper betroffen. Die Wirbelsäule ist empfindlich bei Klaviermusik.

Kopfschmerzen, als ob der Kopf sich öffnet, als ob der Schädel wegfliegen würde, als ob von hinten ein Keil eingetrieben würde.

Rheumatische Beschwerden (mehr die Muskeln betroffen).

< bei Menses (je < die Menses, je stärker die Symptome), durch Kälte (ausgenommen Kopfschmerzen)
> beim Essen, in frischer Luft, durch warmes Einhüllen.

Kurze Zusammenfassung

Meist bei Frauen. Nervös, rheumatisch, verbraucht. Extremer Gemütswechsel. Sehr beeindruckbar. Geschwätzigkeit, springt von einem Thema zum anderen. Gemütssymptome wechseln ab mit körperlichen. Wirkt mehr links. Beschwerden in der Schwangerschaft. Konvulsionen bei den Wehen. Leiden nach Erregung. Schmerzen im linken Ovar, unter linker Mamma. Ovar- und Uterusstörungen. Gefäßspasmen. Hat druckempfindliche Wirbelsäule. Rheuma mehr der Muskeln. je < die Menses, je < die Symptome. > frische Luft, warmes Einhüllen.

Cina = Cina

Artemisia Cina. Familie Compositae (Wurmsamen, Zitwersamen). Verwendung finden die Blütenköpfchen der Pflanze vor dem Aufblühen.

Häufiger bei Kindern als bei Erwachsenen.

Seelisch und körperlich sehr reizbar. Kind wünscht etwas, weiß aber nicht was. Berührung und sogar bloßes Ansehen der Kinder verschlimmert ebenso wie die Gegenwart Fremder. *Will nicht angefaßt werden.* Will nicht gestreichelt werden. Hat Furcht vor Annäherung. Cina wird durch alles Mögliche erregt und fühlt sich schlechter nach einer Mahlzeit. Das Kind ist **sehr zänkisch** und *will getragen werden;* Tragen bessert aber nicht, weil Anfassen verschlimmert. Das Kind wünscht, daß man sich um es kümmert.

Kinder erwachen abends oder vor Mitternacht, springen auf, sind ängstlich. Mitleiderregendes Weinen nach dem Erwachen. Sehr launisch. Neigung zum Schlagen. Aufgeregtes Kind weint abends und nachts.

Ist **verdrießlich,** schreit während des Schlafes, oder zittert im Schlaf. *Der Schlaf ist ruhelos.*

Um den Mund herum zeigen sich blasse Partien. Das Gesicht ist rot, mit dunklen Ringen um die Augen herum. Der Schlaf ist unruhig.

Hat **Heißhunger kurz nach einer Mahlzeit,** ist immer hungrig. Gefühl von Leere im Magen und Hunger. Sehr großer Durst. **Cina muß man in Betracht ziehen, wenn das Kind sehr, sehr viel getrunken hat und ständig nach weiteren Getränken verlangt. Oder, das Kind hat gerade erbrochen und schreit sofort nach Nahrung.** *Abmagerung mit Heißhunger bei Kindern.* Appetitlos, das Kind gedeiht nicht mehr.

Großes Wurmmittel. Krampfige Oberbauchschmerzen, Schmerzen besonders um die Nabelgegend herum. Der Bauch ist sehr berührungsempfindlich. Der Leib ist hart aufgetrieben.

Häufiger Harndrang, milchiger Urin. Enuresis.

Zähneknirschen. Die Zähne sind empfindlich gegen kalte Luft und kaltes Wasser. *Schwarze Zähne.* Ständiges Jucken in der Nase und im After; **Nasebohren,** Nasereiben.

Schüttelt sich beim Weintrinken, als hätte er Essig getrunken.

Fieber jeden oder jeden 3. Tag. *Ist durstlos im Fieber,* hat aber Durst im Frost.

Alle Glieder werden steif beim Husten – Keuchhusten.

Zittern, Krämpfe, Chorea, Veitstanz, Sinnestäuschungen. Konvulsionen mit *Bewußtlosigkeit und Schaum vor dem Mund.* Rollt den Kopf nach hinten, bessert (nicht Kopfschütteln).

Kinder schlafen leicht ein, wenn sie auf den Bauch gedreht werden und wachen rasch auf, wenn man sie zur Seite dreht. Das Kind schläft nicht ein, wenn es nicht geschaukelt oder in ständiger Bewegung gehalten wird.

< nachts, in der Sonne, durch Würmer (> Häufiges Gähnen).

Kurze Zusammenfassung

Mehr bei Kindern. Sehr reizbar. Will nicht angefaßt werden. Zänkisch. Heißhunger kurz nach einer Mahlzeit. Kurz nach dem Trinken wieder großer Durst. Abmagerung mit Heißhunger. Großes Wurmmittel! Zähneknirrschen. Nasenbohren. Krämpfe. Steifheit vor Husten. Kinder erwachen leicht, wenn man sie aus der Bauchlage herumdreht. < nachts, in der Sonne, durch Würmer.

Clematis erecta = Clem

Clematis recta. Familie Ranunculaceae (aufrechte Waldrebe). Verwendung finden Stengel mit Blüten und Blättern.

Folgen von Gonorrhoe, von Syphilis; bei rheumatischen Leiden. *Hauptsächliche Angriffspunkte: Haut, Drüsen, Urogenitalsystem; hat weiterhin viele neuralgische bzw. rheumatische Schmerzen.*

Fühlt sich erschöpft, müde, gleichgültig. Ängstlich. Hat Abneigung sich zu waschen. Abneigung gegen Koitus.
Folgen von Heimweh, von Reue. Ruheloser Schlaf mit vielen Träumen. Schlafstörungen. Ist empfindlich gegen Sonnenlicht.
Kränklicher Gesichtsausdruck.

Bläschen auf der Haut, *die jucken und brennen*, besonders im Gesicht, am behaarten Kopf und an den Händen. Bläschen wie bei Sonnenbrand. *Waschen verschlimmert die Hautausschläge. Rote* und **nässende** *Hautausschläge* bei zunehmendem Mond.

Hat **Drüsenschwellungen,** besonders betroffen sind die Submaxillardrüsen.

Chronische Blepharitis, Iritis, Konjunktivitis. Lichtempfindliche Augen. Bohrende Schläfenkopfschmerzen. Ohrenklingen.

Es finden sich diverse Urogenitalstörungen. **Harnröhrenstrikturen** bei Gonorrhoe. **Folgen von unterdrückter Gonorrhoe. Gestörter Harnstrahl. Rechter Samenstrang ist empfindlich. Schmerzhaft geschwollene und entzündete Hoden.** *Die Hoden schmerzen bei kleinster Berührung.* Gutes Mittel bei Schmerzen und Entzündung von Hoden und rechtem Samenstrang.

In die Brust schießender Schmerz beim Urinieren. Stiche im Herzen von innen nach außen.

Rheumatisch-neuralgische Schmerzen werden besser durch Schwitzen. Arthritische Knoten an den Fingergelenken.
Hat Vibrationsgefühle im Körper, besonders wenn er liegt.

Man findet Pulsieren in den Gliedern nach dem Essen.

Gut bei Patienten mit hellem Haar, bei kachektischen Menschen; bei Menschen deren Drüsen geschwollen und verhärtet sind.

< durch Bettwärme, nachts, nach dem Essen, Tabak

> in frischer Luft, beim Schwitzen, periodisch mit den Mondphasen.

Kurze Zusammenfassung

Folgen von Gonorrhoe, Syphilis. Bei Rheuma. Hat viele Neuralgien. Affiziert besonders Haut, Drüsen, Urogenitalsystem. Folgen von Heimweh, von Reue. Waschen < die Hautausschläge. Hat nässende Ausschläge. Drüsenschwellungen; harte Drüsen. Harnröhrenstriktion. Rechter Samenstrang schmerzhaft; geschwollene und entzündete Hoden. Vibrationsgefühle im Körper. < Bettwärme, nachts. > in frischer Luft, beim Schwitzen.

Coccus cacti = Coc-c

Cochenillelaus, Familie der Schildläuse (rote Schildlaus). Verwendung findet der weibliche Körper des Insektes.

Ist traurig früh am Morgen beim Erwachen oder nachmittags zwischen 2 und 3 Uhr. *Gedankenabwesend.* Hat die Empfindung, als ob sich bei Schmerzen eine Flüssigkeit den Weg bahnt.

Das Gesicht ist rot, purpurfarben. Hat generelle Schwäche.

Zeigt **Erkrankungen der Atmungsorgane.** Husten-Keuchhusten mit **viel zähem, fadenziehendem Schleim** (Kali-bi). *Dieser Schleim erscheint in großen Mengen und ist oft von Brechwürgen bzw. Erbrechen begleitet,* was den Schleim aus dem Magen auszustoßen scheint. Zuweilen auch nach Keuchhusten Zurückbleiben eines Bronchialkatarrhs mit dem gleichen, typischen Auswurf. *Ständiges Räuspern.*

Affiziert die Schleimhäute und ruft Katarrhe mit Reizung *im Hals,* mit Reizungen der Atmung, hervor. Auch katarrhische Reizungen *des Urogenitalsystems.*
Hat Periodizität.

Die **Ausflüsse sind fadenförmig, zäh, auch bei Hämorrhagien. Hämorrhagien mit großen, schwarzen Klumpen.**

Hat unerträgliches inneres Jucken. Brennen wie Pfeffer. Hat Pulsieren in verschiedenen Organen.
Klarer, zäher Schleim hängt in großen langen Fäden aus dem Mund. Chronische Bronchitis. Husten mit dem charakteristischen Schleim und scharf stechenden Schmerzen unter den Schlüsselbeinen. Husten schlimmer in warmem Raum. Atemnot. Häufiger Urindrang. Hämaturie. Nierenkoliken. Irritation von Harnleiter und Blase, mit Schmerzen die sich zur Niere hin erstrecken. Saurer Urin. Anurie.

Hat Spasmen. Gicht. Rheumadiathese. Anasarka, Azsites.
Das Mittel wirkt mehr links.

< *Hitze*, Liegen, Einfluß von kalter Luft, Druck der Kleidung, Berührung, leichteste Anstrengung, beim Erwachen
> Waschen mit kaltem Wasser, Laufen, Kalte Getränke.

Kurze Zusammenfassung

Viel Schwäche. Rotes Gesicht. Affiziert Schleimhäute, besonders die des Atem- und Urogenitaltraktes. Katarrhe des Atemtraktes. Zäher, fadenziehender Schleim, oft mit Brechwürgen. Ständiges Räuspern. Alle Ausflüsse sind zäh, fadenziehend, auch bei Hämorrhagien. < Hitze. > Waschen mit kaltem Wasser, Laufen, kalte Getränke.

Cocculus indicus = Cocc

Anamirta Cocculus. Familie Menispermaceae (Kockelskörner). Ceylonesische Schlingpflanze. Verwendung finden die reifen, getrockneten Früchte, die ,,Kockelskörner".

Tiefe Traurigkeit; langsames Denken; **ist stupide.** Kann keinen Widerspruch ertragen; ist träumerisch; launisch; spricht hastig. Unwiderstehlicher Drang zu singen. *Kann nicht das geringste Geräusch ertragen.*

Schwach, kraftlos, **schwankt beim Laufen hin und her.** Ungeschickte Finger und Hände. Lähmende Schwäche, evtl. zusammen mit Zittern und Taubheitsgefühl. Unsicherer Gang. **Die Zeit vergeht zu schnell.**
Große Schwäche, meist wegen mangelnden Schlafes oder durch Überanstrengung (z.B. Nachtwachen).

Beschwerden infolge von Übernächtigung, Schlafmangels, Überanstrengung, aber auch infolge von Ärger und Kummer.

Paßt auf **Symptome, die bei einer Wagenfahrt auftreten** (durchrüttelndes Fahren). Bei **Seekrankheit.**

Dreht nur langsam und vorsichtig den Kopf, wenn er sich nach etwas umsieht. **Schwindel mit Übelkeit beim Aufrichten im Bett. Schwindel, Übelkeit, Erbrechen,** *Migräne.* **Abneigung gegen Speisen** (wegen der Übelkeit).

Starker Speichelfluß mit Durst. Geblähtes Abdomen. **Gefühl von Leere und Hohlsein in bestimmten Körperteilen.**
Gefühl als wäre der aufgetriebene Leib voller Steine oder spitzer Holzstückchen.

Verlangen nach Bier bei Kopfschmerzen. Ist überempfindlich gegen Schmerzen, krampfige Schmerzen sind schlimmer durch Berührung.

Darmkoliken. Lähmungen aller Art. *Viele krampfige und lähmige Erscheinungen, besonders dann, wenn nur eine Seite des Körpers affiziert ist. Krämpfe.*
Taubheitsgefühle auf der einen Seite, Lähmung auf der anderen. Fußsohlen sind wie eingeschlafen. Hat kalte Füße.

< beim Aufrichten aus horizontaler Lage, Fahren im Wagen (Eisenbahn usw.), Sprechen, Bewegung
> durch Sitzen oder ruhiges Liegen.

Kurze Zusammenfassung

Leiden infolge von Schlafmangel, Überanstrengung. Symptome die bei einer Wagenfahrt auftreten (Durchschütteln). Ist kraftlos, schwächlich. Kann nicht das geringste Geräusch ertragen. Auch Folgen von Kummer. Die Zeit vergeht zu schnell. Schwankt beim Laufen hin und her. Hat viel Schwindel, Übelkeit, Erbrechen. Seekrankheit. Migräne. Abneigung gegen Speisen. Gefühl von „hohl" in bestimmten Organen. Aufgetriebener Leib mit Gefühl als ob Steine oder spitze Holzsplitter drin wären. Darmkoliken, Krämpfe, Lähmungen. < Aufrichten aus horizontaler Lage, Bewegung. > ruhiges Liegen

Fall 21

Gegen Abend kam in die Praxis von Dr. Hlbg. die Ehefrau eines Nachbarn, eines Kunsttischlers, hereingerannt. Der Kunsttischler war Jahre zuvor ein Prüfling von Nux-m. Die Frau wollte, daß der Arzt sofort mit ihr kommen sollte, und sie sagte: „Mein Mann fiel nieder während der Arbeit und liegt auf dem Fußboden in Krämpfen, die Kinder schreien." Sie schrie auch fast, als sie hörte, daß der bekannte Arzt außer Haus war. Der vertretende Doktor fragte die Frau des Kranken: „Welche Beschwerden weist Ihr Mann sonst noch auf?" „Keine, er war immer gesund, er hatte nie einen Krampf in seinem Leben" „Was geschah den Tag zuvor, bevor er fiel?" „Nichts besonderes" „Was waren seine letzten Worte?" Schluchzend antwortete sie: „Nachdem er vom Abendessentisch zu seiner Werkbank geeilt war, sagte er, er müsse noch diesen einen Sarg heute fertigstellen, und er wolle dann so früh wie möglich zu Bett gehen." „Er hatte Schlafmangel letzte Nacht, weil er in dem Trauerhaus Totenwache gehalten hatte".
Sofort wurde eine Dosis ***Cocc*** *verordnet. Die Konvulsionen hörten bald nach der Arzneigabe auf, er wurde klarer im Kopf und fragte: „Was ist los?" und ging zu Bett. Auch ein Jahr danach hatte sich kein Anfall mehr wiederholt.*

(Aus Anylytical Repertory of the Symptoms of Mind - C. Hering)

Unumstößliche Tatsache (spekulieren dürfen wir nicht) ist, daß die Konvulsionen im Zusammenhang mit dem Schlafmangel stehen. Einziges Mittel im Repertorium (und zwar 3-wertig!!) ist Cocc. Beschwerden infolge von Schlafverlust ist ***das*** Schlüsselsymptom für Cocc. Weitere Symptome, die gegen Cocc und für ein anderes Mittel sprechen, gibt es an diesem Fall nicht.

Coffea cruda = Coff

Coffea arabica. Familie Rubiaceae (Kaffeebaum). Verwendet wird die getrocknete, ungeröstete Kaffeebohne.

Hypersensibilität mit großer Erregung. **Große Schmerzunverträglichkeit,** er kann nicht den geringsten Schmerz ertragen ohne zu wimmern. *Schreit bei Schmerzen.*

Geschärfte Sinne. Große Gedankenaktivität. Körperliche und geistige Überaktivität. Schlaflosigkeit infolge innerer Erregung (Fülle von Gedanken), *infolge von übermäßiger Freude.* **Große nervliche Erregung mit Ruhelosigkeit. Zeigt Beschwerden infolge von Erregung, übermäßiger Freude, Schreck, Ärger.**

Diverse Neuralgien, immer mit immenser Schmerzunverträglichkeit.
Nervöses Herzklopfen.
Hat **Überempfindlichkeit des Gehörs.** Einseitige Kopfschmerzen, als würde ein Nagel eingeschlagen. Die Beschwerden beginnen meist morgens und steigern sich dann ins Unerträgliche. Gesichtsneuralgien.

Bei der Geburt: Heftigst schmerzende Wehen, mit Todesängsten.

Zahnschmerzen besser, wenn kaltes Wasser im Munde gehalten wird, bei Erwärmung des Wassers verschlimmern sich die Zahnschmerzen wieder (sonst < durch Kälte).
Zähneknirrschen.
Rotes Gesicht bei Erregung (Ferr).

Ist im Fieber durstlos.

Coff ist gut geeignet bei schmalen, dürren, krummgehenden Menschen mit dunkler Gesichtsfarbe, bei Weintrinkern, bei schwachen und erregbaren Kindern, bei Kindern mit großer Ruhelosigkeit, die sich umherwerfen, schreien und weinen. Beschwerden bei der Zahnung (u.a. Diarrhoen).

< durch Aufregung, Gerüche, Lärm, in frischer Luft, Kälte
> durch Liegen, Wärme.

Kurze Zusammenfassung

Ist überempfindlich gegen Schmerzen. Hat geschärfte Sinne. Große Gedankenaktivität. Ruhelosigkeit. Erregung. Schlaflosigkeit wegen innerer Erregung. Leiden nach Erregung, großer Freude, Schreck, Ärger. Hat diverse Neuralgien. Heftigste Wehen mit Todesängsten. Zahnschmerzen > wenn kaltes Wasser im Munde gehalten wird. Rotes Gesicht bei Erregung. < Aufregung, Gerüche, Lärm, Kälte. > Liegen, Wärme.

Colchicum autumnale = Colch

Familie Liliaceae (Herbstzeitlose). Verwendung finden frische im Herbst gesammelte Knollen.

Hat **körperliche und geistige Erschöpfung,** Zerstreutheit und Begriffsstutzigkeit.

Der **Geruch von Speisen induziert Übelkeit bis zur Ohnmacht.** Dyspepsie mit *viel Gas in Magen und Bauch.* **Diarrhoe (im Herbst, durch Kälte und Nässe).** Herbstruhr mit starkem Tenesmus, schleimige und auch blutige Stühle. Typhöse Zustände mit Unruhe (ohne Angst) und Schwäche sowie mit *starkem Meteorismus.*

Hydropsie. *Die Wassersucht ist sehr typisch für Colch.*
Stuhldrang bzw. Stühle sind sehr schmerzhaft.

Kalter Schweiß auf der Stirn (Verat).

Abneigung gegen Nahrung. Im Magen heftiges Brennen oder Eisgefühl.

Hat große Frostigkeit und Kollapsneigung. Kräfteverfall. Kollapsneigung mit innerer Kälte.

Gelenkschwellungen, wandernd von einem zum anderen Gelenk. Wandernde Gelenkschmerzen. Gicht. Rheuma.

Hauptsächlicher *Angriffspunkt: Muskelgewebe, Knochenhaut, Synovia.*

Lahmheit der unteren Extremitäten nach allgemeiner Durchnässung.

Schmerzen: Reißend und schlimmer bei Berührung.
Hat Durst trotz Speichelflusses. Atemnot. Harnmenge vermindert, empfindliche Nieren, **Oft sehr schmerzempfindliche Nierenregion.**
Brustbeklemmungen, sogar Asthma.

Colch eignet sich gut bei „venösen" Menschen, bei Personen mit harnsaurer Diathese, bei Beschwerden durch kalte Feuchtigkeit hervorgerufen.

< **durch den Geruch von Speisen,** *Bewegung*, Schlafmangel, geistige Anstrengung, am Abend **vom Sonnenuntergang bis zum Sonnenaufgang.**

Kurze Zusammenfassung

Körperliche und geistige Erschöpfung. Leiden nach Durchnässung. Übelkeit bis Ohnmacht durch Geruch von Speisen. Abneigung gegen Nahrung. Eisgefühl oder Brennen im Magen. Herbstdiarrhoen (wegen der Kälte, Nässe). Lahmheit der unteren Extremitäten nach Durchnässung. Harnsaure Diathese. < Geruch von Speisen, von Sonnenuntergang bis Sonnenaufgang.

Fall 22

Colchicum gegen fieberhaften Magen-Darm-Katarrh. Ein 7-jähriges Mädchen wurde von heftigen intermittierenden Schmerzen im oberen Theile der kleinen Gedärme befallen; dabei folgende Symptome: dicker gelber Belag über der ganzen Zunge; großer und beständiger Durst; sehr stinkender Atem; Erbrechen wässrigen Schleimes; Bauch mit Luft aufgetrieben; Stuhlverstopfung; Fieber; Unruhe und Schlaflosigkeit; jeden Tag drei bis vier Stunden lang umschriebene, bedeutende Wangenröthe auf beiden Seiten mit sehr ausgesprochener Blässe um Mund und Nase.
Am 6. Tage bemerkte der behandelnde Arzt folgendes Symptom: ***Verschlimmerung vom Geruch der kochenden Speisen aus der Küche.***
Daraufhin wurde nun Colch 30 gegeben, worauf das Erbrechen sofort aufhörte und die Schmerzen allmählich nachliessen. Die folgende Nacht schlief sie 4 Stunden gut. Beseitigung aller Beschwerden und des Fiebers am nächsten Tage (Americ. Hom. 5.261. H.C.Allen).

(Aus AHZ 1880 Bd. 100 No 2)

Das Symptom „Geruch von Speisen verschlimmert" (unter Allgemeinsymptome) ist der Aufhänger für die Arznei, welches allein Colch 3-wertig unter nicht so vielen Mitteln zeigt **(Schlüsselsymptom von Colch).** Der Hauptangriffspunkt von Colch ist neben dem Bewegungsapparat nun mal der Magen-Darm-Trakt.

C

Nicht Colch geben würde heißen, es müßten andere Symptome vorliegen, die eine deutliche Sprache für ein anderes Mittel sprechen. Das ist hier nicht der Fall.

An diesem Falle sieht man, vor Auftreten dieses Symptomes hätten so viele Mittel in Betracht kommen können, der behandelnde Arzt gab erst am 6 Tage Colch, da er vorher im unklaren war.

C

Colocynthis = Coloc

Citrullus Colocynthis. Familie Cucurbitaceae (afrik.-asiat. Pflanze, die Koloquinte). Man verwendet die reifen, geschälten und entkernten Früchte.

Beeinflußt wird speziell das Nervensystem bei Menschen, die viel Ärger und Verdruß hatten.
Oft blonde Personen. **Gut bei Koliken nach Früchten oder Bleivergiftung. Beschwerden infolge von Zorn, mit Entrüstung;** besonders Erbrechen oder Diarrhoen, oder durch Zorn unterdrückte Menses. **Nach Kränkung.**

Mürrisch, nimmt alles übel. Große Angst. Äußerst verdrießlich, ungeduldig, ärgert sich über jedes Wort, das er antworten soll. Alles ärgert ihn, nichts ist ihm recht. Hochmütig, leicht beleidigt und leicht gekränkt.

Das Mittel ist weniger hilfreich bei kräftigen und gesunden Menschen als bei solchen, die allmählich reizbar geworden sind und die sich gerne überessen.

Heftiger Durst bei Abneigung gegen Nahrung. *Verträgt keine Kartoffeln.*

Linksseitig reißende Gesichtsneuralgien < durch die geringste Berührung, bei Patienten, die ruhelos sind und die bei den Schmerzen aufschreien. Muskelzucken im Gesicht. Tic's. Schmerzen landen in den Zahnwurzeln (z.B. vom Herzen ausgehend bis in die Zahnwurzeln).

Koliken durch Trinken bei überhitztem Körper. Kaffee > Koliken. Erbrechen und Durchfälle nach Ärger mit Entrüstung. Hat viele heftige Leibschmerzen gebessert durch Druck.

Typisch: Die Schmerzen sind ungeheuer heftig und immer von starker Unruhe, oft auch von Taubheitsgefühl begleitet (Unruhe und Taubheit bei Schmerzen auch bei Cham). *Coloc-Schmerzen kommen plötzlich.*

Dysmenorrhoe, heftig, krampfige Schmerzen, muß sich zusammenkrümmen, manchmal sind diese Schmerzen < nach dem Essen und Trinken.
Unterdrückte Menses mit kolikartigen Schmerzen und mit qualvoller Angst.

Ischiasschmerzen in der Sakralregion, sich über die Hüfte ausdehnend in die Hinterseite des Oberschenkels. Ischialgien gefolgt von Taubheitsgefühlen des ganzen Beines, Wärme und Druck bessern.

Findet bei diesen kolikartigen Schmerzen in keiner Lage Ruhe, wirft sich ständig hin und her. Die heftigen Schmerzen zwingen zum **Zusammenkrümmen** *oder sich etwas festes gegen den Leib Drücken.*

Als wären die Eingeweide zwischen zwei Steine gequetscht.

Koliken bei Kindern, wenn sie beim Liegen auf dem Bauch eine Besserung spüren (auch hier wieder: Druck bessert).

Hat Schwindel beim Drehen des Kopfes (Con).

Kurz: Heftigste Schmerzen i.d.R. nach Ärger, Entrüstung, Kränkung, gebessert durch Druck.

< durch Zorn, Ärger, Empörtsein, *sich Ausstrecken,* nach Essen

> durch Zusammenkrümmen, festen Druck, Ruhe, Bettwärme.

Kurze Zusammenfassung

Leiden infolge von Ärger, Entrüstung, nach Kränkungen. Neuralgien! Linksseitige Gesichtsneuralgie < durch Berührung. Koliken durch Trinken bei überhitztem Körper. Koliken > durch Druck. Schmerzen äußerst heftig und immer mit Unruhe begleitet. Pötzliche Schmerzen. Koliken der Kinder mit Besserung durch Bauchlage.

< Zorn, Empörung.

> Zusammenkrümmen, fester Druck, Ruhe, Wärme.

Conium maculatum = Con

Familie Umbelliferae (gefleckter Schierling). Verwendung findet das frische, blühende Kraut.

Abergläubig. Er neigt zu Beschimpfungen. **Hypochondrie und Hysterie, besonders hervorgerufen durch unterdrückten Sexualtrieb,** oft mit Niedergeschlagenheit und Angst. „Geile alte Männer". Lebensüberdruß, traurige Zukunftsgedanken. Hat ängstliche Träume. Periodisches Irresein. Sich langsam entwickelnde Geistesschwäche, bis zu absoluter Gleichgültigkeit. Patient meidet Menschen, liebt es nicht sie anzusprechen. Hat Phantasien, fixe Ideen, die schlimmer werden, wenn andere ihn davon abbringen wollen. Trübsinnig, mürrisch. Alles um ihn herum ärgert und stört ihn. Jede Aufregung macht ihn schwach und traurig.
Stolz, will seine besten Kleider tragen.

Beschwerden infolge von Erregung, von enttäuschter Liebe, nach sexuellen Ekzessen.
Bei leicht erregten Menschen.

Stämmige Personen mit sitzender Lebensweise sind mehr betroffen als schlanke Personen oder Kinder.
Besser geeignet bei Frauen mit straffen Geweben, die leicht erregt sind, als bei jenen mit der entgegengesetzten Erscheinung.

„Seekrank" beim Fixieren fester Gegenstände. *Schwindel beim Drehen im Bett* (> beim völligen Stillhalten des Kopfes), *Schwindel beim Drehen des Kopfes* (Coloc) nach links, Drehschwindel. Schwindel infolge von Augenbewegungen. *Beim Augenschließen vergeht der Schwindel.*

Er kann nicht die geringste Menge Alkohol vertragen, bekommt danach Zittern,

Erregungszustände, körperliche und geistige Schwäche, Kopfschmerzen, Neuralgien.
Verlangen nach Salz, Kaffee, nach Saurem.
Schlappe Menschen.

Taubheitsgefühl in der Kopfhaut. Migräne mit Unfähigkeit Harn zu lassen. **Blutrotes Ohrenschmalz.**
Diverse Augensymptome (z.B. Hornhautgeschwüre, Brennen der Augen, Photophobie). **Ptosis** (Caust, Gels, Sep). Augenschwäche mit Schwindel.
Große Hinfälligkeit. Schwäche in und nach der Menopause, nach akuter Krankheit, nach sexuellen Ekzessen.

Die Brüste werden bei jeder Menstruation voll und schmerzhaft, schlimmer durch Gehen und durch die leichteste Erschütterung.

Drüsenverhärtungen. Brustdrüsen, Uterus und Hoden hart wie Holz (bei Krebsveranlagung). Drüsenverhärtungen nach Trauma!

Mühsame Harnentleerung bei Prostatabeschwerden. Intermittierender Urinfluß mit Schneiden in der Harnröhre nach der Miktion. **Unfreiwillige Samenabgänge** (u.a. beim Anblick oder Denken an eine schöne Frau). **Potenzstörungen,** starke Libido, aber Nachlassen bzw. Ausbleiben der Erektion.

Hat gelbe Fingernägel. Haut grünlich, wie nach alter Quetschung. Rote Hautflecken wechseln über nach gelb oder grün.

Hustenreiz durch einen trockenen Fleck im Larynx hervorgerufen. Heftig krampfiger Husten, nachts und im Liegen, sehr schwächend. *Tiefer Atemzug im Liegen verursacht Husten.*

Zitternde Schwäche nach jedem Stuhl. Struma.

Typisch: Lähmungen bzw. Schwäche von unten nach oben fortschreitend. Muskellähmungen ohne Spasmen. Paraplegie nach Wirbelsäulentrauma.

Schweiße, schon beim Augenschließen.

< *nachts, wenn der Kopf tief liegt,* **Ruhe,** *sexuelle Enthaltsamkeit,* Essen, morgens

> Bewegung, Wärme, Druck, in der Dunkelheit, Hängenlassen der Beine.

Kurze Zusammenfassung

Leicht erregte Menschen. Hypochondrisch, Hysterisch. Abergläubig. Leiden durch unterdrückten Sexualtrieb. Nach Erregung, enttäuschter Liebe, nach sexuellen Ekzessen. Viel Schwindel. Schwindel beim Drehen des Kopfes. Verträgt keinen Alkohol. Drüsenverhärtungen, Brustdrüsen, Uterus, Hoden hart wie Holz. Drüsenverhärtungen nach Traumata. Krebsdiathese. Potenzstörungen. Schwäche bzw. Lähmungen, die von unten nach oben fortschreiten. < nachts, Ruhe, sexuelle Enthaltsamkeit. > Bewegung, Wärme.

Fall 23

Frau P. war nie recht gesund. Bis zum 21. Jahr litt sie zeitweilig an Krämpfen. Am 21. März 1875 consultirte sie mich wegen eines Fluor alb., der seit 1/2 Jahr besteht und sie außerordendlich schwächt. Sie ist vor einem Jahr entbunden und fühlt sich seither sehr angegriffen. Heftige brennende Kreuzschmerzen Tag und Nacht, die schon in der Gravidität nach einer Met-

rorrhagie aufgetreten, wundmachender Fluor alb., heftiges Jucken und Stechen in Vulva und Vagina. Tagesschläfrigkeit, ängstliche Träume, Befinden nach dem Schlaf schlecht. Dann Kopfschmerzen in frons ect. Schwindel fast zum Umfallen, besonders bei „kurzem Umdrehen". Der Urin ist dunkel trübe. Verordnung: ***Con*** *200 1 Dosis.*

Erst am 1. Dezember vorigen Jahres kommt Patientin wieder. Sie hat sich durchaus wohl befunden. Jetzt gravide. Menses im September ausgeblieben. Wieder dieselben Erscheinungen, das Stechen und Jucken in den Geschlechtsteilen ist nicht auszuhalten, Stehen wieder nicht vertragen, Nächte wie früher ect. ect. Verordnung: Con 6, jeden Abend 1 Pulver. Am 20. Januar 1876 meldet sie sich gesund.

(Aus AHZ 1882)

Seit der Entbindung fühlt sich die Patientin angegriffen. Diese Kausa finden wir leider nicht im Repertorium.

Die Symptome wie brennende Kreuzschmerzen tags und nachts, wundmachender Fluor und die Urinsymptome sind zu allgemein, d.h. diese Symptome passen auf zu viele verschiedene Arzneien.

Auffällige Symptome: Schläfrigkeit tagsüber, Stirnkopfschmerzen nach Schlaf, Schwindel beim Umdrehen.

Calc wie auch Con haben gemeinsam die auffälligen Symptome „Stirnkopfschmerzen nach Schlaf" und „Schwindel beim Drehen".

Ein riesengroßes Schlüsselsymptom von Con ist der Schwindel beim Drehen, das ist sehr typisch für Con, weniger charakteristisch für Calc, das dieses Symptom ebenfalls aufweist. Außerdem findet sich im Repertorium nur Con als einziges Mittel unter „Schwäche durch Fluor".

Was an einem jeden Fall wichtig ist: Schauen, was ist ungewöhnlich, was ist eigentümlich für eine Arznei. Solche Symptome müssen von den übrigen hervorgehoben werden.

C

Corallium rubrum = Cor-r

Familie Corallinae, Unterordnung Gorgoniaceae (rote Koralle, Edelkoralle). Man verwendet das Kalkgerüst der Koralle.

Verdrießlicher, schlecht gelaunter Mensch, beklagt sich viel; zankt bei seinen Schmerzen und flucht über seine Schmerzen. Eignet sich gut bei nervösen Personen.

Hat Verlangen nach sauren und gesalzenen Speisen.

Ihm ist zu heiß, wenn bedeckt, fröstelt beim Aufdecken. Schläft mit dem Kopf unter der Bettdecke.

Im Kopf Vergrößerungsgefühl; Leeregefühl. Bei Kopfschmerzen *Gefühl als würden die Knochen auseinandergetrieben.*

Profuse Schleimsekretion aus den hinteren Nasengängen zwingt zum häufigen Räuspern. Eingeatmete Luft fühlt sich kalt an. Hat *schmerzhafte Nasengeschwüre* mit Knochenaffektionen, *dabei*

Empfinden, als würden die Nasenknochen auseinandergetrieben.
Gefühl als würde kalte Luft den Kopf durchpusten.
Sehr empfindlicher Hals; **beim tiefen Einatmen Empfinden, als sei die Luft eiskalt,** *dabei Hustenneigung; inspiratorischer Stridor; Mittel auch bei Keuchhusten.* Tagsüber kurzdauernder bellender Husten, zur Nacht heftige spastische Hustenanfälle. *Beim Husten wird der Patient purpurrot und evtl. schwarz im Gesicht.* **Hustenanfälle, bei denen die hustenfreien Intervalle so kurz werden, daß ein Anfall fast in den neuen übergeht** („Maschinengewehrhusten").

Die Nahrung schmeckt wie Sägemehl, Brot schmeckt wie Stroh, Bier schmeckt süß. *Nach dem Essen heiße Wangen und heiße Stirn bei kalten Füßen.*

Hat *rote,* flache *Geschwüre auf der Glans penis und unter der Vorhaut* mit eitrigem Ausfluß. Die *Geschwüre sind sehr berührungsempfindlich,* bluten gelegentlich. Berührungsempfindliche Schanker auf Penis und Hoden, sie *sind korallenrot.* Röte, Schwellung und Empfindlichkeit von Glans und Vorhaut. Hat profuse Genitalschweiße.

Die *Haut zeigt sehr rote Geschwüre,* meist auf den Drüsen lokalisiert. Hat kupferfarbene Flecken auf der Haut, oder glatte und tiefrote Flecken, die hin nach kupferner Farbe wechseln. Psoriasis an Fußsohlen und Handflächen.

< **durch tiefes Einatmen,** frische Luft, nach Essen, durch Berührung, nachts
> durch Bedecken.

Kurze Zusammenfassung

Verlangen nach Saurem, nach Salzigem. Räuspert sich viel wegen profusen Schleimes aus den hinteren Nasengängen. Eingeatmete Luft fühlt sich kalt an. Schmerzhafte Nasengeschwüre. Hustenanfälle mit kaum hustenfreien Intervallen. Dunkelrotes oder schwarzes Gesicht beim Husten. < tiefes Einatmen. > durch Bedecken.

Crataegus oxyacantha = Crat

Familie Rosaceae (Weißdorn). Verwendet werden die reifen Früchte für die Essenz.

Ein Herzmittel, der Patient ist schwach und erschöpft. Manchmal wird er plötzlich schwach.
Ist reizbar, verdrießlich, niedergeschlagen, verzweifelt.

Man findet einen hohen Arteriendruck. Aortensklerose.

Hat *extreme Dyspnoe bei Anstrengung. Generalisierte Anasarka.* **Diabetes mellitus, besonders bei Kindern.** Husten mit Auswurf. Unregelmäßige Atmung.

Herzschwäche mit Beengungsgefühl, mit Stichen, kann nicht schlafen. Dyspnoe bei Herzinsuffizienz. *Große Herzdilatation. Angina pectoris. Myocarditis, Herzklappenfehler. Ödeme durch Herzinsuffizienz.*

Hat Schmerzen unter der linken Scapula und unter rechtem Schlüsselbein.

Die Finger und Zehen sind blau. Hat Blutungen aus den Därmen.
Haut: Brennende Ausschläge an Nakken, Axillen und Kinn, < durch Schwitzen und > durch Waschen.

< warme Räume, *geringste Anstrengung,* nachts
> Ruhe, Stille, frische Luft.

Kurze Zusammenfassung

Schwache, erschöpfte Patienten. Herzmittel. Hoher Blutdruck. Arteriosklerose. Extreme Dyspnoe bei Anstrengung. Herzinsuffizienz mit Brustenge, Stechen, Dyspnoe. Angina pectoris. Myokarditis. Klappenfehler. Ödeme durch Herzinsuffizienz. < geringste Anstrengung.

Crocus sativus = Croc

Familie Iridaceae (Safran). Tinktur aus getrockneten Blütennarben.

Drei Charakteristika, die nach dem Mittel schreien, wenn man sie antrifft:

- *Blutungen aus verschiedenen Körperteilen (Nase, Uterus usw.). Dabei ist das Blut schwarz, zäh und klumpig. Das Blut hängt in schwarzen Fäden aus den Körperöffnungen.*
- *Empfinden, als ob etwas Lebendiges im Abdomen oder in der Brust ist (fixe Idee oder tatsächlich).*
- *Gemüt: Schneller Wechsel von heftigem Zorn mit Reue; oder Lachen schnell gefolgt von Tränen.*

Hysteriemittel. Unkontrolliertes Lachen, hysterisches Lachen. **Für Menschen, die immer lachen müssen, wenn sie einen ansehen oder wenn man mit ihnen spricht. Sehr wechselhaftes Temperament.** Nicht selten: *Springen, Lachen, Tanzen und Pfeifen. Wünscht jeden zu küssen.* Abwechselnd freundlich oder depressiv. *Sie mißbraucht ihre Freunde, dann kommt die Reue.*
Singt im Schlaf.

Ist empfindlich gegen Musik. Verlangen nach frischer Luft. Hat großen Durst auf kalte Getränke. Appetitlos mit Völlegefühl.
Das Mittel wirkt besonders gut bei Frauen und bei hysterischen Männern.

Hat einen widerlich säuerlichen oder süßen Mundgeschmack.
Schmerzhafte Eiterungen an verletzten Körperteilen; alte vernarbte Wunden brechen auf und eitern.

Tumore mit Geschwüren und dem charakteristischen Bluten. *Hat Krebsbezug.*

Schwäche und Herzklopfen beim Treppenhochsteigen (Ars, Calc, Phos).
Haut: Prickeln, Jucken, Kribbeln. Scharlachrote Haut am ganzen Körper oder in Flecken.
Hat Schwindel mit Schwäche. Empfindung von Kälte im Rücken. Spastische Kontraktionen und Zuckungen einzelner Muskeln. Bei obstipierten Kindern.

< Fasten, abends und nachts, bei Neu- und Vollmond, Anstarren eines Gegenstandes, in der Schwangerschaft, in heißem Zimmer, bei heißem Wetter, vor dem Frühstück

> durch Gähnen (hat Verlangen einen tiefen Atemzug zu tun).
> im Freien, nach dem Frühstück.

Kurze Zusammenfassung

Blutungsneigung. Blut schwarz, zäh, klumpig, hängt in Fäden. Empfindung als ob etwas Lebendes in Abdomen oder Brust. Schneller Wechsel von heftigem Zorn gefolgt von Reue; Lachen gefolgt von Weinen. Hysteriemittel. Sehr wechselhaftes Gemüt. Bei Verletzungen schmerzhafte Eiterungen. Alte Wunden eitern wieder. Geschwüre, Tumoren, Krebs. < Fasten, Hitze.

C

Crotalus horridus = Crot-h

Crotalus Cascavella. Familie Crotalidae (südamerikanische Klapperschlange). Verwendung findet das Gift der Oberkieferdrüsensäcke.

Dieses Schlangengift *wirkt mehr rechts* (Lach mehr links).

Ist weinerlich, Hat wehleidige Sprache. Schlechtes Gedächtnis: kann sich nicht korrekt ausdrücken. Stottern. Macht Fehler beim Schreiben. Ist schüchtern. Befürchtet Schlimmes. Traurig, melancholisch. Die Gedanken verweilen beim Tod. Hat Abneigung gegen seine Familie. Ist reizbar und mürrisch. Ängstlich und *überaus empfindlich.*
Ungeduld. Geschwätzigkeit, evtl. mit dem Wunsch zu entfliehen. Delirium. **Bei chronischen Alkoholikern.**

Gut auch bei bösartigen Infektionen mit Hämorrhagien und schwerstem Kräfteverfall.
Leiden nach Schreck, nach Sonne.
Sie wird schnell müde bei geringster Anstrengung. **Die Schwäche kommt plötzlich, bei der geringsten Anstrengung.**
Sepsisneigung.

Ruft tiefen Nervenschock hervor mit totenähnlichem Kranksein, mit Zittern und mit großer Erschöpfung.
Kleiderdruck verschlimmert.

Die Zunge hängt heraus. Die Zunge ist scharlachrot oder braun, dabei stark geschwollen.

Hämorrhagien: Langsam sickernd, das Blut ist dabei dunkel und dünn. *Blutungen aus allen Körperöffnungen., besonders aus dem Pharynx, hat auch Oberflächenblutungen (Ekchymosen). Blutungen aus den Augen, Netzhautblutungen, aus den Poren, aus dem Zahnfleisch, dem Magen, der Lunge, dem Darm, dem Uterus. Nagelbettblutungen. Blutiger Schweiß. Eitriges und süßes Blut.*
Petechien, Gangrän. Bläuliche Hautflecken.
Ikterus.
Dunkle oder bläuliche Körperteile.

Nervensystem: Multiple Sklerose, amyotrophe Lateralsklerose, progessive Muskeldystrophie. Epilepsie mit Zittern der Glieder und mit Schaum vor dem Mund sowie mit heftigem Schreien.

Die Absonderungen riechen schimmlig. Hat generelles Brennen.

Erbrechen jeden Monat nach den Menses; kann nicht auf der rechten Seite oder auf dem Rücken liegen ohne dunkles, grünes Erbrechen. *Schwarzes Erbrechen.*
Die Diarrhoe ist schwarz, wie Kaffeesatz aussehend und stinkend, nicht geronnenes Blut.

< Liegen auf der rechten Seite, beim Einschlafen, im Frühling, morgens, beim Erwachen, abends, durch Erschütterung, Feuchtigkeit und Nässe, Alkohol
> Bewegung, Licht.

Kurze Zusammenfassung

Wirkt mehr rechts. Melancholisch- überempfindlich. Chronische Alkoholiker. Bei bösartigen Infekten mit Hämorrhagien und Kräfteverfall. Ist schnell erschöpft. Sepsisneigung. Kleiderdruck <. Hämorrhagien: Dunkles und dünnes Blut sickert langsam, kann aus allen Körperöffnungen bluten. Petechien; Gangrän. Schnell blaue Flecken. Muskeldystrophie, Lähmungen. < Liegen auf rechter Seite, morgens, Alkohol, Erschütterung. > Bewegung.

Cuprum metallicum = Cupr

(metallisches Kupfer)

Hat fixe Ideen. Ist griesgrämig, ängstlich. Hat manische Anfälle mit Beißen und Schlagen, gefolgt von Schwitzen. Beißen bei Konvulsionen. Wimmern. Krampfhaftes Lachen. Niedergeschlagenheit. Ruhelosigkeit. *Nachlassende geistige Fähigkeiten.* Ist reizbar, rachsüchtig, boshaft. Ist Körperlich wie seelisch überempfindlich.

Alte Männer, die sich nicht unterhalten können, ohne zu weinen. Weint in dem Augenblick, in dem er seine Rede beginnen soll.
Chronische Cupr-Menschen sind verschlossen.

Kinder haben Furcht vor Fremden, besonders während der Zahnung. *Furcht vor jedem, der sich ihm nähert. Meidet Menschen.*
Mentale und körperliche Erschöpfung durch Überanstrengung oder durch Schlafmangel. **Leiden durch Überanstrengung, durch Ärger, Schreck.**

Oft hellhaarige Personen.

Cupr ist das konvulsivstes Mittel der ganzen Materia medica. *Alles ist krampfig* (körperlich wie evtl. emotional). In der Krankengeschichte findet man immer wieder Krampfiges.

Unterdrückungen spielen bei Cupr eine nicht unwesentliche Rolle (Ausscheidungen, Hauteruptionen, emotionelle).

Tonisch- klonische Krämpfe, Epilepsie. Bei der Epilepsie findet man Speichelfluß, Zungenlähmung, *verzerrtes, blaues Gesicht. Die Aura beginnt in den Knien und steigt hoch.* Während des Anfalles sind die **Daumen in die Handfläche eingeschlagen. Heftige Krämpfe mit Schreien.** Bohrt den Kopf ins Kopfkissen. Konvulsionen durch Angst oder nach Beleidigungen. Ohnmacht.

Hat Krämpfe der Muskeln, der Waden, der Oberschenkel, *die betroffene Teile sind oft zu Knoten zusammengezogen.* Immer wieder **Zuckungen.**

Heftig **spastische Schmerzen** im Bauch. Cholera mit Krämpfen. **Koliken jeder Art.** Bauchkoliken *mit Hitze im Bauch.*

Große Übelkeit, Übelkeit mit Krämpfen. Übelkeit und Erbrechen bei den Menses, *Trinken von kaltem Wasser bessert.*

Keuchhusten: Konvulsives Stadium. Das Kind wird blaurot, zyanotisch, die Augen tränen.

Asthma bronchiale, *besonders dann, wenn die Anfälle kurz sind und durch spontanes Erbrechen unterbrochen werden.* Kann bei der Atemnot nichts in der Nähe des Mundes ertragen. Lautes Rasseln beim Atmen in der Brust. Schluckauf vor dem Asthmaanfall.

Beim Trinken läuft die Flüssigkeit mit lautem Gurgeln in den Magen.
Gefühl als werde kaltes Wasser über den Kopf geschüttet.
Eiseskälte des ganzen Körpers.
Heftige Nachgeburtsschmerzen besonders bei Frauen mit mehreren Geburten. Die Schmerzen beginnen plötzlich. Hat Lähmungen mehr der Beuger (Plb mehr Strecker). Cupr neigt zur Periodizität.

< **Berührung, Druck,** Kalte Luft, kalter Wind, nachts, bei Neumond, *nach Unterdrückung eines Ausschlages*
> **Trinken von kaltem Wasser,** durch Schwitzen.

Kurze Zusammenfassung

Meidet Menschen. Leiden durch Überanstrengung, Ärger, Schreck, nach unterdrückten Ausschlägen. Ist das konvulsivste Mittel der Materia medica. Alles ist krampfig. Hatte oder hat immer wieder irgendwelche Krämpfe. Epilepsie mit in die Handfläche eingeschlagene Daumen. Zuckungen, Spasmen. Koliken jeder Art. Übelkeit mit Krämpfen. Keuchhusten, Kind wird blaurot. Asthma. Eiseskälte des ganzen Körpers (aber Hitze im Unterbauch bei Bauchkoliken). Plötzliche Schmerzen. Periodizität. Wasser gleitet mit lautem Gurgeln in den Magen. < Berührung, Druck, Kälte, unterdrückte Ausschläge. > Trinken von kaltem Wasser.

Cyclamen europaeum = Cycl

Familie Primulaceae (Alpenveilchen). Verwendet wird der frische Wurzelstock mit Wurzeln.

Affiziert den Verdauungstrakt und die weiblichen Geschlechtsorgane. Anämische Peronen, *abgeneigt gegen Arbeit,* **schnell erschöpft.** Fürchtet frische Luft.
Phlegmatisches Temperament.
Folgen von Kummer oder Gewissensnöten, nicht ihre Pflicht getan zu haben.

Folgen von fetter Nahrung, besonders nach Schweinefleisch (Puls).

Ist schwerfällig, schläfrig und schlecht gelaunt. Ist widersprüchig. Reizbarkeit wechselt ab mit Glücksgefühlen. Stilles Weinen. Neigung zum Weinen (Puls). Ist tränenreich, brütet über vermeindlichem Kummer. Zimmer erscheint zu klein. Hat Verlangen nach Einsamkeit. Fixe Idee: Denkt sie ist allein und wird belästigt.

Cycl produziert Störungen im Sehen, oder Schwindel, zusammen mit Magen- oder Menstruationsstörungen.
Beim Schwindel scheinen sich die Gegenstände im Kreis zu drehen. < beim Gehen im Freien und > beim Sitzen im Zimmer.

Ist blaß, mit gestörten Menses und begleitet von Schwindel, Kopfschmerzen und schleierhafter Sicht.

Flackern vor den Augen. Sieht feurige Funken wie von verschiedenen Farben, sieht glitzernde Nadeln; sieht unzählige Sterne.

Hat Verlangen nach Sardinen, nach Limonade. *Abneigung gegen Brot und Butter* (Mag-c). **Abneigung gegen Fett.** Ist durstlos. *Den ganzen Tag über keinen Durst; dieser kehrt abends wieder, wenn das Gesicht und die Hände warm werden.* Appetitverlust nach Tee. *Ständiger Ekel vor Fleisch.* Sätte nach wenigen Bissen, Nahrung wird dann widerlich, übler Geschmack im Mund.

Schluckauf, in der Schwangerschaft.

Menses: Zu reichlich, zu früh, schwarz und klumpig, fühlt sich besser während des Mensesflusses. **Spärliche oder unterdrückte Menses mit Kopfschmerzen und Schwindel.**
Milch in den Brüsten nichtschwangerer Frauen.

Es finden sich Schmerzen um den Anus herum.
Druckschmerzen in dünnbedeckten Knochen. Stechende Schmerzen.

< Kälte, kaltes Wasser, abends, Stehen und Sitzen, frische Luft, vor Menses
> Bewegung, Laufen, warmes Zimmer, Limonade, bei Menses, Baden des affizierten Teiles.

Kurze Zusammenfassung

Anämisch, schnell erschöpft, phlegmatisch. Affiziert besonders den Verdauungstrakt und das weibliche Genitale. Folgen von fettem Essen. Abneigung gegen Fett. Oft Sehstörungen zusammen mit Magen- oder Mensesstörungen. Spärliche oder unterdrückte Menses mit Kopfschmerzen und Schwindel. Milch in Brüsten nichtschwangerer Frauen. < Kälte, frische Luft, vor Menses. > Bewegung, bei Menses.

Digitalis purpurea = Dig

Familie Scrophulariaceae (roter Fingerhut). Man verwendet die frischen Blätter, bevor die Blüte kommt.

Hat Angst und Unruhe. Angst, daß etwas Schlimmes passieren wird. **Will allein sein. Große Angst wie von beunruhigtem Gewissen.** *Schwieriges Denken, vergißt alles sehr schnell.* Kann sich zu nichts entschließen, ist ständig körperlich und geistig unruhig. Nachts Furcht vor dem Ersticken. Tiefe Melancholie vor dem Schlaf. Hat schreckliche Träume; träumt vom Fallen.
Hat ein bläuliches Gesicht.

Schlaffheit und hochgradige Erschöpfung. Ohnmacht bei kleinstem Anlaß, bei

Bewegung. Will flach liegen mit tiefgelagertem Kopf.

Typisch: Langsamer, unregelmäßiger Puls; langsam am Anfang, kann später beschleunigt sein, lt. Kent *muß* anfangs der Puls langsam gewesen sein, sonst hilft Dig nicht.
Typisch: Gestaute und vergrößerte Leber, schmerzhaft, empfindliche Leberregion. Ikterus.
Typisch: Vernichtungsgefühl im Magen, nicht gebessert durch Essen; oft bei Herzleiden zusammen mit Ruhelosigkeit.

D

Großer Appetitverlust, ständig großer Durst mit trockenen Lippen.

Alles beginnt im Magen mit schrecklichem Schwächegefühl. Übelkeit mit tödlichem Vernichtungsgefühl, ausgelöst durch den Geruch von Speisen (Colch). Übelkeit gebessert durch Essen, aber das Vernichtungsgefühl, das Elendsgefühl bleibt.

Hat Erstickungsgefühl sofort nach dem Hinlegen. Beim Einschlafen versagt die Atmung, der Patient erwacht durch krampfiges Atmen. Schrickt aus dem Schlaf hoch, glaubte daß er aus großer Höhe fiele (Carb-v, Lach, Phos).

Der Puls ist schwach, die geringste Bewegung verursacht Angst und Herzklopfen. Schon durch Kopfdrehen wird der Puls schnell und flatternd, das Herz scheint stillstehen zu wollen. Puls langsamer als der Herzschlag. **Puls ausetzend jeden 3., 5., 7. Schlag.**
Fühlt bei jeder Bewegung Flattern im ganzen Körper. Herzklopfen bei Kummer. Gefühl als wollte der Puls aufhören, als wollte das Herz stehenbleiben.

Bei Mitralklappenfehlern, bei Herzinsuffizienz.

Hat Wassersucht mit Harnverhaltung. Husten und vikariierende Menses nach unterdrückter Regel.
Husten, der vom Herzen ausgeht. Husten nach Sprechen, Gehen, kalten Getränken, Vornüberbeugen. Hat unregelmäßige, mühsame Atmung. Ständiges Verlangen einen tiefen Atemzug zu tun. Kann nur stoßweise atmen.

Träger Darm. Die Stühle sind hellgrau wie Kitt, weißlicher Stuhl wie Kalk, dabei Bradycardie.
Ödeme infolge der Herzinsuffizienz.
Alte Fälle von Prostatahypertrophie mit beständigem quälendem Harndrang bei Patienten, die evtl. schon jahrelang den Urin über einen Katheter lassen.

< aufrechtes Sitzen, nach Mahlzeiten, Musik

> wenn der Magen leer ist, in frischer Luft.

Kurze Zusammenfassung

Will allein sein. Gewissensängste. Starke Erschöpfung. Appetitverlust und großer Durst. Typisch: Langsamer, unregelmäßiger Puls (bzw. er war zu Beginn des Leidens langsam). Puls aussetzend jeden 3., 5., 7. Schlag. Herzinsuffizienz. Mitralklappenfehler. Dyspnoe bei Herzinsuffizienz. Kardiales Asthma. Ödeme infolge von Herzinsuffizienz. Leberstau. Vernichtungsgefühl im Magen.

< aufrechtes Sitzen, nach Essen.

> bei leerem Magen, in frischer Luft.

Fall 24

In der Ferne wohnender 77-jähriger Patient, bisher stabil unter Staph, ruft mich an, weil ihm sehr schwindlig ist. Bei einem Schwindelanfall ist er umgefallen. Auf Nachfrage: Puls langsam (60/min), unregelmäßig, schwach.

(Eigener Fall)

Repertorisationssymptome: Schwindel alter Menschen, Schwindel mit Fallen (Dig einziges Mittel!)

Dig war das Mittel. Der Patient lag noch einen Tag im Bett (wegen Schwindels), danach war alles wieder gut (kein Schwindel mehr, Puls 75/min).

Empfohlen hatte ich, ein EKG machen zu lassen. Als der Hausarzt dann bei dem Patienten vorbeischaute, fragte dieser natürlich, was denn bisher an Arzneien gegeben wurde. Die Ehefrau des Patienten erwähnte das homöopathisch applizierte Dig, worauf der Allopath nur den Kopf schüttelte über diese so scheinbar unsinnige Verordnung („Digitalis macht den Puls noch langsamer"). Ja in der Allopathie, werter Herr Kollege, nicht in der Homöopathie, da ist der langsame Puls mittelweisend.

D

Drosera rotundifolia = Dros

Familie Droseraceae (Sonnentau). Verwendung findet die blühende, frische Pflanze.

Furcht vor der Nacht und vor Geistern. Furcht vor dem Alleinsein. **Großes Mißtrauen,** auch gegen die besten Freunde. Ist griesgrämig. Reizbar bei Kleinigkeiten. *Hat Angst mit Hitzewallungen.* Schwindel beim Gehen im Freien mit der Neigung nach links zu fallen.
Hat Leiden infolge von Kummer.

Mangel an Lebenswärme, aber Hitze verschlimmert. *Hat linksseitige Kälte.* Das Mittel wirkt vermehrt rechts.

Großes Husten-Keuchhustenmittel. *Husten sofort nach dem Niederlegen. Muß beim Husten die Brust, den Oberbauch halten.* **Sehr tief klingender Husten.** *Keuchhusten mit Konstriktionsgefühlen in Brust und Oberbauch.* **Der Husten ist sehr heiser.** Husten nach Masern. Bellender Husten. **Spastischer Husten mit Würgen und Erbrechen.**
Hat heftige Stiche in der Brust beim Niesen oder Husten, muß sie mit den Händen halten um Besserung zu bekommen (Bry).
Rasch aufeinanderfolgende Hustenanfälle mit Erstickungsgefahr. Erbrechen nach dem Hustenanfall. **Bluten aus Nase und Mund bei den Hustenattacken.** Husten durch Kitzel in der Kehle ausgelöst.
Ist sehr erschöpft nach den Hustenanfällen. Laryngitis bei Rednern. Gelber Ausfluß, zäher Schleim.

Hat Kälte der linken Gesichtshälfte mit trockener Hitze und stechenden Schmerzen der rechten Hälfte.

Ist durstlos im Fieber. Im Fieberstadium fließt profus wässriger Speichel aus dem Mund.

Ihm ist immer zu kalt im Bett. Lähmendes Gefühl der Glieder. Hat blutige Diarrhoen. Tuberkulöse Knochenaffektionen. Die Glieder auf denen er liegt fühlen sich wund an, als ob das Bett zu hart wäre. Lt. Hahnemann soll das Mittel auf keinen Fall zu früh wiederholt werden wegen der Gefahr der Verschlimmerung, auf keinen Fall nach jedem Hustenanfall! Dros wirkt relativ träge.

< **nach Mitternacht, beim Liegen, in Bettwärme,** Trinken, Lachen
> durch Bewegung.

Kurze Zusammenfassung

Mißtrauisch. Husten-Keuchhusten. Husten: Tiefklingend, spastisch, heiser, mit Würgen und Erbrechen, mit Stichen in der Brust (muß sie mit den Händen halten). Bluten aus Mund und Nase beim Husten.

< nach Mitternacht, im Liegen, in Bettwärme.
> Bewegung.

D

Dulcamara = Dulc

Solanum Dulcamara. Familie Solanaceae (Bittersüß). Essenz aus frischen Trieben und Blättern der Blüte.

Oft bei blonden oder rothaarigen Personen mit sommersprossiger Haut, zur **Fettsucht** neigend. Man sieht *mentale Verwirrung, er findet nicht die richtigen Worte. Niedergeschlagenheit. Ist streitsüchtig, reizbar; leicht verärgert. Bei hastigen, hektischen Menschen.*

Heiße Tage und kalte Nächte (bes. im Herbst) sind ideale Voraussetzungen für Dulc-Beschwerden. Beschwerden infolge von Durchnässung. *Beschwerden infolge von* feuchtem, *kaltem Wetter.* Frostige Menschen mit dem Verlangen nach kalten Getränken.

Oft Erkältungen, häufig begleitet von urtikariellen Hautausschlägen. Ist im Fieber durstlos. Herpes nach unterdrückten Hautkrankheiten. Hautausschläge hervorgerufen oder verschlimmert durch Kälte.

Rheumatische Erkrankungen, *Gesichtsneuralgien.* Hautausschläge und rheumatische Erkrankungen wechseln mit Diarrhoe.

Erkältungen mit Durchfallneigung. **Herbstdiarrhoe** (hier sind die Nächte oft feuchtkalt), oft begleitet von Schmerzen um die Nabelgegend herum. Schneidender Schmerz am Nabel, danach schmerzhafter und grünschleimiger Stuhl < durch trübes Wetter.

Hat Ptosis. Eiskalte Hände und Füße.

Harnwegskatarrh bei großen Kindern mit milchigem Urin; vom Waten mit den bloßen Füßen in kaltem Wasser. Unfreiwillige Urinabgänge.

Verlegung der Atemwege durch Schleim. Sprechen schwierig. **Asthma bei feuchtem Wetter** (Nat-s).

Exsudative Hautausschläge meist zusammen mit Drüsenschwellungen. Nesselartige Hautausschläge. *Ausschläge vor und bei der Regel.* Milchschorf. Im Gesicht und an den Schläfen gelblichbraune Krusten. Fissuren im Gesicht und an den Händen.

Ziehen in den Gliedern, *Hydropsie* nach Kälteeinfluß. Aber auch Hydropsie nach unterdrücktem Schweiß oder unterdrückten Hautausschlägen.

Drüsenschwellungen mit Verhärtung. Trockene und juckende Haut. Tinea capitis. Milchschorf. Flechtenartige Hautausschläge.
Augenjucken in Kälte.
Hat einseitige Spasmen mit Sprachlosigkeit.

< **nach feuchtem, kaltem Wetter, Kälte, Wechsel von heiß nach kalt,** nachts
> Wärme, *Bewegung* (aber: Urtikaria > durch Kälte).

Kurze Zusammenfassung

Zur Fettsucht neigend. Beschwerden infolge von Durchnässung, bei heißen Tagen und kalten Nächten. Frostige Menschen mit Verlangen nach kalten Getränken. Oft Erkältungen, nicht selten mit Urtikaria zusammen. Rheuma. Gesichtsneuralgien. Herbstdiarrhoen. Asthma bei feuchtem Wetter. Exsudative Hautausschläge. < nach feuchtem, kaltem Wetter, Kälte, Wechsel von heiß nach kalt. > Wärme, Bewegung.

Echinacea angustifolia = Echi

Familie Compositae (schmalblättrige Kegelblume). Echinacea purpurea wirkt ähnlich. Verwendung findet die ganze blühende Pflanze einschließlich der Wurzel.

Septische Zustände; Blutvergiftung. *Nach Tiergiften. Folgen von anhaltenden Fieberschüben, von Anstrengung, von Unterkühlung.* Bei Milzbrand.

Erträgt keinen Widerspruch; wird leicht ärgerlich, wenn man ihn verbessert. Ist depressiv oder mürrisch **Viel Müdigkeit.** *Alles ist langsam.* Hat Träume von Schwierigkeiten, von Streitigkeiten.

Ist blaß, kalt, feucht, fiebrig, erschöpft. Schwäche und Müdigkeit mit Muskelschmerzen.
Akute Entzündungen, Erysipel, Lymphangitis. Gangrän. Im letzten Schmerzstadium von Krebs. Hat faulige Ausflüsse.

Kopfschmerzen mit Gesichtsröte. Nase als ob ein Pflock darin wäre. Pfeffriger Geschmack im Mund, taube Zunge. Hat zugluftempfindliche Zähne.

Viel Übelkeit mit Frösteln.
Erbrechen: Sauer, blutig, kaffeesatzartig. Hat Blutfluß nach dem Stuhlgang. Nach Insektenstichen. Ulcus cruris älterer Menschen. Furunkelneigung. Schwarze Pusteln auf der Haut. Brennen unter dem linken Schulterblatt.
Schmerzen in der Brust, als ob ein Klumpen unter dem Sternum wäre.

< nach Verletzungen, nach Essen, Kälte, Anstrengung
> Liegen, Entspannung, Wärme.

Kurze Zusammenfassung

Septische Zustände. Nach Tiergiften. Folgen von anhaltenden Fieberschüben, von Anstrengung, von Unterkühlung. Ist müde, erschöpft, langsam. Viel Übelkeit und Frösteln. Ulcus cruris alter Menschen. Furunkelneigung. Schwarze Pusteln auf der Haut. < nach Verletzungen, Anstrengung, Kälte. > Wärme.

Eupatorium perfoliatum = Eup-per

Familie Compositae (Wasserhanf). Verwendung findet die über der Erde wachsende Pflanze zu Beginn der Blüte.

Leitende Charakteristika: Heftigste Schmerzen, Stechen und Reißen in den Knochen. Muskeln von der Brust und den Gliedern wie zerschlagen, mit Wundschmerz.

Grippemittel. Gichtmittel. Hat viele *Gallebeschwerden.*

Folgen von kalter Witterung, vom Aufenthalt in Sumpfgebieten, Folgen von Weintrinken. Das Mittel hat *Periodizität.*

Ist trübsinnig. Stöhnt bei Schmerzen.

Fieberfrost mit Übelkeit und ekzessivem Zittern. *Fieber mit Zerschlagenheitsgefühl* sowie als wollte der Rücken zerbrechen. Kälteschauer von Kopf bis Fuß. Hat **heftigste Kopfschmerzen im Fieber.** *Pulsieren und Wundheitsgefühl im Hinterkopf.* Heftigste Kopfschmerzen jeden 3. oder jeden 7. Tag. Oft klopfende Kopfschmerzen.
Schmerzhaft wunde Augäpfel. Lidrandentzündungen.
Viel Übelkeit bei den Beschwerden.

Die Zunge ist dickgelb belegt; bitterer Geschmack; Risse an den Lippenrändern. Hat viel Durst. *Vor dem Erbrechen immer Durst.* **Durst auf kaltes Wasser.**

Husten < nachts, Heiserkeit < morgens. Hustenschmerzen > durch Liegen auf den Knien und Händen. Wunde Atemwege < bei Inspiration.
Galliges Erbrechen.

Hat Verlangen nach Eiscreme und nach sauren Getränken.

Stühle grünwässrig oder weißlich; hat Krämpfe bei der Stuhlentleerung. Oft obstipiert bei Leberschmerzen.
Viele Rückenschmerzen; gichtige Gelenkschmerzen. Die Gliederknochen sind wie verrenkt, besonders in den Armen und Handgelenken.

Sehr gut bei kachektischer Kondition hervorgerufen durch galliges oder intermittierendes Fieber.

< kalte Luft, 7–9 Uhr a.m., 3. oder 4. Tag, Bewegung, Geruch oder Sicht von Speisen
> Erbrechen von Galle, Schwitzen, Unterhaltung, Liegen auf dem Gesicht.

Kurze Zusammenfassung

Heftige Schmerzen in den Knochen. Glieder- und Brustmuskeln wie zerschlagen. Bei Grippe. Fieber mit Zerschlagenheitsgefühl. Heftigste Kopfschmerzen bei Fieber. Pulsieren im Occiput. Schmerzhaft wunde Augäpfel. Durst auf kaltes Wasser.

Vor Erbrechen immer Durst. < kalte Luft, Bewegung, Geruch und Sicht von Speisen.

Euphrasia officinalis = Euphr

Familie Scophulariaceae (Augentrost). Verwendung findet die ganze frische, blühende Pflanze.

Paßt gut bei Katarrhen mit und ohne Fieber, bei Influenza und bei Masern, bei Kopfschmerzen mit Schnupfen und Augensymptomen. Ist ein großes Heuschnupfenmittel.

Ist frostig und kann sich im Bett nicht erwärmen.
Hat katarrhische Kopfschmerzen **mit profus-wäßrigen Absonderungen aus den Augen und der Nase.**
Typische Augensymptome: *Konjunktivitis mit massiver,* **scharf-wäßriger** Absonderung mit und ohne Schnupfen. Schneidende Augenschmerzen in den Kopf ausstrahlend. Druckgefühl in den Augen. Trockenheit, Brennen, Reißen, heftiges Jucken der Augen. Gerötete und geschwollene Konjunktiven, schmerzhaft, durchzogen mit erweiterten Gefäßen, enge Pupillen. Ist *lichtscheu, zwinkert oft.* Entzündungen *aller* Gewebe der Augen sind möglich. Hornhautgeschwüre, Pusteln auf der Hornhaut. Hornhauttrübungen nach Verletzung.
Immer wieder **typisch ist der scharfe Tränenfluß.** Rote und geschwollene Lidränder, die brennen und jucken. *Hat heiße Tränen. Tränenfluß beim Husten und im Wind.* Feiner Ausschlag um die Augen herum mit Lidödemen. Hat Niesen mit Fließschnupfen, **aus der Nase reichlich milde (!) Absonderungen im Gegensatz zu dem scharfen Tränenfluß.**

Schnupfen < nachts im Liegen; Husten < tags und besser durch Liegen. Reichliche Bronchialabsonderungen mit lockerem Husten, die tiefe Inspiration ist erschwert. *Erschwerte Atmung* > nachts im Liegen und < morgens beim Umhergehen.

Augenschmerzen und Schnupfen < in frischer Luft. Wind verursacht Fließschnupfen. Kalte Luft und Wind verursachen starken Tränenfluß.
Fieberhitze meist tagsüber mit rotem Gesicht und kalten Händen. Die Hitze erstreckt sich von oben nach unten (Bell).

Schweiß auf der Körpervorderseite, evtl. stinkender Schweiß.
Masernähnlicher Ausschlag mit Fieber und brennenden Tränen.

< abends, im Zimmer, in Wärme, Licht, Wind
> durch Kaffee, im Dunkeln.

Kurze Zusammenfassung

Katarrhe mit und ohne Fieber. Ist frostig, wird auch im Bett nicht warm. Katarrhische Kopfschmerzen mit profus-wäßrigen Absonderungen aus Augen und Nase. Scharfe Augenabsonderungen, milde aus der Nase. Bei Heuschnupfen. Niesen mit Fließschnupfen. < Wärme, Wind.

Ferrum metallicum = Ferr

(metallisches Eisen, Fe)

Paßt gut auf Personen von sanguinischem, cholerischem Temperament; ist unfreundlich, streitsüchtig; **leicht erregt.** *Geringster Widerspruch ruft Zorn hervor.*

Bei schwachen und zarten Frauen.

Ist blaß, anämisch, schwächlich. Gesichtsröte bei der geringsten Erregung, bei Schmerzen. Folgen von Blutungen.

Rote Körperteile werden weiß (Lippen, Gesicht, Zunge). *Verlangen sich zu bewegen.* Abmagerung.

Die Schleimhautblässe ist typisch, hat **Fuß- und Beinödeme,** Atembeklemmung und Herzklopfen. *Herzklopfen und Dyspnoe in Ruhe.* Arrhythmien.

Blutungsneigung, hellrotes Blut, gerinnt schnell. Blutspucken. *Konvulsionen verursacht durch Blutungen.*

In der Regel ist der Kopf heiß, die Extremitäten sind kalt. Kopfschmerzen mit kalten Füßen. **Hämmernde Kopfschmerzen.** Abneigung gegen Trinken bei Kopfschmerzen.

Im Fieberfrost ist das Gesicht rot bei gleichzeitigem Durst.
Erbrechen ohne Vorboten.

Heißhunger wechselt mit Appetitlosigkeit. Verlangen nach Brot, Butter, Fleisch, Fleisch wird aber nicht vertragen. Abneigung gegen Eier (werden nicht vertragen → Diarrhoen). Abneigung gegen Fett (wird erbrochen).

Diarrhoen bei der Zahnung, nach kalten Getränken. **Hat den Wunsch Stuhl zu lassen, sobald etwas den Magen berührt.**

Rheumatischer Schmerz des linken Deltamuskels. *Rheumatische Leiden.*

Weiteres: Hat Varizen, Auftreibung von Blutgefäßen, Schwellungen. **Menses zu früh und zu profus.** Hyperästhesie der Haut mit brennenden Schmerzen, besonders auf Daumen und den Zehenrücken. Ist sehr geräuschempfindlich. Profus anhaltender Schweiß, ist klamm und kalt zur Nacht,

< nachts, *bei ruhigem Liegen,* bei Schweiß, im Winter
> **langsames Gehen,** leichte Bewegung, nach Aufstehen, im Sommer.

Kurze Zusammenfassung

Sanguinisches Temperament. Blässe. Schleimhautblässe! Rote Körperteile werden weiß. Anämisch-schwächlich! Gesichtsröte bei geringster Erregung. Dyspnoe und Herzklopfen in Ruhe. Blutungsneigung (hellrotes Blut). Konvulsionen nach Blutungen. Hämmernde Kopfschmerzen. Rheuma (bes. linker Deltamuskel). Heißhunger wechselt mit Appetitlosigkeit. Hat Verlangen sich zu bewegen. < ruhiges Liegen, im Winter. > langsames Gehen, im Sommer.

Ferrum phosphoricum = Ferr-p

(Eisenphosphat, Ferriphosphat, $FePO_4$)

Man findet viel Unzufriedenheit. Wechselhafte Laune. **Große Schwäche,** will sich hinlegen. Ruhelosigkeit. Viele Ängste (Phos-Anteil des Mittels), z. B. *Angst um die Zukunft, Furcht vor dem Tod,* vor Unglück, vor schlimmen Ereignissen, vor Menschen. Furcht vor allem möglichen. Hat Abneigung gegen die Gesellschaft, es geht ihr besser wenn sie allein ist. **Sie ist sehr schnell erregt. Nervös. Vergeßlich, schwaches Gedächtnis.** *Sehr lärmempfindlich; errötet leicht* (Ferr).

Viele Beschwerden sind oft schlimmer in der Ruhe, besonders in Bettruhe. Ist überempfindlich gegen Schmerzen. *Hat Durst auf große Mengen.*
Beschwerden nach Muskelanstrengungen, Verstauchungen, Verrenkungen. *Nach unterdrücktem Schweiß. Pubertätsbeschwerden.*

Ist anämisch-blaß. Hat *Blutwallungen zum Kopf* oder zu verschiedenen Organen. Zerschlagenheitsgefühl kongestionierter Körperteile. Taubheit leidender Teile.

Blutungsneigung, das Blut ist hellrot. Bluterbrechen, Hämoptysen. *Nasenbluten bei Kindern.* Bronchitis kleiner Kinder. Ist kälteempfindlich, erkältet sich oft.

Rheumatischer *Schmerz der rechten Schulter*. Das Rheuma befällt ein Gelenk nach dem anderen. Geschwollene, heiße und schmerzhafte Hände.

Trockener und schmerzhafter *Husten, oft mit unwillkürlichem Harnabgang.*
Sie hat trockene und heiße Vaginalschleimhäute.
Zu enge Kleider werden nicht ertragen, geblähtes Abdomen.
Hat Herzklopfen mit schnellem Puls, der Puls ist weich.

Gut am Anfang fieberhafter Zustände und Entzündungen, besonders bei Katarrhen der Atemwege. Fieber ohne nennenswerte Symptome.

< nachts, gegen 4 Uhr a.m., kalte Luft, bei *schneller Bewegung,* Berührung, Erschütterung
> **bei langsamer Bewegung** (Ferr, Puls), kalte Anwendungen.

Kurze Zusammenfassung:

Viele Ängste. Furcht vor der Zukunft. Ist schnell erregt. Große Schwäche. Nach Anstrengung, nach Verrenkungen, nach unterdrücktem Schweiß. Pubertätsbeschwerden. Errötet leicht. Lärmempfindlichkeit. Blutungsneigung. Rheuma (besonders die rechte Schulter). Zu Beginn fieberhafter Zustände. Fieber ohne Symptome.

< schnelle Bewegung.
> langsame Bewegung.

Fluoricum acidum = Fl-ac

(Fluorwasserstoffsäure, Flußsäure). Durch Destillation von feinpulvrigem, reinen Fluorspat (Calciumfluorid) mit schwefliger Säure hergestellt.

Hat *zerstörende Wirkung.* Produziert langsam zerstörende Prozesse. Eignet sich besonders gut bei Leiden alter Menschen oder bei Frühgeborenen. Bei blassen, kachektischen und geschwächten Personen.

Er fühlt sich immer zu heiß, *möchte in kaltem Wasser baden. Hat Drang sich immerzu zu bewegen,* **Impuls zum Schnelllaufen.**

Abneigung bzw. Gleichgültigkeit gegen die eigene Familie, gegen geliebte Personen, aber zeigt Interesse an Fremden und führt mit diesen freundliche Konversationen.
Er ist *überaus heiter*, ist unfähig irgendeine Verantwortung zu erkennen.
Er ist sehr lüstern, flirtet gerne mit jeder Frau, die sich in seiner Nähe befindet. Sehr lebenslustiger Typ. *Gesteigertes sexuelles Verlangen.* („Der Typ, der fünf Freundinnen gleichzeitig hat"). Ist optimistisch, unterhaltsam, spaßig.

Hat Abneigung gegen Kaffee. Verlangen nach scharfen und gewürzten Speisen. Verlangen nach kaltem Wasser. Warme Getränke und Lachs verursachen Diarrhoe.

Man findet *Knochenkaries*, besonders der langen Knochen. Geschwüre. Exostosen. Geschwüre über der Tibia. Wundliegen. *Varicosis* (Mund, Zunge, Beine). *Haarausfall fleckweise.*
Hat Taubheit der Teile, auf denen nicht gelegen wird.

Die *Ausflüsse sind dünn, scharf* und faulig oder salzig, rufen Jucken hervor. Hat Ödeme. Nagelgeschwüre. Spinalaffektionen. Struma.

Die *Gewebe sind aufgedunsen*, verhärtet, evtl. mit Fisteln. Wiederaufbrechen alter Narben. Narbenkeloide.

Die Zähne werden schnell schlecht, verfaulen, besonders an den Wurzeln. *Spätes Zahnen bei Kindern.* Die Zähne fühlen sich warm an. Hat dünnen Zahnschmelz. Betäubende Kopfschmerzen > durch Urinlassen (Gels). Taubheit > durch Kopfzurückbeugen.

Hat nagenden Hunger, ißt ständig, Essen > vorübergehend. Sofort nach dem Essen satt (Lyc). Magensymptome besser durch enge Kleidung. Galliges Erbrechen bei geringsten Diätfehlern. Jucken-Brennen am Anus.

Bei Wassersucht nimmt die Urinmenge zu. Aszites durch Leberstörungen.
Brustbeklemmung > durch Rückwärtsbeugen.

Dauerhafte Röte der Hände, besonders der Palmarflächen. Hitze und Schweiß der Palmarflächen. Nagelmißbildungen. Wundheit zwischen den Zehen. Wunde Hühneraugen.

Weiterhin: Hydrozele, Varikozele, Schwellung von Hoden und Penis. Wundmachender Schweiß. Metrorrhagien bei Asthma. Hydrothorax. Die Brustwarzen sind rot und empfindlich, rissig. Tabes dorsalis zusammen mit starker sexueller Erregung. Heftige Schmerzen in den Nägeln. Decubitus. Die Narben werden rot

und jucken. Verbrennungen durch Röntgenstrahlen (X-ray).
Lt. Pierre Schmidt: Symptome rechts oben und links unten, Kent: umgekehrt.

< **Hitze,** nachts, Alkohol (bes. Rotwein), saure Nahrung

> **kalte Bäder, schnelle Bewegung,** kurzer Schlaf, Essen, Urinabgang.

Kurze Zusammenfassung

Destruktive Wirkung. Fühlt sich immer zu heiß, möchte in kaltem Wasser baden. Bewegungsdrang! Gleichgültig gegen geliebte Personen, Interesse an Fremden. Überaus lüstern. Fleckweiser Haarausfall. Knochenkaries. Varikosis. Gedunsene Gewebe; Wassersucht. Frühe Karies. Spätes Zahnen. Dauernde Röte der Hände, der Palmen. Nagelmißbildungen. Scharfe Absonderungen. < Hitze. > kalte Bäder, schnelle Bewegung.

Formica rufa = Form

Formica rufa L. Familie Formicaria (große rote Waldameise). Verwendet wird das ganze Insekt (zerquetschte Ameise).

Mürrisch, ängstlich, kann aber auch überglücklich sein, besonders nach Schmerz.

Bei plötzlich beginnenden Schmerzen, immer mit Unruhe. Gelenkrheuma, Gicht. Plötzlich einschießende Schmerzen von Ort zu Ort wechselnd.

Nicht selten Schwindel, alle Dinge scheinen sich zu bewegen.

Beschwerden sind schlimmer rechts. *Er schwitzt viel, erleichtert nicht.*

Hat *Polypen*, besonders in Nase und Ohr. Das rechte Ohr und die rechte Schläfe sind extrem sensibel. Die linke Gesichtshälfte ist wie gelähmt.
Husten mit Zuschnürungsgefühl schlimmer nachts- Asthma.
Hat diverse Augensymptome. Spasmus des rechten Oberlides.

Schmerz im Nacken, besonders beim Schließen des Kiefers oder beim Kauen. Viele **Wirbelsäulenbeschwerden** sieht man.

Schmerz vom Magen bis zum Scheitel. Ziehender Schmerz um den Nabel vor dem Stuhlgang. Hellschaumige Stühle.

Die Muskeln sind wie gedehnt → *Kontrakturen.* Schwäche der unteren Extremitäten. Folgen von Verheben, von unterdrücktem Fußschweiß.
Nach Apoplex, Gefühl dabei als sei das Gehirn zu schwer. Gefühl von platzender Blase im Kopf.

Weiterhin: Chronische Nephritis; TBC; heftig juckende und brennende Mückenstiche, *gerötete juckende und brennende Haut.* Urtikaria.

< Kälte, Nässe, Bewegung, vor Schneesturm

> Wärme, Druck, Reiben, nach Mitternacht.

Kurze Zusammenfassung

Plötzlich beginnende Schmerzen mit Unruhe. Gelenkrheuma. Schwitzt viel. Polypen (besonders in der Nase, im Ohr). Viele Wirbelsäulenbeschwerden. Kontrakturen. Rote juckende und brennende Haut. < Kälte, Bewegung. > Wärme, Druck.

Gambioga-garcinia morella = Gamb

Gummi Gutti. Garcinii hanburyi. Familie Guttiferae (Gummiharz). Man verwendet das durch Einschnitte in die Rinde gewonnene Harz.

Patienten mit viel Energie. Suizidneigung

Die Wirkung ist auf den Magen-Darm-Trakt beschränkt. **Gußartige Stühle, wäßrig. Plötzlicher Durchfall** mit galligen Stühlen. Tenesmen bei und nach dem Stuhl. Afterbrennen nach dem Stuhl. **Es kommt plötzlich „alles auf einmal" raus, danach große Erleichterung.**

Bei alten Menschen in heißem Wetter mit dem charakteristischen Durchfall und Erbrechen, dabei ohnmachtsartige Schwäche, aber auch bei Kindern, bei epidemischen Stadien.
Die Stühle sind blutig, wässrig, scharf-wundmachend, mit dunkelgrünem Schleim.

< abends und nachts.

Kurze Zusammenfassung

Angriff: Magen-Darm-Trakt. Wäßrige und gußartige Stühle. Plötzliche Diarrhoen. Nach Stuhl Erleichterung. Bei alten Menschen in heißem Wetter mit dem typischen Stuhl. < abends, nachts.

Gelsemium sempervirens = Gels

Familie Loganiaceae (gelber Jasmin, eine hohe Schlingpflanze). Aus frischem Wurzelstock gewonnene Tinktur.

Ist sehr nervös, sensibel und reizbar. Hat starkes Lampenfieber (Aufregungsdiarrhoen). Anderer Typ: Kopfkongestionen *mit rotem Gesicht, stumpfsinnig*, das Denken ist schwierig, Reden ist verwirrt. *Das Gesicht ist rot, die Körperoberfläche heiß.*

Möchte gehalten werden, damit er nicht zittert, schüttelt. Furcht zu fallen, greift nach etwas um sich festzuhalten. *Will allein sein.*

Leiden durch Erwartungsangst, Gefühlserregungen, nach schlechten Nachrichten.

Affiziert wird sehr stark das Nervensystem, **man sieht Entkräftung sowie Lähmungen** der verschiedensten Art. Hat **Schweregefühle im ganzen Körper. Zittern, oft begleitet von Erschöpfung. Erschlaffung, Lähmung, große Schwäche.** Koordinationsverlust, Muskeln verweigern den Willen.
Schwindel mit Diplopie, schleiriger Sicht, Sehverlust; Schwindel wie betrunken,

Schwindel beim Versuch sich zu bewegen.
Er denkt das Herz bleibt stehen, *wenn er sich nicht bewegt.*

Grippemittel, wenn die Symptome passen. Ist *durstlos im Fieber.* Hat **Kälteschauer am Rücken.** Fieberfrost besonders entlang der Wirbelsäule, die Frostschauer bewegen sich wellenartig hoch und runter.

Die Kopfschmerzen beginnen am Nacken und ziehen nach vorn zu den Augen und in die Stirn. Kopfschmerzen begleitet von Blindsein. **Kopfschmerzen, die zum Wahnsinn treiben.**
Die Augenlider sind schwer, fallen herab. Ptosis; Diplopie.

Hat Sommerdiarrhoen (plötzlich zu warm). *Diarrhoen nach emotionaler Erregung.*

Wenn sich der Muttermund nicht öffnet. Hat *Rückenschmerzen bei den Wehen,* **die Wehen ziehen nach oben, in den Rücken, nehmen falsche Richtung.** Gutes Mittel bei *heftigen Dysmenorrhoen,* typisch hierbei: Der Schmerz erstreckt sich bis in den Rücken oder zu den Hüften (besonders bei Dysmenorrhoen, wo die Schmerzen nervös bedingt sind).

Bradycardie; oft Hypertonie.

< Aufregung, bei Abwärtsbewegung, Sonnenwärme, feuchte Hitze, 9–10 Uhr a.m., Gewitter, Bewegung
> in frischer Luft, Stimulantien, *nach reichlichem Urinabgang.*

Kurze Zusammenfassung

Nervös, sensibel; oder stumpfsinnig mit rotem Gesicht. Lampenfieber. Beschwerden infolge von Gemütserregungen, von schlechten Nachrichten. Schwäche. Lähmungen. Schweregefühl im Körper. Zittern mit Erschöpfung. Schwindel. Denkt das Herz bleibt stehen, wenn er sich nicht bewegt. Grippemittel. Ist durstlos im Fieber. Kälteschauer am Rücken. Ptosis. Kopfschmerzen die zum Wahnsinn treiben. < Aufregung, Abwärtsbewegung, Sonnenwärme. > nach reichlichem Urinabgang.

Fall 25

Eine 26-jährige Frau litt während ihrer Kindheit und bis zum Eintritt der Menses an beständigem Kopfschmerz mit Schweregefühl. Nach Eintritt der Menses hatte sie Kopfschmerz nur zeitweilig und erfreute sich einer ziemlich guten Gesundheit bis vor 4 oder 5 Jahren, zu welcher Zeit sie von einem Räuber angefallen wurde und mehrere heftige Stichwunden im Gesichte und am behaarten Kopfe erhielt.
Der Schreck und die Verletzungen veranlassten eine heftige Krankheit, von der sie niemals völlig genass.
Status praesens: Die Kranke ist blond; Gesicht geröthet; Gesichtsausdruck etwas schwerfällig. Während der letzten 3 Jahre sind ihre Kopfschmerzen immer häufiger, heftiger und länger anhaltend aufgetreten. Sie ist ***beständig*** *mehr oder weniger schwindlig und hat ausgesprochenen Schwindel während der Kopfschmerzen.*
Während der letzten 6 Monate hat sich dieser Zustand bis auf einen gefährlichen

Grad verschlimmert und während der letzten 6 Wochen war ein heftiges Ohnmachtsgefühl zugegen, welches zunahm und mit dem Schwindel ein Gefühl von Unsicherheit veranlasste. Im Laufe des gegenwärtigen Monates verlor sie die Besinnung zweimal, weiss aber nicht, auf wie lange.
Appetit schlecht; geringer, weisser Zungenbelag; geringe Stuhlverstopfung; belästigendes Schwächegefühl im Magen mit einem Gefühle, als ob das Herz zu schlagen aufhören sollte. Das obere Augenlid hängt etwas herab. Während der Menses häufig heftige, spasmodische Schmerzen, besonders den 1. Tag. Puls 88, schwach, regelmässig.
***Gels.** → Völlige Heilung nach 3 Monaten.*
(Aus AHZ 1880 Bd. 100 No 2)

Dieser Fall ist „relativ" einfach. Wir haben eine schöne Kausa: Leiden nach seelischem Schock (kleine Rubrik im Repertorium, die eine gute Individualisierung zuläßt). Weiterhin finden sich hervorragende Schlüsselsymptome, die für Gels sprechen: Als ob das Herz aufhören wollte zu schlagen, als ob es stehenbleiben wollte (Symptom im Sinne des § 153 Organon), die herabhängenden Augenlider.
Das rote Gesicht (zu große Rubrik, um über dieses Symptom das Mittel finden zu können). Die herabhängenden Augenlider und auch die Schwäche findet man oft bei Krankheiten, die nach Gels verlangen.

G

Fall 26

Im vergangenen Sommer wurde ich des Nachts, so erzählt Dr. J.C. Guernsey, gerufen, um Frau H.N. meine Hilfe angedeihen zu lassen. Währenddem ich mit ihrem Mann dahinfuhr, drückte mir dieser seine Verzweiflung darüber aus, dass seine Frau bei jeder Geburt einen unsäglichen Schmerz in den Nieren empfindet. Man hatte schon zweimal bei der Entbindung Instrumente anwenden müssen, ungeachtet der intelligenten Behandlung eines geschickten homöopathischen Arztes; die dritte Entbindung, so fügte der Gatte hinzu, scheine dieselben Massregeln zu erfordern.
Bei meiner Ankunft war das Geburtsgeschäft schon ziemlich und sicherlich genügend fortgeschritten in Anbetracht des unerträglichen Schmerzes, von dem ich soeben gesprochen.
*Indem ich über die Ursache dieses Schmerzes nachdachte, erkannte ich meine charakteristische Indication des Gelsemium: **„Jeder Schmerzanfall zwingt zum Gradeaufrichten, aber statt sich gänzlich um den Unterleib und nach abwärts zu verbreiten, macht der Schmerz einen Umweg und wandert in den Rücken."***
*Bei den zwei vorhergehenden Entbindungen hatten die Schmerzen dieselben Eigenthümlichkeiten dargeboten und die Anwendung der Zange wurde nothwendig. Ich verschrieb **Gels** 30, in Lösung, einen Kaffeelöffel jede Viertelstunde. Nach zwei oder drei Gaben wurde der Charakter der Schmerzen so erträglich, dass ich mit dem Eingeben des Mittels innehalten liess. Zum Schlusse der vierten Stunde wurde zur großen Freude der Patientin und ihrer*

Familie ein hübscher dicker Junge geboren, ohne dass ein Instrument angewendet werden musste.
Ich habe constatirt, dass dasselbe Symptom sowohl bei der Dysmenorrhoe wie bei der Menopause, wenn dieselbe sich mit einer reichlichen Hämorhhagie complicirt, für ***Gels*** *charakteristisch ist.*
(The Hahnemann Monthly).
(Aus AHZ 1881 Bd. 102 No 3)

Dieser Fall ist deshalb so interessant, weil hier **nur ein wahlanzeigendes Symptom,** welches überaus charakteristisch ist für die Arznei, zur Verschreibung führte. Nur Gels als einziges Mittel finden wir unter der Rubrik „Wehenschmerzen erstrecken sich zum Rücken".
Hätte man alle Symptome, die man sehen kann, repertorisiert (z.B. Schreien bei Schmerzen, Gesichtsfarbe usw, usw), dann wäre man fürchterlich ins Schwimmen gekommen. Die überstarke Hauptbeschwerde muß von der Arznei abgedeckt werden, alle anderen Symptome genießen nicht so den hohen Stellenwert!

Glonoinum = Glon

(Nitroglycerin)

Die Symptome sind heftig und erscheinen plötzlich. Ist reizbar. *Große Mattigkeit* Hat Furcht vergiftet worden zu sein (Hyos). Abneigung gegen Sprechen. Er weist Kinder und Ehepartner zurück. *Ist verwirrt,* kann nicht sagen, wo er sich befindet, *bekannte Straßen sind ihm fremd.* Die Zeit vergeht zu langsam.

Bei Sonnenstich. Bei Apoplex.
Kann nichts auf dem Kopf ertragen, er hält den Kopf steif und gerade. Geht mit kleinen Schritten, da jede Erschütterung die Kopfschmerzen verschlimmert. Kopfschmerzen mit dem Gefühl, als ob sich das Gehirn in Wellen bewegt. **Kopfschmerzen durch Hitze.** Kopfschmerzen < durch den Kopf zurückbeugen und > in frischer Luft.
Blutandrang zum Kopf, oder abwechselnd Blutandrang zum Kopf und dann zum Herzen. Blutwallungen zum Kopf bei Schwangeren. Kopfschmerzen anstelle der Menstruation (immer ist dabei **typisch: Der rote, blutüberfüllte Kopf).** Gefühl als würde der Kopf größer und fülle sich dabei, als schaukle das Gehirn auf Wellen, synchron mit jedem Pulsschlag.

Die Augen sind injiziert, hervortretend, mit *wildem Blick* und dilatierten Pupillen. Als wären die Augen zu groß für die Augenhöhlen. Gegenstände tanzen vor den Augen bei jedem Pulsschlag.

Heftige Herzaktionen, hat ausgeprägte **Pulsationen** über den ganzen Körper, besonders in Nacken und Kopf. Die Herzschmerzen strahlen in alle Körperteile, besonders in die Arme. Angina pectoris (läßt sich bei diesen Symptomen auch erwarten), Herzklopfen.

Weiterhin: *Hat pulsierende Schmerzen und Pulsieren im ganzen Körper.* Konvulsionen der Kinder infolge von Gehirnkongestion. *Hitzewallungen bei den Menses oder im Klimakterium.* Ohrensausen;

Brennen zwischen den Schultern. *Hypertonie alter Menschen.*

< **in Sonne, nach Sonnenbestrahlung, durch Überhitzung,** durch Vornüberbeugen, beim Aufstehen, durch Kopfberührung, **Erschütterung**

> kalte Anwendungen, kalte Luft, durch Druck, Kopf gerade halten.

Kurze Zusammenfassung

Heftige und plötzlich auftretende Symptome. Große Mattigkeit. Verwirrung. Bekannte Straßen kommen fremd vor. Bei Sonnenstich, bei Apoplex. Kopfschmerzen durch Hitze. Blutandrang zum Kopf, zum Herzen. Roter, blutüberfüllter Kopf. Ausgeprägte Pulsationen, pulsierende Schmerzen. Hitzewallungen bei den Menses oder im Klimakterium. < Sonne, Überhitzung, Erschütterung. > kalte Anwendungen.

Graphites = Graph

(Reißblei). Graphit aus feinsten englischen Bleistiften.

Bei blassen, **fettleibigen,** *obstipierten,* traurigen Menschen. Ist sehr empfänglich für alle Eindrücke. Ängstlich besorgt. Zerstreut beim Sprechen und Schreiben. Schlechtes Gedächtnis, besonders das Kurzzeitgedächtnis ist betroffen. Geistige Leere. Unentschlossenheit. Hat Furcht vor drohendem Ereignis. *Weint bei Musik (bes. bei Orgel)*

Hat Mangel an Lebenswärme.
Beschwerden infolge von Erwartungsspannungen.

Starke Affinität zur Haut. Hat nässende Hautausschläge – alles näßt, Haut und Darm. Die **Hautausschläge sind feucht, die Absonderungen der Haut sind zähflüssig wie Honig.** Man sieht auch trockene Krusten, unter denen sich dieses wie Honig zähe Sekret befindet.
Hat **Fissuren** (um Mund- und Augenwinkel, Brustwarzen, Fingerspitzen, After, Zehen). **Nägel verdickt, rissig, eingewachsen oder mißgebildet.** Narbenkeloide.
Ist dickhäutig und verhornt, geistig-emotional wie körperlich
Sommersprossen schlimmer mit Zunahme der Obstipation

Venöse Staus.

Große Abneigung gegen Salz, gegen Fisch. Süßes wird nicht vertragen. Abneigung gegen gekochte Nahrung.

Die Magenschmerzen werden besser nach dem Essen. Saures Aufstoßen. Hat *klumpigen Stuhl* zusammen mit Schleimfäden.
Lockere und stinkende Stühle
Schlecht heilende Wunden.
Atemnot nach Mitternacht, besser durch Essen. *Schweiße über dem Sternum.*
Rheumatisches Ziehen, besonders in jenen Gliedern mit Geschwüren. Knoten an den Fingergelenken. Ausschläge in den Kniekehlen. *Hornhaut* an den Händen und Zehen (Ant-c). Wundmachender Schweiß zwischen den Zehen.

Starke sexuelle Abneigung. Verhärtung der Ovarien. Menses: Schwach und erschöpfend. Verzögerte Menses. *Verzögerte Menarche.* Fluor: reichlich, oft wundmachend. *Gußweiser Fluor*, rinnt die Beine herab.
Hört besser im Lärm.

Paßt besonders gut bei Frauen, die zur Fettsucht neigen und die gewöhnlich unter Verstopfung leiden, mit einer verzögerten Menses in ihrer Geschichte.

< morgens, bei und nach Menses, *Musik*
> durch Wärme, Schmerzen, nach Essen.

Kurze Zusammenfassung

Fettleibig, obstipiert. Leiden infolge von Erwartungsspannungen. Ist „dickhäutig", verhornt (geistig wie körperlich). Hautausschläge feucht. Absonderungen der Haut zäh wie Honig. Multiple Fissuren. Rissige, verdickte Nägel, mißgebildete Nägel. Sommersprossen < mit Zunahme der Obstipation. < Musik. > Wärme.

Gunpowder = Gunp

(schwarzes Schießpulver)

Eine Arznei für alle Fälle von Blutvergiftung, **Sepsis von schlimmen Wunden ausgehend.**
Fleischvergiftungen. Nach Gasvergiftung. Folgen von Bissen, Insektenstichen, Schnittverletzungen. Nach verschiedenen Formen von Impfung.
Es scheint eine gewisse Periodizität vorzuliegen. Grundsätzlich: **Schlecht heilende Wunden.** Das Mittel scheint vermehrt rechts zu wirken.
Appetitverlust, Abmagerung, Schwäche.

Pusteln, Eiterbeulen am ganzen Körper, mit und ohne Entzündung, mit und ohne Absonderung. Hat **schmerzhaft wunde Stellen mit Eiterneigung. Kupferfarbene Hautflecken nach abgeheilten wunden Stellen (nach abgeheilten Pusteln).**

Verdauungsstörungen. Ascariden bei Kindern. Gonorrhoe bei Menschen, die Kontakt mit Schießpulver hatten (z.B. die Feuerwerkskörper-Industrie).

Fieberanfälle zusammen mit multiplen Eiterbeulen oder eitrigen Geschwüren.

Herpes an der rechten Augenbraue, Herpes an rechtem Nasenflügel.

Schmerzhaft geschwollene Inguinaldrüsen.

Um die Stich-Biß-Verletzung: Schwellung, Entzündung, Eiterung. Um die Stelle zeigt sich ein entzündlicher Ring, der sich ständig ausbreitet und der die Haut loslöst dort, wo die Entzündung sich ausgebreitet hat.
Nach Schnittverletzungen: Auch hier wieder, die Wunde heilt schlecht, ein **entzündlicher Ring um die verletzte Stelle hebt die Epidermis ab und dehnt sich immer weiter aus.**

Nach Gasvergiftung: *Schwellung des rechten Armes bis zum Ellenbogen mit*

Unbeweglichkeit des Armes und starker Entzündung, es droht überall Eiterung; die Axillardrüsen sind geschwollen, evtl. bis hühnereigroß.

Diese Arznei kann ein „Zaubermittel“ sein. Wenn gut gewählte Mittel nicht wirken und man sehr ratlos wird, dann haben wir mit dieser relativ unbekannten Arznei einen großen Trumpf im Ärmel. **Ist im Repertorium massiv unterrepräsentiert.**

Kurze Zusammenfassung

Sepsis von schlimmen Wunden ausgehend. Fleischvergiftungen. Gasvergiftungen. Nach Insektenstichen, Schnittverletzungen. Nach Impfungen. Schlecht heilende Wunden. Eiterneigung. Kupferfarbene Hautflecken nach abgeheilten Wunden. Um die verletzte Stelle zeigt sich entzündlicher Ring, der sich ausbreitet und der die Haut loslöst.

3 Fälle:

G

Fall 27

Ein Mann hatte eine schlimme Schnittverletzung durch ein Messer am linken Zeigefinger. Die Wunde wollte nicht heilen. Ein entzündlicher Ring hob die Epidermis ab und dehnte sich immer weiter aus. lach und andere Mittel versagten. ***Gunpowder*** *heilte den Fall schnell.*

Fall 28

Eine Frau hatte eine heftige Vergiftung mit Faulschlammgas (kommt z.B. in Abwasserkanälen vor). *Es folgte Schwellung des rechten Armes und der Axillardrüsen der rechten Seite. 3 Monate nach dem Vorfall war die Schwellung bis zum rechten Ellenbogen fortgeschritten, der Arm konnte nicht mehr bewegt werden. Es drohte überall Eiterung. Die Axillardrüsen waren inzwischen so groß wie ein Hühnerei.*
Gunp *heilte vollständig, obwohl die Heilung durch eine Masernerkrankung unterbrochen wurde.*

(Siehe Organon § 38).

Fall 29

1913 kam ein Mann zum Arzt in einem ziemlich hoffnungslosen Zustand. Einst war er von kraftvoller Statur, aber jetzt hing das Gewebe schlaff an ihm herab und er war von Kopf bis Fuß mit Wunden bedeckt, einige mit Absonderungen, andere zeigten borkenbedeckte Pusteln. Kupferfarbene Flecken zeichneten die Stellen, an denen vorher Wunden oder Pusteln gewesen waren. Der Mann war appetitlos. Die Geschichte des Kranken war folgende: Vor 2 Jahren hatte er einen Ausbruch von Furunkeln-Pusteln, 6 Monate darauf erfolgte eine erneute Attacke. Später folgten in Abständen von 4 oder 5 Monaten weitere „Anfälle“ von entzündlichen Pusteln über den ganzen Körper. So ging es weiter bis zu seinem jetzigen Zustand.
Alle Versuche ihn zu heilen schlugen fehl. Zwischendurch hatte er eine schlechte Verdauung bekommen. Sein Schlaf war unterbrochen durch die Schmerzen seiner Wunden. Gewichtsverlust stellte sich ein. Die Inguinaldrüsen waren schmerzhaft geschwollen. Affiziert waren Nacken, Stamm und Extremitäten.

1874 wurde er von einem Eichhörnchen in den Finger gebissen. Der Finger war noch lange danach sehr schlimm, wollte nicht heilen. Dabei hatte er Fieberanfälle, aber fast immer in Verbindung mit Attacken von Furunkeln, von Pusteln, von eitrigen Geschwüren.
Die erste Attacke begann jetzt Ende Nov. 1911. Im vorausgegangenen Oktober wurde er geimpft, zum 2. Mal in seinem Leben. Für Mich (Dr. Anshutz) *war der Zusammenhang klar zwischen dem Status präsens und der Impfung. Daß die Impfung der Auslöser war bestätigte sich dadurch, daß die eitrigen Geschwüre am „Impfarm" schlimmer waren.*
Gunp. *→ Im Verlaufe der Heilung wurde auch 1 Mal Thuj gegeben, dann wieder gunp.*

(Fälle stammen aus: New, Old and Forgotten Remedies - Anshutz)

Mit der Repertorisation werden diese Fälle nicht gelöst werden können. Es ist hier wichtig, bei sogenannten kleinen Mitteln deren Hauptmerkmale zu kennen, sonst tut man sich schwer. Im 3. Fall wiesen auch die viele Jahre zurückliegenden Beschwerden auf das gleiche Mittel.

Hamamelis virginica = Ham

Familie Hamamelidaceae (Zaubernuß, Hexenhasel, virginischer Zauberstrauch). Tinktur aus Wurzeln und frischer Rinde.

Gedächtnisschwäche, vergeßlich.

Verletzungen durch Stürze; bei Quetschungen (Arn). Bei Riß- und Stichwunden.

Angriff der Venen, besonders im Rektum, der Genitalien, des Rachens, der unteren Extremitäten. Hat volle, pralle und erweiterte Venen, die berührungsempfindlich sind. Venenblutungen; das Blut rinnt gleichmäßig langsam. Blutungen bei krankhaften Zuständen der Gefäßwand, nicht des Blutes selber. **Die Varizen sind knotig, hart, geschwollen und schmerzhaft.**
Das Blut ist dunkel, gerinnt nicht. Phlebitis (Puls).
Variköse Schlundvenen (nicht selten bei der Gicht). Die Pharynxschleimhäute sind bläulich (Lach); Das Schlucken ist erschwert; die Absonderungen zeigen blutigem Schleim.
Blutende Hämorrhoiden, spontan oder bei der Entleerung (brüchige Venen). **Profuse Hämorroidalblutungen mit Wundheit, Brennen und dem Gefühl eines Gewichtes im Rektum.** Hervortretende Hämorrhoiden bei wundem, rotem After.

Hämorrhagien verursachen Anämie und Schwäche. Schwäche die in keinem Verhältnis zu den Blutungen steht.

Schmerzhaftes Zerschlagenheitsgefühl in befallenen Partien, wie gequetscht (Arn).

Menses: Dunkles Blut, profus mit Abdominalschmerzen. Blutungen zwischen den Menses. Ovarialneuralgien bzw. Dysmenorrhoe bei Frauen mit starker Menses. Hat vikariirende Mensesblutungen. *Blutiges Erbrechen junger Mädchen*

H

anstelle der Menses. Alle Leiden sind schlimmer um die Menses herum.
Orchitis mit starkem Schmerz und starker Schwellung.

Hat hämmernde Kopfschmerzen. Heftige Wundheit der Augäpfel. Ekchymosen. Langanhaltendes Nasenbluten. **Hämoptysen,** venöses Blut kommt dabei aktiv (z.B. durch Husten) oder passiv den Mund hoch. Blut im Urin, dabei keine Schmerzen. Hämaturie dunkel bis schwarz. Hämaturie durch Nierenstein, mit dumpfem Schmerz in der Nierenregion. Starke Schmerzen im Samenstrang. *Erbrechen von schwarzem Blut.*

Symptomenkombination: Ein Tag vor der Regel Kopfschmerzen mit Blutkongestionen zum Gesicht, dann unerträgliche Dysmenorrhoe mit starkem Druck nach unten sowie mit Nierenschmerzen.

< durch Druck, Berührung, kalte Luft, Erschütterung, Bewegung
> Ruhe, ruhiges Liegen.

Kurze Zusammenfassung

Angriff: Venen, besonders Rektum, Genitalien, Rachen, untere Extremitäten. Bei Verletzungen durch Stürze, bei Quetschungen. Blutungsneigung, Blut ist dunkel und gerinnt nicht. Variköse Schlundvenen. Blutende Hämorrhoiden. Anämie und Schwäche nach Blutungen, Schwäche steht in keinem Verhältnis zur verlorenen Blutmenge. Zerschlagenheitsgefühl befallener Partien. Knotige, schmerzhafte Varizen. Vikariirende Mensesblutungen, z.B. blutiges Erbrechen junger Mädchen anstelle der Menses. < Druck, Berührung, Bewegung. > Ruhe.

Helleborus niger = Hell

Familie Ranunculaceae (Christrose). Verwendung findet der getrocknete Wurzelstock mit seinen Wurzeln.

Hell ist eine Arznei für Fälle, wo die Vitalität daniederliegt sowie für ernste Leiden, wo *alles um den Patienten herum „schwarz“* erscheint. Das Mittel affiziert das Gemüt und das Gehirn, *die Sinne werden stumpf und die Antworten kommen träge.* **Antwortet langsam.**

Unaufmerksam, stumpfsinnig, benommen, apathisch. Düstere Stimmung, alles ist trostlos. Verzweiflung. Ist neidisch auf das Glück anderer. Unfreiwilliges Seufzen, Stöhnen; schluchzendes Herumlamentieren. Trost verschlimmert. Will nicht gestört werden. Hat fixe Ideen. Qualvolle Todesangst. Mißtrauisch, hypochondrisch. Heimweh.
Ist *ruhelos*, es findet sich ein ständiger Bewegungsdrang.

Bei fortgeschrittenen Hirnleiden. Bei **Meningitis,** wo Exsudat droht oder schon vorhanden ist. Zupft an den Lippen (Arum-t) und an Sachen (Hyos).

Folgen von Prahlerei, von enttäuschter Liebe, von unterdrückten Ausschlägen.

Ist schwächlich und zart. Gewöhnlich werden rote Körperteile weiß. Körperteile können auch schwarz werden.
Verlangt gierig Wasser zu trinken. Bei heftigen Leiden in der Regel kein Durst.

Wirft den Kopf auf dem Kissen hin und her, mit schrillen Schreien. *Gerunzelte Stirn* mit kaltem Schweiß. Kauende Bewegung des Unterkiefers. **Starrer Blick;** weit aufgerissene und lichtunempfindliche Augen. *Konvulsives Aufwärtsrollen der Augen.* Das Kind schreit plötzlich auf und bohrt den Kopf ins Kissen. *Rollt dauernd mit dem Kopf, der Kopf ist nach hinten gebogen.* Die Augen sind halb offen.
Epilepsie mit Bewußtseinstrübung gefolgt von tiefem Schlaf. Krämpfe mit extremer Kälte bei Säuglingen. **Geräusche hemmen die Konvulsionen** (z.B. Türenknallen).

Hat schrecklichen Mundgeruch.
Hydrocephalus. *Wassersucht mit spärlichem oder ganz verhaltenem Urin.* Stühle oft bestehend aus weißem Gallert, wie Schleim, oder wie Froschlaich. Dauerndes Rumpeln und Gluckern im Bauch.

Steifer Nacken. **Automatische unwillkürliche Bewegungen, z.B. eines Armes und Beines,** andere Teile wie gelähmt. Schreit und schrickt auf im Schlaf. Vor den Spasmen schießt ein elektrischer Schlag durch's Hirn. Hat schießende Schmerzen in den Gelenken und Knochen. *Die Muskeln folgen nicht dem Willen.* Muskelschwäche endet in totaler Paralyse. Konvulsionen und Muskelzucken. Liegt auf dem Rücken mit total angezogenen oder mit seitlich abgespreizten Beinen.
Wassersucht nach Scharlach, welche sehr schnell fortschreitet (Apis).
Hat Schmerzlosigkeit gewöhnlich schmerzhafter Leiden.

Erstes Zeichen der Besserung: Zunahme der Harnmenge, in der Folge lassen dann die anderen Symptome nach.

< in kalter Luft, *16–20 Uhr* (Lyc), in der Pubertät, durch Anstrengung, durch unterdrückte Ausschläge, unterdrücktes sexuelles Verlangen
> in frischer Luft, **durch starke Aufmerksamkeit, beim Drandenken.**

Kurze Zusammenfassung

Herabgesetzte Vitalität. Patient sieht alles schwarz. Stumpfe Sinne. Träge Antworten. Bei fortgeschrittenen Hirnleiden. Bei Meningitis. Konvulsives Aufwärtsrollen der Augen. Rollt dauernd mit dem Kopf, Kopf nach hinten verzogen. Epilepsie gefolgt von tiefem Schlaf. Geräusche hemmen die Konvulsionen (z.B. Türenknallen). Wassersucht bei spärlichem Urin. Automatische unwillkürliche Bewegungen eines Armes und Beines. Muskeln folgen nicht dem Willen. < 16–20 Uhr, Anstrengung. > starke Aufmerksamkeit, Drandenken.

Heloderma suspectum = Helo

Familie Helodermidae (Gilamonster, giftige Echse). lt. Metzger wird in der Homöopathie nicht helo-horridus verwendet. Helo-horr. und Helo-susp. wirken jedoch ähnlich. Verwendet wird das Gift der Echse.

Ist **verschrumpelt, ausgetrocknet.** Benommenheit, Lähmung. Hat **Ataxie;** Schwindel, Gefühl nach rechts zu fallen. M. Parkinson.

Typisch: Entsetzliche Körperkälte evtl. im Wechsel mit brennenden Empfindungen. Kältewellen vom Kopf bis zu den Füßen. Empfindung als würde er sich zu Tode frieren. **Frostige Menschen.**

Abmagerung. Zyanose.
Hat Schmerzen, die hochschießen und schlimmer sind durch Wärme (Led, Hyper).

Hebt die Knie und läßt sie niederplumsen; die Füße werden höher als normal gehoben, die Hacken setzen dann hart auf. Exophthalmus.

> durch Strecken.

Kurze Zusammenfassung

Verschrumpelte, ausgetrocknete Menschen. Lähmungen. Ataxie. Schwindel mit Rechtsdrall. M. Parkinson. Große Körperkälte evtl. im Wechsel mit brennenden Empfindungen. Hebt die Knie und läßt sie runterplumpsen. > durch Strecken.

Hepar sulfuris = Hep

Hepar sulphuris calcareum. Calcium sulfuratum Hahnemannii („Kalkschwefelleber", unreines Calciumsulphid). Wird hergestellt durch Erhitzen gleicher Teile vom Weißen innerer Austernschalen zusammen mit Schwefelblumen.

Hat oft Ausschläge und Drüsenschwellungen. Oft ungesunde und gelbliche Haut. Oberlippe schmerzhaft geschwollen, Unterlippe in der Mitte gerissen.

Alles reizt ihn, nichts ist wie er's haben will. *Die kleinste Kleinigkeit reizt ihn und er wird äußerst heftig. Schnell jähzornig, schimpft leicht.* „Kaltblütiger Mörder", *Tötungsimpulse* nach unterdrücktem Zorn. **Verlangen Feuer zu legen.**

Paßt auch bei apathischen Frauen mit schwacher Muskulatur. Ist traurig, niedergeschlagen, besonders am Abend. Gedächtnisschwäche. Suizidneigung.

Fröstelt leicht. Hypersensibel, kann nicht den geringsten Schmerz ertragen. Ist **überempfindlich gegen Schmerz, Berührung und kalte Luft.**

Macht alles hastig. *Schnelles und hastiges Sprechen, Essen* und Trinken.

Alle Ausscheidungen stinken nach altem Käse. Hat Verlangen nach sauren und gewürzten Speisen. Kann kein kaltes Metall berühren.

Splittergefühl im Hals. Gefühl als dringe ein Bohrer durch die Nasenwurzel.
Ist oft erkältet; hat diverse Erkrankungen des Atemtraktes. *Halsschmerzen nach Kaltwerden > durch warme Getränke.* Erkältungen meist zusammen mit Husten. Der Husten ist rauh, tief, bellend, mit Heiserkeit und viel Schleimrasseln, < durch kalte Luft, < durch kalte Getränke, vor Mitternacht und zum Morgen hin. Weint vor, während und nach dem Husten. Keuchhusten. Krupphusten, wenn die Patienten äußerst zugluft- und kälteempfindlich sind. Erstickender Husten. *Husten wenn der Arm aus dem Bett hängt und kalt wird.*

Viele Leiden wegen relativ geringer Ursachen (= Überempfindlichkeit).

Kleine Wunden eitern leicht. Hat *Wundheilungsstörungen,* chronische **Eiterungen, Fisteln, Abszesse,** Schleimhautexsudationen. Abszesse-Eiterbeulen: Mit Klopfen und Stechen. Überhaupt typisch: **Splitterschmerzen** (Arg-n, Nit-ac) Blutige oder eitrige Geschwüre, die meist oberflächlich liegen und deren Ränder sehr empfindlich sind.

Zeigt Neigung zur Periodizität. Nachts finden sich Schmerzen an der Stelle, auf der man liegt. Kältegefühl an umschriebenen Stellen.
Atonie von Blase und Darm, Harnentleerung tropfenweise. Blutungen aus der Harnröhre nach dem Urinlassen.

< *geringste Berührung, kalte Luft,* Luftzug, trocken-kaltes Wetter
> *Wärme,* feuchtes Wetter, warmes Einhüllen (besonders Kopf).

Kurze Zusammenfassung

Schnell jähzornig, schimpft leicht. Reizbar. Tötungsimpulse. Verlangen Feuer zu legen! Überempfindlich gegen Schmerzen, Berührung, kalte Luft. Macht alles schnell. Oft erkältet. Halsschmerzen > durch warme Getränke. Husten wenn Arm aus dem Bett hängt. Eiterneigung; Kleine Wunden eitern leicht. Wundheilungsstörungen. Splitterschmerzen! < Berührung, kalte Luft. > Wärme, feuchtes Wetter, Einhüllen.

Fall 30

Die Mutter rief an. 9-jähriges Mädchen mit grippalem Infekt. Kam gestern vom Spielen mit eiskalten Gliedern nach Hause, fühlte sich seitdem nicht wohl. Sie ist nörgelig. Mag lieber allein sein (sonst nicht). Heute Morgen war sie dann krank. Der Husten plagt sie arg, ist immer im Liegen schlimmer, sie muß sich dann aufsetzen, wenn die Anfälle doll sind. Husten schmerzt im Hals. Sie hat Schluckschmerzen, es sticht dann sagt sie, spürt sie aber nicht, wenn sie warmes trinkt. Der Hals tut weh, wenn sie kalte Luft einatmet, das Zimmer muß kräftig geheizt sein.

(Eigener Fall)

Kausa: Beschwerden durch Kaltwerden der Extremitäten. **Symptome:** Kausa, Husten schlimmer im Liegen, muß sich beim Husten aufsetzen, Halsschmerzen beim Husten, Stiche im Hals beim Schlucken, Halsschmerzen besser durch warme Getränke, Halsschmerzen in kalter Luft, Abneigung gegen Gesellschaft (zu große Rubrik, schlechte Individualisierung).

Es zieht sich eindeutig nur Hep durch alle Rubriken, wobei neben Hep nur noch Bry, Nat-m, Rhus-t und Sil die Kausa aufweisen.
Von diesen Mitteln hat neben Hep nur noch Rhus-t das hochrangige Lokalsymptom Halsschmerz besser durch warme Getränke (hochrangiges Symptom deshalb, weil ein eigentlich ,,normales Symptom" durch eine Modalität näher erläutert ist).
Hätte Hep versagt, so sollte man als nächstes Rhus-t in Erwägung ziehen. Die Mutter holte Hep C 200 als einmalige Gabe für ihre Tochter. Sie rief mich eine Woche später an und sagte, nach der Arznei ging es ihr schnell besser.

Hydrastis canadensis = Hydr

Familie Ranunculaceae (Kanadischer Gelbwurz). Verwendung findet der getrocknete Wurzelstock.

Bei heruntergekommenen Menschen durch *Alkohol- oder Drogenabusus.* Ist *vergeßlich, niedergeschlagen,* ist sicher daß er stirbt, wünscht sich den Tod. Bei schwächlichen, zarten Menschen mit Schleimhautausflüssen. Bei kachektischen Menschen, die Störungen in der Magen-Leberfunktion haben.
Hydr ist aber auch angezeigt bei alten, schnell ermüdbaren und schwachen Personen, nicht selten mit *Abmagerung.*

H

Affiziert die Schleimhäute, ruft Katarrhe hervor mit der Tendenz zur Blutung und Ulzeration.

Schleimhausekretionen sind gelblich, dickflüssig, zäh, klebrig, fadenziehend (Kali-bi), **scharf.** Bei Krebs und Praekanzerosen.

Zähe, klebrige Sekretionen fließen aus den hinteren Nasengängen in den Pharynx. Zunge groß, geschwollen, schlaff, weiß belegt, oft mit gelben Streifen, zeigt Zahneindrücke. Hat chronische Schleimhautkatarrhe, besonders bei schleimig-eitriger Rhinitis, oder wenn der Schnupfen kein Ende nimmt und der Schleim zum Rachen hin abfließt. Bei eitrig-schleimiger Sinusitis im Anschluß nach Schnupfen.

Langsame Verdauung. Konstanter Schmerz im Magen. Leere und Schwäche im Magen mit Ekel vor Speisen.
Brot und Gemüse werden nicht vertragen.

Hat verhärtete Leber; Leberkongestionen. *Obstipation* ohne Stuhldrang, oder Obstipation abwechselnd mit Diarrhoe. Die Stühle sind klein, hart, bedeckt mit dickem, gelbem Schleim. Diarrhoen, die den Kranken morgens um 7 Uhr aus dem Bett treiben.

Brennen bei verschiedenen Hauterkrankungen (Ekzeme, Geschwüre usw.). Hat **Geschwüre und Krebs,** besonders an den Schleimhäuten und Körperöffnungen.
Krebs: Hart, klebrig, die Haut ist marmoriert und faltig, *schneidende Schmerzen* wie von einem Messer. Zurückgezogene Brustwarzen (bei Mamma-Ca).
Pruritus vulvae, Fluor, Zervixerosionen.

Chronischer Blasenkatarrh mit dickem, fadenziehendem Schleim im Urin.

< Bewegung, kalte Luft, trockene Winde (Acon), in hohem Alter, in der Schwangerschaft

> Druck, trockenes Wetter, warmes Ankleiden.

Kurze Zusammenfassung

Alkohol- Drogenabusus. Ist vergeßlich, niedergeschlagen. Schwache Personen oft mit Abmagerung. Schleimhautkatarrhe mit Tendenz zu Blutungen. Ulzerationen. Gelbe und dicke Schleimhautsekretionen, fadenziehend, scharf! Verhärtete Leber, Obstipation. Brennende Hautleiden. Geschwürs- und Krebsneigung. Krebsgeschwüre sind hart mit marmorierter Haut und mit schneidenden Schmerzen. Chronischer Blasenkatarrh. < Bewegung, Kälte, Schwangerschaft, in hohem Alter. > Druck, warmes Einhüllen.

Hyoscyamus niger = Hyos

Familie Solanaceae (Bilsenkraut). Hat nahe Beziehung zu Belladonna und Stramonium. Tinktur aus ganzer frischer Pflanze während der Blüte.

Mißtrauisch, neidisch, **eifersüchtig.** Zeigt zwanghaftes Verhalten. Hat hysterische Anfälle (stampft dabei evtl. von einem Bein auf's andere). Paranoider Wahn. Delirante Zustände. Bei vernebeltem Bewußtsein, z.B. im Fieber, bei Typhus: Starrer Blick, *greift nach imaginären Flocken oder zupft am Bettzeug.* Spricht von der Arbeit (Bry), spricht jedes Wort lauter.
Fixe Ideen-Furcht: Vor dem Alleinsein, vergiftet zu werden, gebissen zu werden, verkauft zu werden, zu essen oder zu trinken, zu nehmen was angeboten wurde, ist argwöhnisch gegen ein Komplott.

Folgen von Eifersucht, *enttäuschter Liebe*, Kummer, Schreck. *Folgen von Kopfverletzungen.*
Nägelkauen.

Hyos hat eine **starke Affinität zu den Nerven. Krämpfe-Zuckungen.** Epileptische Anfälle, die nicht selten in Schlaf und Schnarchen enden. Jeder Muskel zuckt, vom Kopf bis zu den Zehen.

Sprechen, Singen, Fluchen, alles dreht sich um Sexualität. *Sich Entblößen und zur Schau stellen, unanständige „Anmache“,* typisch für Hyos. Nymphomanie. Liegt nackt im Bett und schwatzt. **Verlangen nackt zu sein.** Erotische Geisteskrankheit. Hyos ist das Arzneimittel bei **Schamlosigkeit.** Neigung zum Schlagen, zu *Gewalttätigkeit.*

Hyperästhesie, besonders in Larynx und Trachea. Hat Speiseröhrenkrämpfe beim Anblick oder beim Hören von fließendem Wasser (Stram, Lyss).

Ungestüme Muskelkontraktionen. Alpträume.

Trockene und rissige, evtl. blutende Schleimhäute, trockene Zunge. Aphonie infolge von seelischer Erregung. Die Kopfschmerzen werden besser durch Herumlaufen. Myosis des kranken Auges. Beschwerden in der Menopause. Hat Schweiße am Unterkörper.

Husten-Keuchhusten: Krampfartig, ausgelöst durch einen Kitzel in der Kehle, besonders beim Liegen, hört beim Aufsetzen auf. Trockener, hackender und spastischer Husten zur Nacht < durch Liegen, Essen und Sprechen.

< am Abend, *nachts, nach Essen und Trinken,* bei Ruhe, durch Eifersucht, nach unglücklicher Liebe, durch Schreck, *beim Liegen,* Menses.

Kurze Zusammenfassung

Eifersucht, Neid. Paranoider Wahn. Delirium. Greift nach imaginären Flocken oder zupft am Bettzeug! Viele fixe Ideen. Folgen von enttäuschter Liebe, von Kummer, nach Kopfverletzungen. Alles dreht sich um Sexualität! Ist schamlos!. Ungestüme Muskelkontraktionen. Husten/Keuchhusten. Trockene und rissige Haut. < nachts, nach Essen und Trinken, im Liegen, durch unglückliche Liebe.

Fall 31

Nach unglücklicher Liebe: Ruhig, verträumt, kein Ehrgeiz zu arbeiten, geringes Eßverlangen. Er seufzt schwer als ob von einem schweren Unglück heimgesucht. Schließlich wird er verschlossen und zeigt an nichts Interesse, und er verweigert zu essen oder zu trinken. Liegt auf dem Sofa mit einem schmerzhaften Gesichtsausdruck, tief seufzend. Nichts macht Eindruck auf ihn, er sagt kaum „ja" oder „nein". Schaut schläfrig und trägt ein trauriges Lächeln im Gesicht. ***Hyos.***

(Aus: Analytical Repertory of the Symptoms of Mind - C. Hering)

Dieser Fall ist nicht so eindeutig. Die Regel ist, man denkt stark an Ign, was auch richtig ist.

Zu repertorisierende **Symptome:** Leiden nach unglücklicher Liebe (Kausa, eindeutig), Verlust des Ehrgeizes, Seufzen, verweigert zu essen (zu trinken keine Repertoriums-Rubrik). Mit den verschiedenen Arten der angegebenen Gesichtsausdrücke läßt sich nicht allzuviel anfangen, zu unbestimmte Symptome.

Beim Seufzen in Verbindung mit Kummer denkt man stark an Ign. Ich denke, es wäre kein so großer Fehler, wenn man es erst mit Ign versucht hätte. Nachdem sich nichts getan hätte, wären die Gedanken sicherlich in andere Richtungen gegangen.

Drei Mittel leuchten nach der Repertorisation oben: Bell, Hyos und Ign. Bell erwartet man vitaler, für Ign spricht stark das Seufzen (3-wertig, Hyos und Bell 1-wertig), für Hyos spricht stark die Verweigerung der Nahrung (3-wertig, Bell 1-wertig, Ign 2-wertig).

Verweigerung der Nahrung ist als höherrangiges Symptom zu sehen, da es den Lebenserhaltungstrieb betrifft.

Nicht selten lassen sich aber noch weitere Symptome eruieren, entweder aus der Vorgeschichte oder aus dem akuten Geschehen, die dann die Entscheidung für dieses oder jenes Mittel erleichtern.

Hypericum perforatum = Hyper

Familie Guttiferae (Johanneskraut). Verwendung der ganzen Pflanze zur Zeit der Blüte.

Hyper ist das Arnika der Nerven. Hervorragende **Arznei bei Verletzungen mit sensiblen Nerven,** besonders der Finger, der Zehen, der Nagelbetten, dabei finden sich intolerante, *heftig schießende Schmerzen. Größte Schmerzhaftigkeit.* Verletzungen durch Eintreten von Nägeln, Nadeln, Splittern, auch bei Rattenbissen. Folgen von Stürzen auf den Kopf (Hirnerschütterung) oder von Schlägen auf den Kopf. Folgen von Schreck, Schocks, Bissen.

Starke nervöse Depression. Er macht Fehler beim Schreiben. Vergißt, was er sagen wollte. Gefühl in der Luft zu schweben (Asar). Angst er fiele aus großer Höhe herab. Melancholie. Gefühl der Kopf wäre vergrößert bzw. zusammengezogen zu einem Punkt.

Hat schmerzhafte, wunde Körperteile. *Die Wunden sind sehr berührungsempfindlich. Tetanus nach traumatischen Verletzungen.* Spasmen nach jeder Verletzung. *Konvulsionen nach Schlägen-Stößen.* Beugt Kaumuskelkrampf vor. **Beugt Tetanus vor** und bessert Schmerzen nach Operation.

Zerquetschte, zermalmte Fingerspitzen (hier ist sicherlich zuerst Hyper wegen der Schmerzen indiziert, später dann vielleicht Arn). Die Gelenke fühlen sich zerquetscht an. **Verletzungen von Hirn und Spinalkanal. Verletzungen des Steißbeines.**

Hat Rucke in den Gliedern
Die Schmerzen schießen weg vom verletzten Teil. Die Schmerzen dehnen sich aus gegen den Stamm oder sie wandern die Seiten hinunter mit Kribbeln und Taubheitsgefühlen.

Traumatische Neuritis des Kopfes, oder der Brust, im Epigastricum, interskapulare Wirbelsäule, usw (wo viele Nerven sind). Liegt auf dem Rücken und ruckt mit dem Kopf rückwärts.

Asthmatische Atmung nach Wirbelsäulenverletzung. Asthma besser durch Expektoration.

Schmerzen in alten Narben.

< Bewegung, Berührung, Druck, Erschütterungen, nachts, *Kälte, Nebel,* Wetterwechsel.

> durch ruhiges Liegen, Liegen auf dem Gesicht, Reiben, Rückwärtsbeugen.

Kurze Zusammenfassung

Verletzungen der sensiblen Nerven, der Akren; dabei heftig schießende Schmerzen. Schmerzen schießen von der verletzten Stelle weg. Verletzungen von Hirn- und Spinalkanal. Verletzungen des Steißbeines. Berührungsempfindliche Wunden. Tetanus nach traumatischen Verletzungen. Beugt Tetanus vor! Traumatische Neuritis. Asthma nach Wirbelsäulenverletzung! < Bewegung, Berührung, Druck, Kälte, Nebel. > Ruhe.

Ignatia amara = Ign

Strachnos Ignatii. Familie Loganiaceae (wie Nux-v, Gels) (Ignatiusbohne). Tinktur aus den getrockneten Samen.

Mehr Frauen als Männer betroffen. Meist braunhaarige Frauen mit dunklem Teint, **hysterisch, sensibel, leicht reizbar.** Oft seelisch und körperlich erschöpft durch Kummer, der lange herumgetragen wird, behält alles für sich **(stiller Kummer),** leidet still.
Ist traurig, depressiv, hat rasche Tränenausbrüche (sitzt man einer Ign-Patientin gegenüber, nachdem diese gerade geweint hat, so glaubt man mitunter, das Weinen geträumt zu haben. Ign hat sich sofort wieder unter Kontrolle, als wäre nichts gewesen). *Kann Widerspruch nicht ertragen.*
Unfreiwilliges Seufzen, beständiges Gähnen, *weint bei der geringsten Kleinigkeit.* Zornesausbrüche nach unbedeutenden Ereignissen.
Hat zornige und streitsüchtige Stimmung mit Blutandrang zum Kopf, gefolgt von Weinen und Schluchzen. Schneller Stimmungswechsel. **Starker Wechsel der Symptome** (Puls). Übergroße nervöse Empfindlichkeit (bei Ign-Patientinnen muß man darauf achten, was man sagt, sie fühlen sich leicht angegriffen, siehe die Modalitäten: < durch Berührung, > durch Druck, Ign will genommen werden, nicht gestreift.)
Hat Abneigung gegen Gesellschaft. *Schrickt leicht auf.* Sorge um die Gesundheit; Angst vor der Annäherung fremder Personen; ist unbeständig, unentschlossen (Bar-c). Ign ist im Innern **sehr romantisch** (sentimental), will sich evtl. in Männerwelt behaupten, zerbricht aber evtl. daran, weil Härte nicht zu ihr paßt.

Die Symptome zeigen sich meist morgens und abends (häufiger morgens) und mehr rechtsseitig.
Typisch: Widersprüchige Symptome (z.B. Halsbeschwerden < durch Trinken flüssiger Nahrung und > durch feste Speisen. Alles Widersprüchige, ob körperlich oder im Gemüt, sollte zuerst an Ign denken lassen). **Arznei der Widersprüche. Schneller Wechsel der Gemütslage** ist sehr typisch.

Hat Hunger- und Leeregefühl im Magen, meist gegen 2 Uhr morgens (Essen bessert nicht).
Ängstliche Überstürzung beim Sprechen und Handeln, mit Blutandrang zum Kopf, dabei „wie verblödet" aussehend. Hat Gefühl einer Schwellung oder einer wunden Stelle im Rachen, das beim Schlucken verschwindet. Gefühl einer Kugel im Rachen. **Globus hystericus.** Ameisenkribbeln im Rachen.
Starke geschlechtliche Erregung mit Impotenz.

Ist *empfindlich gegen starke Gerüche* (ist überhaupt empfindlich).
Hat Kontraktionen einzelner Muskeln. **Konvulsionen nach Ärger oder nach Bestrafung.** Krämpfe, das Gesicht ist während der Krämpfe blaß. Viele choreatische Beschwerden. Passagere Lähmungen. Polyneuropathien.

Leiden nach einem Schockerlebnis, **nach Sorgen, nach unglücklicher Liebe,** infolge von Eifersucht, **nach Enttäuschungen, nach dem Tod von Freunden oder**

Verwandten, *nach Kränkungen,* Kummer, Beschwerden infolge von Scham, *nach schlechten Nachrichten,* von Heimweh, von Ärger.

Hat Abneigung gegen Obst. Gesichtsschweiße nur beim Essen.

Beißt sich leicht in die Zunge oder Wange. *Kopfschmerzen wie von einem Nagel.* Wird müde nach jedem Hustenanfall. Husten kommt abends beim Niederlegen. Intermittierendes Fieber, mit Durst nur im Froststadium. Rektumprolaps.

< Kummer, Aufregung, Nikotin, Kaffee, Kälte und Berührung
> Wärme, Druck, Veränderung der Lage.

Kurze Zusammenfassung

Hysterisch, sensibel, leicht reizbar. Stiller Kummer. Kann Widerspruch nicht ertragen. Weint leicht. Unfreiwilliges Seufzen! Starker Wechsel der Symptome! Typisch: Widersprüchige Symptome. Globus hystericus. Ist empfindlich gegen Gerüche. Konvulsionen nach Ärger oder Bestrafung. Viele choreatische Beschwerden, Nervenstörungen. Passagere Lähmungen. Kopfschmerzen wie von einem Nagel. Folgen von enttäuschter Liebe, Kummer, nach Tod von Bekannten, Kränkungen, nach schlechten Nachrichten. < Kummer, Aufregungen, Kälte, Berührung. > Wärme, Druck.

Fall 32

35-jähriger Schauspieler. Kommt zu mir und sagt, er hätte ständig Probleme, könne mit keinem drüber reden, schluckt alles. Seine Frau, die auch Schauspielerin ist, ginge laufend fremd, „das macht mich fertig; ihre ständigen Affären, das sind ständige Verletzungen und Kränkungen". Immer wieder zieht er tief die Luft ein. „Seit 1 1/2 Jahren habe ich jetzt einen Kloß im Hals, den ich nicht loswerde. Außerdem hat sich seit ungefähr einem halben Jahr ein trockener Stockschnupfen festgesetzt. Das kann ich mir auf Dauer in meinem Beruf nicht leisten."
Dann kommt im Laufe der Fallaufnahme noch einiges heraus. So hat er, der unter den Fremdgängen seiner Frau leidet, selber eine Freundin, die er aber unter allen Umständen behalten möchte. Dazu sagt er: „Ich kann's keinem erzählen, es klingt verrücht, aber ihre Fremdgänge machen mich fertig. Ich will, daß sie endlich treu ist. Es gibt da aber schon Gewissensbisse ihr gegenüber, weil ich eine feste Freundin habe."

Er hat Angst davor, sich von seiner Frau zu trennen. Er betont immer wieder, wie sehr er immer wieder litt. Dann plötzlich erzählt er lachend, wie schlecht es ihm geht, man möchte es ihm in diesem Moment nicht glauben. Er trinkt Unmengen Alkohol seit über einem Jahr („Suff und Lüge ist für mich dasselbe, ich flüchte vor dieser Situation, ich flüchte mich in Alkohol").

(Eigener Fall)

Sehr verworrener Fall, so scheint es. Was kann man feststellen, ohne zu spekulieren? (Spekulation ist in der Homöopathie unzulässig, es zählen nur Fakten!).
Tatsache ist, er leidet unter diesen Kränkungen, man sieht stillen Kummer (er teilt ihn mit sonst niemandem), er ist eifersüchtig, ist unentschlossen, hat Gewissensängste, lacht bei ernsten Angelegenheiten, er

I

seufzt immer wieder tief, hat ein Kloßgefühl im Hals und nun auch einen chronischen Stockschnupfen.
Alle diese Fakten lassen sich repertorisieren. Um aber individualisieren zu können, sollten die ungewöhnlichen, auffälligen Symptome besonders herangezogen werden (im Sinne von § 153 Organon 6. Auflage).
Ungewöhnlich ist das Lachen bei ernsten Dingen (nur sehr wenige Arzneien haben dieses Symptom). Es fällt weiterhin das Wiedersprüchige auf, das ja für Ign so typisch ist: Er wünscht, daß seine Frau ihm treu ist, er aber seine Freundin behalten darf.
In näherer Arzneiwahl sind neben Ign noch Puls und Nat-m. Puls könnte man weinerlicher erwarten und irgendwo lieb; hier kommt etwas unangenehmes herüber. Nat-m würde eher treu sein und sich eher fragen, was er denn falsch gemacht hätte, weil der Partner fremd geht. Ign-Schlüsselsymptome sind ja unter anderem: Globus hystericus, das Seufzen, die Widersprüchigkeit.
Ign XM kurierte diesen Fall vollständig, der Schnupfen verschwand (obwohl nicht im Repertorium unter „chronischer Schnupfen" stehend), er gab seine Freundin auf, hörte zu trinken auf und seine Frau begab sich auf sein Bitten hin in die Behandlung eines homöopathischen Kollegen.
Das zu Heilende an diesem Fall, welches es zu erkennen gilt (§ 3 Organon 6. Aufl.), zeigte sich in den Beschwerden der Kausa (er fühlte sich gekränkt), in dem widersprüchigem Verhalten (das sich in den Symptomen einer typischen Arznei wiederfinden sollte) und den Folgen daraus (z.B. der stille Kummer, der herumgetragen wird).

Iodum = Iod

(Elementares Iod)

Häufig Menschen mit dunklen Haaren und Augen.

Reizbar, jähzornig. Ist schnell beleidigt. *Er will nicht angesprochen werden. Ungeordnete Vielgeschäftigkeit.* Niedergeschlagenheit. Mürrisch. *Schreckliche Dinge ergreifen sie sehr tief,* beschäftigen noch lange danach. Unruhe. Ist erschöpft durch die ständige Unruhe.

Abmagerung, dabei ständig Heißhunger. Abmagerung bis zum Skelett. **Schwäche mit Abmagerung.** Unruhe mit Herzklopfen; Klopfen im ganzen Körper. Alle Sekrete stinken.

Schwinden der Brüste, bewährt bei Mamma-Ca; Schwinden der Ovarien, Testes, sonst **Drüsenhypertrophie, besonders betroffen sind die Mesenterialdrüsen und die Schilddrüse.** Während der Körper austrocknet, hypertrophieren die Drüsen, außer den Mammae.

Exophthalmus.

Hat Orchitis mit ausstrahlenden Schmerzen zum Abdomen. Die Leberregion ist druckempfindlich. Empfindung, als ob das Herz zusammengedrückt wurde. Als

ob das Herz mit einer eisernen Faust umschlossen ist.
Hat Speichelfluß mit üblem Mundgeruch.
Verstopfung, die durch Milch gebessert wird (Diarrhoe < durch Milch). Diarrhoen mit Tenesmus.
Entzündung von Larynx und Trachea. Keuchende und sägende Atmung (Spong). Bellender Husten. Krupphusten: Mit heiserer Stimme und schwieriger Inspiration: Das Kind greift an seine Kehle. Krupp ausgelöst durch langanhaltend feuchtes Wetter.

Man findet auch chronischen Gelenkrheumatismus mit nächtlichen Schmerzen. *Nächtliche Knochenschmerzen* sind typisch. Evtl. weißliche Schwellungen der Knie.

Nie Korpulenten geben (P. Schmidt).

< **Hitze,** Fasten, *in warmer Luft, in warmem Zimmer*, Einhüllen des Kopfes (entgegengesetzt: Hep, Psor, Sil), nachts, in Ruhe
> beim Essen, durch Bewegung, in kalter Luft, Kälte, durch Baden.

Kurze Zusammenfassung

Reizbar. Ungeordnete Vielgeschäftigkeit. Abmagerung mit Heißhunger. Schwäche. Schwinden der Brüste, der Ovarien, der Testes, sonst typisch Drüsenhypertrophie (besonders Mesenterial- und Schilddrüsen). Exophthalmus. Nächtliche Knochenschmerzen. Krupp durch feuchtes Wetter. Nicht Korpulenten geben. < Hitze, Fasten, nachts, Ruhe > beim Essen, Kälte, Bewegung.

Ipecacuanha = Ip

Uragoga Ipecacuanha. Familie Rubiaceae (Brechwurzel). Verwendung findet die getrocknete Wurzel.

Verachtet alles, will, daß andere auch so empfinden. *Daumenlutschen bei Kindern. Leiden nach unterdrücktem Ärger.*

Ist überempfindlich gegen Hitze und Kälte. Neigung zur Periodizität.

Empfinden und Aussehen wie bei erstem Nikotinabusus. Übelkeit, Erbrechen lindert nicht. **Übelkeit mit sauberer Zunge** (Pierre Schmidt sagt hierzu: **Ip ist nie bei belegter Zunge indiziert**).

Ist durstlos. Der Magen hängt schlaff herunter.

Bronchospasmus, Atemnot, viel Schleim in den Atemwegen, Bronchitis. Aphonie. Spastisches Asthma, mit Angst und Schweregefühl auf der Brust. Drohende Erstickung < durch Bewegung. Husten verursacht Würgen und Erbrechen. Bei absteigenden Erkältungen. Trockener spastischer Husten, endet in Würgen und Erstickungsempfindungen. Krampfhafter *Husten, das Kind wird steif* und blau oder blaß, der Atem stockt, *große Übelkeit dabei. Keuchhusten* mit Erbrechen und reichlicher, schleimiger Expektoration, es kann dabei auch *Blut aus Mund oder Nase* austreten (Dros).
Hat spastische Brustbeklemmung nach Kälte.

Bei allen Leiden mit anhaltender Übelkeit; die Übelkeit begleitet fast alle Leiden.
Nach dem Erbrechen Drang zu erneutem Erbrechen.
Nach Uterusblutungen wird die Atmung schwer.

Weiterer wichtiger Angriffspunkt, die Gefäße: **Blutungsneigung.** Kann aus fast allen Körperöffnungen bluten. *Hellrotes Blut*, das in der Regel nicht gerinnt. Profuse Blutungen.

Im Fieberfrost schmerzen die Extremitäten. *Im Froststadium bessert Wärme nicht.*
Ip hat Verlangen nach Leckerbissen.

< Bewegung, Temperaturschwankungen
> Ruhe.

Kurze Zusammenfassung

Leiden nach unterdrücktem Ärger. Daumenlutschen bei Kindern. Übelkeit mit sauberer Zunge! Husten/Keuchhusten, Kind wird steif, mit großer Übelkeit, evtl. mit Erbrechen. Bluten aus Mund oder Nase. Blutungsneigung, Blut ist hellrot. Viele Atemwegsbeschwerden. Alle Leiden mit anhaltender Übelkeit! < Bewegung. > Ruhe.

Fall 33

Miss Y., 27 Jahre alt, von nervösem Temperament, in Baltimore wohnhaft, kam nach Philadelphia, um sich von einer Diarrhoe heilen zu lassen, die bereits seit 2 Jahren angedauert hatte. Ihr Vater war an chronischer Diarrhoe gestorben. Sie kam zu mir am 12. September.
Sie war damals schwach und abgemagert und hatte täglich 10–20 Stühle. Dieselben waren gelb und schmerzhaft; auch hatte sie beständig Schmerzen in der Gegend des Nabels, so dass sie nicht aufrecht zu stehen vermochte. Zunge rein und häufige Übelkeit. ***Ip-Gabe***
Daraufhin verschwanden alle Schmerzen in drei Wochen und sie war auch sonst geheilt.

(Aus AHZ 1878 Bd. 97 No 6)

Zur Mittelfindung lassen sich die großen Repertoriumsrubriken schlecht heranziehen (kaum eine Individualisierung möglich). Große Rubriken sind: Schmerzen im Abdomen bei Diarrhoe, gelber Stuhl, Schmerzen Umbilicus.
Das Symptom „Schwäche durch Diarrhoe" zeigt keine Besonderheit, da es bei diesen häufigen Diarrhoen erklärlich ist!
Zwischen Sulph und Ip muß unterschieden werden. Wir wissen. daß für Ip das absolute Schlüsselsymptom „Übelkeit mit sauberer Zunge" ist. Nur 4 Mittel weisen dieses Symptom auf (Asar, Dig, Ip und Sulph) Aufgrund dieses starken Schlüsselsymptomes wurde Ip verordnet. Hätte Ip versagt, müßte man bei nicht veränderter Symptomatik Sulph geben.

Iris versicolor = Iris

Familie Iridaceae (Buntfarbige Schwertlilie). Essenz aus frischem Wurzelstock.

Furcht vor drohender Krankheit. Ist leicht gekränkt.

Dieses Mittel wirkt besonders auf die **Schleimhäute des Gastrointestinaltraktes,** auf die Speicheldrüsen, auf das Nervensystem, auf Leber und Pankreas. Hat Brennen an jeder beliebigen Stelle des Verdauungskanals, vom Mund bis zum After, dabei **oft reichlichen Speichelfluß.**

Die Absonderungen sind brennend, scharf und sauer, profus. Die Ausscheidungen können auch gallig, scharf und brennend sein, oder man sieht bitteres Erbrechen mit Brennen. Immer wieder **brennende Empfindungen.** Wirkt meist rechtsseitig.

Die Symptome beginnen plötzlich. Hat Periodizität, wöchentlich, 2–3 Uhr morgens, im Frühling und im Herbst. Große Erschöpfung.

Erbrechen: Zäh, dickflüssig, fadenziehend, wie eiweißhaltiger Schleim, hängt in langen Fäden aus dem Mund (Kali-bi), mit Brennen in Mund, Speiseröhre, Magen.

Hat Kopfschmerzen mit saurem oder bitterem Erbrechen. Hemikranie.
Appetitmangel; ständige Übelkeit (Ip).
Hat Gallenkoliken, Gallensteine. Muß sich vor Schmerzen zusammenkrümmen.

Ölige Nase, fettiger Geschmack und fette Stühle sind charakteristisch.
Wundmachende Stühle. *Nach Stuhl Brennen am After wie Feuer.* Diarrhoe mit Brennen im Anus, mit Brennen evtl. im gesamten Intestinaltrakt. Die Stühle sind meist dünn, vor Stuhlabgang oft Koliken. Ölige Stuhle verbunden mit Übelkeit und saurem oder galligem Erbrechen < 2 oder 3 Uhr morgens.

Ischias, besonders links, mit plötzlichen Stichen, oder mit Schmerzen, die bis in die Kniekehlen ziehen < durch Bewegung (! sonst besser durch Bewegung) → Hinken. Bei Ischias brennende Schmerzen, die links die Beine hinunterschießen.

Hat Herpes zoster der rechten Körperseite.

< abends, nachts, bei Ruhe, heißes Wetter, bei geistiger Erschöpfung
> sanfte Bewegung.

Kurze Zusammenfassung

Brennen! Brennen im gesamten Verdauungstrakt möglich, dabei oft reichlicher Speichelfluß. Nach Stuhl Brennen am After wie von Feuer. Ischias, besonders links. Herpes zoster besonders der rechten Körperhälfte. < abends, nachts, Ruhe, bei heißem Wetter. > sanfte Bewegung.

Jalapa = Jal

Exogonium purga. Ipomoea purga. Familie Convulvulaceae (Prunkwinde). Tinktur aus den Wurzelknollen.

Nachts unruhig, tags still (typisch). Kinder, die mitunter monatelang die Eltern „auf Trab“ halten, evtl. sogar 24 Stunden am Tage nur brüllen.
Ruhelose Kinder. Nächtliche Angst (Jal kann mit Cham verwechselt werden).

Bauchkoliken; Schmerzen im Abdomen, als ob es in Stücke geschnitten würde. *Windet den Stamm bei Bauchkoliken nach allen Richtungen.* Enterokolitis. Hat schlechte Stühle, es schwimmen feste Stücke im Wasser. *Diarrhoen.* Gasig aufgetriebenes Abdomen.

Bei Jal schmerzen evtl. die Extremitäten; hat Schmerzen der Nagelwurzeln; Schmerzen des Zehengrundgelenkes (Gicht). Brennen der Fußsohlen.

< nachts.

Kurze Zusammenfassung

Ruhelose Kinder, brüllen viel, nicht zu beruhigen. Nachts unruhig, tags still. Bauchkoliken, windet Körper in alle Richtungen dabei. Diarrhoen. < nachts.

Kali arsenicosum = Kali-ar

Kaliumarsenit („Fowler’sche Lösung“, KH_2AsO_3). Arseniksaures Kalium.

Mißgestimmt, unzufrieden, eifersüchtig, gleichgültig gegen alles, alles das kann man sehen. Gefühl als wäre der Kopf vergrößert. Unruhig, nervös, anämisch.
Nicht einfache Unterscheidung zwischen Kali-ar und Ars.
Hat Furcht vor Herzinfarkt, oder **Furcht, die Krankheit könnte in irgendeiner Form das Herz schädigen** (z.B. Asthma).

Meist bei Männern gebräuchlich.
Ist fröstlig und sehr kälteempfindlich, wird auch im Sommer nicht warm.

Diverse Hauterkrankungen. Neigt zu Hautkrebs. Viel Hautjucken. Jucken < wenn ausgezogen. Geschwüre an den Beinen. Knötchenbildung unter der Haut. Gicht. Risse in Beugen von Armen und Knien. Genitalkondylome. Hat trockene und schuppige Haut. Psoriasis.

< 2–4 Uhr morgens, Wetterwechsel.

Kurze Zusammenfassung

Furcht, daß die Krankheit das Herz schädigt. Ist sehr kälteempfindlich. Diverse Hautleiden. Hautkrebs. < 2–4 Uhr a.m., Wetterwechsel.

Kali bichromicum = Kali-bi

(Kaliumbichromat, $K_2Cr_2O_7$). Gelöste Substanz in destilliertem Wasser.

Engstirnigkeit, „Paragrafenreiter", „Moralapostel". Angst die von der Brust aufsteigt. Schwaches Gedächtnis. Hat Abneigung gegen Bewegung, Verlangen sich hinzulegen. Abneigung gegen körperliche und geistige Arbeit. Ist niedergeschlagen. Schüchtern. Kraftlos, schnell ermüdbar. *Neigung zur Fettsucht.*

Hat *punktförmige Schmerzen*, plötzlich, *wandernd.* Schmerzen besser durch Bewegung und Wärme.

Affektionen der Schleimhäute, besonders der des oberen Atemtraktes. **Absonderungen der Schleimhäute dick und zäh, fadenziehend** (z.B. Nase: Verstrickt sich beim Schnauben in die Schleimfäden; Vagina: Fluor, der an einem Faden bis zum Boden hängt).

Sinusitis, steigt abwärts zur Bronchitis, bis zur Pneumonie. *Ist oft erkältet.*

Gefühl eines Haares auf der hinteren Zunge. Landkartenzunge. Zäpfchenödem. Hat Hitze an der Nasenwurzel, oder Druckschmerz an der Nasenwurzel. Schmerzen in den Gesichtsknochen, kehren täglich zur gleichen Stunde wieder. Chronische Heiserkeit. Heftig rasselnder Husten, mit Würgen von zähem Schleim in der Kehle, schlimmer wenn er ausgezogen ist (Hep). Husten < von geringster Nahrungsaufnahme oder durch Trinken. Membranöser Krupp. Krupp klingt heiser, metallisch, mit Auswurf von zähem Schleim. *Chronische Bronchitis* mit zähem, fadenziehendem Auswurf.

Charakteristisch sind die **Ulzera: Mit glatten Rändern, wie ausgestanzte Löcher** (in der Nase bis zur Septumperforation, im Rachen, der Cornea, im Magen usw.).

Weiteres: Rheumatische Störungen wechseln ab mit Darmstörungen. Hauteruptionen, *Hautgeschwüre.* Hat schlaffe Gewebe; deutliche Gehbehinderung. Schmerzen treten plötzlich auf und vergehen ebenso plötzlich wieder (Bell). Impotenz bei korpulenten Personen.

< durch Biertrinken, nach Kaffee, nach Koitus, kaltes Wetter, Liegen auf linker oder schmerzhafter Seite

> Wärme.

Kurze Zusammenfassung

„Korrekte" Menschen. Angst die von der Brust aufsteigt. Neigung zur Fettsucht. Punktförmige Schmerzen, plötzlich, wandernd. Affiziert Schleimhäute, besonders die des oberen Atemtraktes. Dicke, zähe, fadenziehende Absonderungen! Sinusitis. Oft erkältet. Chronische Bronchitis mit zähem Schleim. Hat Ulzera wie ausgestanzte Löcher! < kaltes Wetter, Liegen auf linker oder schmerzhafter Seite. > Wärme.

Kali carbonicum = Kali-c

Gelöstes Kaliumkarbonat (K_2CO_3, Potasche).

Pflichtbewußt, dogmatisch, korrekt. Gewohnheitsorientierter Mensch. Neigt zum Weinen, auch ohne Grund. Abneigung gegen Gesellschaft, hat aber *Furcht vor dem Alleinsein*. Furcht vor dem Tod, der Zukunft und vor Geistern. Ist evtl. arbeitsscheu, *schreckhaft* und unentschlossen. Oder Gemütsunruhe mit übereiltem Denken und Handeln. Ärgerlich, nichts kann man ihm recht machen (Nit-ac). Ist ungewöhnlich verstimmt, man sieht es ihm an der Miene an, bevor er es selbst bemerkt. Hastig, schreckhaft, ängstlich.

Ist blaß, anämisch, **muskelschwach.** Ödemneigung. Ödeme infolge von Nierenleiden. Typisch ist: **Rückenschwäche oder Rückenschmerzen, alles schlägt sich nieder auf das Kreuz.**

Schwächlich, schnell ermüdbar. *Wärmeverlangen.* Nicht selten Erkrankungen alter Leute. *Neigung zur Fettsucht.* Ist sehr empfindlich gegen Zugluft und Wetterwechsel, friert leicht. Hat brennende, **stechende,** reißende Schmerzen. *Druck bessert die Schmerzen.* Schwitzt leicht an schmerzenden Stellen. Sonst ist die Haut eher trocken. Schmerzen meist besser durch Bewegung.

Ödeme um die Augen herum, besonders oberhalb und mehr nasal gelegen. Typisch sind schleichende Krankheiten.

Hat Herzschwäche, Dyspnoe. Denkt, das Herz hängt an einem Faden (Lach).
Feuchtes Asthma, grobe Rasselgeräusche. Spastischer Husten mit Würgen und Erbrechen unverdauter Nahrung (Ip). *Asthma* > durch Aufrechtsitzen, oder > durch Vornüberbeugen, durch Schütteln >. Asthma < 2–4 Uhr a.m.

Viele Magenbeschwerden, Flatulenz. Magen-Darm-Atonie mit venöser Stase. Magen: Gefühl zu platzen, alle Nahrung scheint den Magen oder das Abdomen gasig aufzutreiben. Auftreibung des Abdomens, besonders nach dem Essen.

Abneigung gegen Milch und Fleisch. Starke Libido, *Schwäche nach dem Koitus.*

Rheumaneigung. Rückenschmerzen erstrecken sich bis in die Oberschenkel. *Ein Bein ist länger als das andere.* Ödematöse Schwellung nur eines Fußes.
Kann nicht ertragen berührt zu werden, schrickt sehr schnell hoch, besonders wenn man die Füße berührt. Ist eines der „kitzligsten" Arzneimittel.

< Kälte, *morgens zwischen 2–4 Uhr, Liegen auf schmerzhafter Seite*
> *warmes Wetter*, tagsüber.

Kurze Zusammenfassung

Pflichtbewußt, korrekt. Furcht vor Alleinsein. Muskelschwach. Rückenschwäche oder Rückenschmerzen, alles schlägt auf's Kreuz. Hat Wärmeverlangen. Neigung zur Fettsucht! Empfindlich gegen Zugluft. Stechende Schmerzen > durch Druck. Ödeme um die Augen herum, überhaupt viele Ödeme. Herzschwäche, Dyspnoe. Asthma > durch Vornüberbeugen. Rheumaneigung. < Kälte, 2–4 Uhr a.m., Liegen auf schmerzhafter Seite. > Wärme.

Fall 34

Fräulein L., 12 Jahre alt, von guter, sehr sanguinischer und nervöser Constitution, litt in Folge lebhafter Gemüthsbewegungen an fortgesetzten Herzpalpitationen und von Zeit zu Zeit an Lungencongestionen mit trockenem, beschwerlichem Husten und Atemnoth. Einige Male Migräneanfälle. Zu gleicher Zeit litt das Fräulein an ***Coxarthrocace*** *und war seit 6 Monaten ohne Erfolg von einem unserer ausgezeichnetsten Chirurgen behandelt worden.*
Zur Kranken gerufen behufs (zum Zwecke) *der Heilung ihres Hustens, mache ich den Eltern begreiflich, dass die Schenkelafffection innerlich behandelt, durch eine homöopathische Cur vielleicht geheilt werden könnte.*
Die untere rechte Extremität war in der Breite von zwei Querfingern länger als die linke, die Gesässfalte nach unten gerückt und weniger ausgesprochen. Augenblicklich klagte die Kranke über ziehende und zerrende Schmerzen im Schenkel und Knie, besonders nach Gehen. Ich gab Belladonna 6 zwei Tropfen in Wasserlösung für zwei Tage und beseitigte so Herzklopfen und Husten; dieses Mittel hatte jedoch keine Wirkung auf die Hüfte; Kali carb. 30 auf zwei Tage und erst vier Wochen nach der Belladonna angewandt, führte schnelle Besserung herbei.
Zu bemerken ist, dass die Patientin nach Aufhören mit dem neuen Mittel, während 36 Stunden drückend-ziehende Schmerzen im ganzen Kopf hatte, welche – ganz verschieden von ihren Migräneschmerzen – sie zwangen, das Bett zu hüten. Ich schrieb diese Schmerzen dem Mittel zu; in vier Wochen trat Heilung ein, ohne Wiederholung des Mittels.

(Aus AHZ 1878 Bd. 97 No 4)

Wir stellen uns wieder die Frage: Was gilt es an diesem Fall zu heilen, das wir in einer unserer Arzneien wiederfinden wollen (§ 3 Organon)?. Gibt es auffällige, ungewöhnliche Symptome (?) im Sinne § 153?
Symptome: Die Hauptbeschwerde, das Hüftleiden, und das daraus resultierende einseitig verlängerte Bein. Dann die Schmerzen durch Laufen im Oberschenkel und Knie.
Hier führen Kali-c (6/3) und Thuj (3/3). Der große Bezug zu den Gelenken spricht deutlicher für Kali-c (Thuj hat mehr einen Hautbezug, sykotische Auswüchse), was sich auch in der höheren Wertigkeit bei der Repertorisation widerspiegelt.
Bezieht man noch die Rubrik „Beschwerden nach Emotionen" mit ein (Herzpalpitationen), so führt allein Kali-c. lt. § 211 Organon gibt der Gemütszustand am besten Ausschlag für das richtige Mittel als Zeichen von bestimmter Eigenheit.

Vielleicht wäre Bell gar nicht notwendig gewesen, denn Kali-c hat neben dem Herzklopfen und den Blutkongestionen zur Brust auch Husten im Arzneimittelbild.
Ein interessanter orthopädischer Fall.

Kali iodatum = Kali-i

(Kaliumjodit)

Weint im Schlaf. Unmenschlichkeit, Grausamkeit.
Typisch: Besser durch Kälte. *Verlangen nach frischer Luft.*

Stiche über dem linken Auge (Spig).

Asthma. Asthma zusammen mit vielen Pulsatilla-Symptomen, besonders dann, wenn noch Hauterscheinungen hinzukommen. Hauterkrankungen zusammen oder im Wechsel mit Asthma.
Chronische Tonsillitis. Ist bei feuchtem Wetter schnell erkältet, schlägt schnell auf die Brust. Schnupfen massiv-wäßrig und wundmachend, evtl. dabei Schmerzen im Sinus frontalis.

Struma. **Verhärtete Drüsenschwellungen** (Iod-Anteil). *Mamma- und Hodenatrophie.*

Der Puls schlägt langsamer als das Herz.

Rheumatische Erkrankungen. **Nächtliche Knochenschmerzen.** Knochenkaries. Ischiasschmerzen < beim Liegen auf der linken Seite. Lendenschmerzen < durch Liegen auf der schmerzhaften Seite und > durch Gehen.

< **Hitze,** nachts, 2–4 Uhr a.m.
> **Kälte,** frische Luft.

Kurze Zusammenfassung

Kann grausam sein. Verlangen nach frischer Luft. Asthma, evtl. zusammen mit Pulsatilla-Symptomen und evtl. zusammen mit Hauterscheinungen. Schnell erkältet in feuchtem Wetter. Hat harte Drüsenschwellungen. Mamma- und Hodenatrophie. Nächtliche Knochenschmerzen.
< Hitze, 2–4 Uhr a.m.
> Kälte, frische Luft.

Kali phosphoricum = Kali-p

(Kaliumphosphat, KH_2PO_4). Substanz gelöst in destilliertem Wasser.

Symptome die entstehen durch Verlust der Nervenkraft. **Die Patienten sind nervös, empfindlich, schwach und schnell erschöpft bzw. ermüdet.**
Generell findet man Müdigkeit und Erschöpfung. In der Rekonvaleszenz Hypothermie, Beschwerden meist vom Abdomen ausgehend.

Lt. Pierre Schmidt: Bei Erschöpfung durch geistige Überanstrengung gebe man zwei Wochen vor der Prüfung täglich 2–3 Mal Kali-p in C 6, nach der Prüfung einmalig in C 30 oder 200.

Beschwerden wegen verhältnismäßig geringer Ursachen. Ist nützlich bei Fällen von Verfall und Adynamie. Beschwerden infolge von Sorgen, Ärger, Erwartungsspannungen. Folgen von mechanischen Verletzungen, von Kummer, von Schikane, Verdruß.

Ist schreckhaft. Hat Abneigung gegen Gesellschaft. Neigung zu perversen Handlungen. Ist grausam gegen seinen Ehepartner. Hat Abneigung gegen die Familie. Will mit keinem reden. Ist besorgt über die Zukunft und über seinen Tod. Furcht vor einer Menschenmenge. Religiöse Melancholie. Ist depressiv, düster, *Schwarzseher*, reizbar, zornig, vergeßlich. Hat einen traurigen Blick.

Abmagerung. Schwäche folgt akuten Leiden. *Viel Gähnen.*
Hat Heißhunger kurz nach dem Essen (Lyc). Verlangen nach Eiswasser, Essig, Süßem.

Nach Operationen, wenn im Heilungsprozeß die Haut über der Wunde straffgezogen ist, besonders bei Krebs. Maligne Tumoren. Gangrän. Sepsis. Hämorrhagien.

Die Sekretionen riechen verfault, wie Aas. Die Sekretionen sind goldgelb. Fauliger Geruch des Körpers (Arn). Hat Paralysen. Die Schmerzen sind mehr stechend.

Kopfschmerzen bei Studenten durch zu viel Lernen, **Kopfschmerzen bei Leuten, die erschöpft sind durch geistige Überanstrengung.**

< Erregung, Verdruß, **geistige und körperliche Anstrengung**, Berührung, Kälte, in der Pubertät, Koitus
> Schlafen, Essen, langsame Bewegung, sich gegen etwas anlehnen.

Kurze Zusammenfassung

Nervös, empfindlich, schwach, schnell erschöpft. Reizbar. Schwarzseher. Viel Gähnen. Nach OP's, wenn die Haut über der Wunde straffgezogen ist. Sekrete sind goldgelb und riechen verfault. Kopfschmerzen bei Leuten, die durch geistige Arbeit erschöpft sind (zB. Studenten). < geistige und körperliche Anstrengung, Kälte, in der Pubertät. > Schlaf, langsame Bewegung.

Kali sulphuricum = Kali-s

(Kaliumsulfat, K_2SO_4)

Hastig-eilig. Oft Mangel an Lebenswärme, aber Hitze verschlechtert (Puls). **Wenn viele Puls-Symptome vorhanden sind, der Patient aber Durst hat.**

Dyspnoe-Asthma < bei Wärme-Hitze und > im Freien.

Typisch: Gelbe Absonderungen, gelbe Zunge (Chel). Schwitzt schnell und profus. **Mag keine heißen Getränke.**

Rheumatische Leiden (< Hitze), wandernde Gliederschmerzen. Alle möglichen Hauterscheinungen, zusammen mit reichlicher Desquamation.
Hat wandernde Schmerzen (Puls).

< abends, 2–4 Uhr a.m., **Hitze,** überheizte Räume, *Wetterwechsel von kalt zu warm*
> Kälte, frische Luft.

Kurze Zusammenfassung

Hastig-eilig. Bei vielen Puls-Symptomen, wenn der Patient Durst hat. Typisch: Gelbe Absonderungen. Mag keine heißen

Getränke. Hat wandernde Schmerzen. < abends, 2–4 Uhr a.m., Hitze, Wetterwechsel von kalt nach warm. > Kälte, frische Luft.

Kalmia latifolia = Kalm

Familie Ericaceae. (Berglorbeer). Verwendung finden die frischen Blätter.

Angst mit Herzklopfen.
Hat heftige *Gesichtsneuralgien rechts* (Spig links). Augenschmerzen schlimmer durch Bewegung, mit dem **Gefühl von Steifheit um die Augen herum.**

Herzleiden rheumatischen Ursprunges. Hat heftige und sichtbare, stürmische Herztätigkeit (man sieht evtl. wie bei Spig das Herz durch die Kleidung schlagen).
Bei Kalm sieht man zeitweise deutliche **Pulsverlangsamung** (Dig).

Das *Kalm-Rheuma zieht von oben nach unten* (wie Cact;- Led von unten nach oben). **Schmerzen wechseln plötzlich die Stelle.** (Bei wanderndem Rheumatismus mit Herzbeteiligung: Zuerst denken an Kalm, dann an Puls usw.)

Hat *plötzliche und blitzartige Schmerzen längs der Nervenbahnen.*
Herzschmerzen hemmen die Atmung und ziehen nach unten.
Schwindel schlimmer nach Aufregung und Bewegung. Hat Kopfschmerzen bei Tageslicht, die verschwinden wenn es dunkel wird. Kopfschmerzen besser durch reichlichen Urinabgang (Gels).

Nächtliche Knochenschmerzen.
Ist ähnlich wie Spig. Bei Herzleiden folgt das Mittel gut auf Spig.

< *von Sonnenaufgang bis zum Sonnenuntergang* (aber Knochenschmerzen nachts <), Bewegung, Beugen nach links, Krümmen nach vorn, durch Sonne
> Ruhe, besonders durch Liegen auf dem Rücken.

Kurze Zusammenfassung

Angst mit Herzklopfen. Gesichtsneuralgien rechts. Herzleiden rheumatischen Ursprungs. Langsamer Puls. Rheuma von oben nach unten sich ertreckend. Schmerzen wechseln schnell die Stelle. Plötzliche und blitzartige Schmerzen entlang der Nervenbahnen. Nächtliche Knochenschmerzen. < von Sonnenaufgang bis zum Sonnenuntergang (Knochenschmerzen aber < nachts).

Kreosotum = Kreos

(Buchholzteerkreosot, $C_8H_{10}O_2$). Gewonnen nach Destillation des Buchholzteers.

Reizbar, schlechte Laune, ist mürrisch und eigensinnig. Voller Wünsche, er kann durch nichts zufriedengestellt werden, sobald ein Wunsch erfüllt ist, schwindet das Interesse daran. Sucht nach unangenehmen Ereignissen und brütet darüber nach.

Nach Aufregungen wird im ganzen Körper ein Klopfen gespürt.

Charakteristisch:
a) Alle Absonderungen sind faulig, heftig stinkend, ätzend-wundmachend
b) Blutungsneigung; kleine Wunden bluten stark, profus
c) Rapide Abmagerung
d) Arterielle Pulsationen im Körper (Klopfen).

Übelster Mundgeruch, von verfaulten Zähnen herrührend, kariöse Zähne. **Nach Zahndurchbruch schnell schwarze und verfaulte Zähne.** Zahnfleisch geschwollen, schwammig, geschwürig, skorbutisch, bläulich-rot, blutet leicht, dabei großer Durst.

Völlegefühl, als wurde zu viel gegessen. Verträgt zu enge Kleider nicht in der Bauchregion. Hat drückenden und nagenden Magenulcusschmerz mit Bluterbrechen. Kurz nach dem Essen Übelkeit, 1–2 Stunden danach Erbrechen unverdauter und bitterer Massen.

Rasche Abmagerung bei Kindern, die großen Durst haben und erbrechen.

Menses: Zu früh, zu reichlich, zu lang; *fließt nur beim Liegen, hört beim Gehen auf.* Um die Regel herum werden die Lippen wund (Risse, Rhagaden). Hat ätzende und stinkende Leukorrhoe, macht die Wäsche steif und färbt sie gelb.

Ruhe: Die Ruhelosigkeit wird schlimmer, Symptome des weiblichen Geschlechtstraktes bessern sich, aber die Menses fließen nur in Ruhe, im Liegen.

Hat plötzlich auftretenden starken Harndrang, schafft es evtl. nicht bis auf die Toilette. *Bettnässen, Kinder schlafen dabei tief.*

Jucken findet sich neben **Brennen** oft. Kratzen führt zu hochgradigen Entzündungen.
Die scharfen Absonderungen können zu gangränösen Veränderungen führen.

Träume: Vom Weinen, vom Aufenthalt in einem Schneesturm, vom Fallen aus großer Höhe, von Feuer, vom Waschen schmutziger Kleidung, daß er uriniert und beim Erwachen feststellt, daß sein Traum Wirklichkeit war.
Hat große Schläfrigkeit mit beständigem Gähnen. Symptome meist besser nach dem Schlaf. Hat sehr, sehr starke Morgenschwäche, wenn früher als gewohnt aufgestanden wird.

Berührungsempfindliche Kopfhaut; druckempfindliche Milz- und Ovarregion.

Schwindel morgens und in frischer Luft, mit starkem Taumeln wie nach Trunkenheit, er muß sich an etwas festhalten. *Schwindel besser in Räumen.*

Sehr **typisch auch: Massiver Angriff der Darmschleimhäute:** Schmerzen in der Gegend des Nabels, **Brennen der Einge-**

L

weide, straffer Bauch, wie eine Trommel überdehnt. Wundschmerz im Abdomen schlimmer nach tiefer Inspiration, wird oft in der Leistenregion als schlimmer empfunden. Die heftigen *Bauchschmerzen sind oft begleitet von arteriellen Pulsationen, Herzpalpitationen*, und-oder von starken Hitzewallungen im Kopf und von Urindrang.

Heftige Stiche im Thorax schlimmer durch tiefe Inspiration.

< bei Ruhe, in frischer Luft, bei Kälte
> durch Wärme, Bewegung.

Kurze Zusammenfassung

Klopfen im ganzen Körper nach Aufregungen. Typisch: a) Absonderungen faulig, stinkend, ätzend, b) kleine Wunden bluten stark, c) rapide Abmagerung, d) arterielle Pulsationen im Körper. Nach Zahndurchbruch schnell schwarze und verfaulte Zähne. Rasche Abmagerung bei Kindern mit großem Durst und mit Erbrechen. Menses fließt nur im Liegen. Haut: Brennen oft neben Jucken, Kratzen führt zu schlimmen Entzündungen. Massiver Angriff der Darmschleimhäute: Brennen der Eingeweide, oft zusammen mit arteriellen Pulsationen. < Ruhe, in frischer Luft, Kälte. > Wärme, Bewegung.

Lac caninum = Lac-c

(Hundemilch)

Gefühl als ob er in der Luft geht. Gefühl als würde er auf dem Bett schweben, er hat kein Gefühl von Liegen im Bett. Ist vergeßlich, niedergeschlagen, *hält seine Krankheit für unheilbar.* Glaubt von dem, was er sagt, daß es eine Lüge ist. Hat *Halluzinationen von Schlangen.* Träume von Schlangen. Will aus Angst nicht allein sein. Folgen von Erwartungsspannungen. Große Schwäche und Erschöpfung.

Kopfschmerzen ziehen von den Augen über den Kopf zu den Schultern.
Schmerzhaftes Schlucken, Schmerzen strahlen zu den Ohren aus (Phyt). **Gänzendweiße wie lackierte Ablagerungen auf den Mandeln.** Halsschmerzen, Tonsillitis. Seitenwechselnde Tonsillitis mit Unterkiefer-Lymphknoten. Bei Diphterie. Knacken des Kiefers beim Essen (Nit-ac, Rhus-t). **Wunder Hals** *und Husten* **bei den Menses.** Steifheit des Nackens und der Zunge.

Erschütterungen des Bettes oder Tritte auf dem Fußboden werden nicht ertragen (Bell).

Bei der Menstruation: Es schmerzen die Brüste und der Hals; besonders ist Lac-c indiziert, wenn das *Mensesblut heiß* ist *und gußweise* austritt. Sexuelle Erregung beim Berühren der Geschlechtsteile (Brüste, Vulva).
Schwere und *schmerzhafte Brüste, empfindlich gegen Erschütterung und Druck.* **Mastitis.** Galaktorrhoe. Hilft beim Abstillen. Lt. P. Schmidt bewirkt eine XM-Gabe in 99 % der Fälle das Abstillen. Viele Symptome des weiblichen Genitale!

Rechtsseitiger Ischias. Rheumatische Schmerzen, wechseln von einer Seite zur anderen. Steife und taube Beine. Krämpfe in den Füßen. Brennen in den Handflächen und Fußsohlen.

Typisch: Schmerzen, immer wieder die Seiten wechselnd. Symptome immer wieder die Seiten wechselnd.

< *morgens des einen Tages und abends des nächsten Tages*

> Kälte, kalte Getränke.

Kurze Zusammenfassung

Als ob er in der Luft geht, als würde er schweben. Hält seine Krankheit für unheilbar. Halluzinationen oder Träume von Schlangen. Folgen von Erwartungsspannungen. Hals-Rachen: Schlucken schmerzhaft, Schmerzen strahlen in Ohren. Weißglänzende Ablagerungen auf den Mandeln. Bei Menses Hals wund und Husten. Mensesblut heiß und gußartig. Mastitis. Typisch: Schmerzen, die immer die Seiten wechseln! Symptome die immer die Seiten wechseln! < morgens des einen Tages und abends des anderen Tages. > Kälte, kalte Getränke.

Fall 35

Betraf mich selbst. Ich hatte eine normale, ganz harmlose Erkältung, schon seit ca. 2 Wochen. Dann stand eine Flugreise an. Es zerriß mir im Flugzeug fast das rechte Ohr, so schmerzte es. Ich konnte wegen eines Tubenkatarrhs keinen Druckausgleich herstellen.

Eine Woche später wollte ich wieder zurückfliegen, die Erkältung war beinahe unverändert. Ich hatte große Sorgen vor dem Flug. Auffällig war, daß alle 2 Tage der Halsschmerz von einer Seite auf die andere wechselte, die zuvor befallene Seite war dann völlig beschwerdefrei. Das ist unerklärlich und auffällig, das stärkste Symptom. Dann hatte ich regelmäßig Schmerzen, die sich beim Schlucken in das betroffene Ohr ausdehnten.

(Eigener Fall)

Symptome: Wechsel der Seiten (unter Allgemeinsymptome, da entsprechendes nicht unter der Rubrik „Ohr“ oder „Hals“ zu finden war), Halsschmerzen sich ausdehnend zum Ohr nur beim Schlucken, Katarrh der eustaschischen Tube.

Als einziges Mittel zieht sich Merc durch die 3 Rubriken. Merc schien mir aber zu tief wirkend, außerdem nicht richtig, da ich keinerlei andere Merc-Symptome sehen konnte.

Tatsache war der regelmäßige Wechsel der Seiten, dieses auffällige Symptom zusammen mit dem höherrangigen Lokalsymptom (da näher beschrieben) „Halsschmerz erstreckt sich zum Ohr beim Schlucken“ haben außer Merc nur noch Agar (2/2) und Lac-c (5/2).

Ich nahm eine Lac-c C 200 einen Tag vor dem Rückflug. Sofort nach der Einnahme löste sich festsitzender Schleim aus der Tube und aus den hinteren Nasengängen. Der Flug am darauffolgenden Tag brachte keine Probleme, ich konnte den Druck wieder gut ausgleichen

(Lac-c steht nicht in der Rubrik „Katarrh der eustaschischen Tube“. Wenn ich dieses Symptom insgesamt drei Mal mit Lac-c geheilt habe, trage ich Lac-c im Repertorium nach).

L

Fall 36

*Louise, 13 Jahre alt, nervöses Temperament. Seit Tagen reizbar und teilnahmslos, aber infolge der Tatsache, daß in einigen Tagen der Jahrmarktsrummel begann, zu welchem sie sich hatte entschieden zu gehen, klagte sie nicht. Am 3. Tag, wie auch immer, bemerkte die Mutter, daß sie wahrhaftig krank war, und da waren eine Reihe von Diphteriefällen in der Stadt. Deshalb schaute sie in den Hals und sie fand beide Tonsillen mit einer Membran belegt. Ich wurde gerufen, und als ich keine anderen Symptome herausfinden konnte, gab ich **Sulph 30** und ich sagte, ich würde am Abend wieder reinschauen, was ich auch tat. Hier fand ich, daß die Symptome sich schnell entwickelt hatten: Schmerzen in allen Gliedern, Kopfschmerzen, Schmerzen im Hals beim Schlucken. Rechte Halsseite war schlimmer. Nacken und Zunge steif. Membranen unverändert. Hohes Fieber. Fortsetzung der selben Arznei.*

*Am nächsten Morgen waren die Membranen unverändert, Schmerz aber nun in der linken Seite, Hals innen wie außen ödematös, Rachen und Zäpfchen glattglänzend oder auch lackartig in ihrer Erscheinung. Hohes Fieber, spärlicher Urin, kein Durst. **Apis 30** wurde gegeben.*

*Am Abend war der Schmerz wieder zurückgewandert auf die Rechte Seite. Immer noch hohes Fieber. Die Membranen dehnten sich aus. Steifer Nacken und steife Zunge noch mehr ausgeprägt und profuser Speichelfluß.... Aufgrund des die Seiten wechselnden Schmerzes entschied ich mich für **Lac-c.** Die Besserung begann sofort und nach dem 4. Tag waren die Membranen vollständig verschwunden.*

(Aus: New, Old And Forgotten Remedies - Anshutz).

Relevante **Symptome:** Die Seiten wechselnd (unter Allgemeinsymptome) - ist am auffälligsten. Steife Zunge. Hals, Membranen, lackartig (nur Lac-c 2-wertig). Halsschmerzen beim Schlucken (schlechte, sehr große Rubrik). Die anderen Symptome sind zu allgemein, finden sich in zu großen Rubriken, eine Individualisierung ist nicht möglich.
Einziges Mittel ist Lac-c.

Man sieht an diesem Fall deutlich, und in der Praxis ist das kein Einzelfall, wenn eine Krankheit sich am Entwickeln ist, noch nicht alle Symptome ausgeprägt sind, ist oftmals eine Verschreibung schwierig. Bezogen auf unser Beispiel: Erst als der Seitenwechsel vordergründig wurde, sprang Lac-c ins Auge.

Lac vaccinum defloratum = lac-d

(abgerahmte Kuhmilch)

Niedergeschlagenheit mit Weinen und Herzklopfen. Niedergeschlagenheit besser durch gesellige Gespräche. Sie hat fixe Ideen, daß alle ihre Freunde sterben würden. Träume von Schlangen (Lac-c).

Ist berührungsempfindlich. Schreit beim Stuhlgang (wegen der heftigen Schmerzen). Neigung zur Fettsucht. **Menschen, die nach Genuß von Milch krank werden.**

Wassersucht, *von organischem Herzleiden herrührend, von chronischen Leberleiden, bei Nierenleiden.*

Hat Schwindel beim Drehen im Bett. Beim Gehen ein Gefühl, als ob er in der Luft schwebt, als ob die Füße nicht den Boden berühren (Lac-c).

Klopfende Stirnkopfschmerzen mit Übelkeit, Erbrechen und mit hartnäckiger Vertopfung, besonders bei anämischen Frauen. Kopfschmerzen besser durch reichlichen Urinabgang (Gels, Kalm). Pulsierende Kopfschmerzen. Bei Kopfschmerzen eisige Körperkälte.

Große Photophobie, sogar Kerzenlicht ist unerträglich.
Dyspeptische Beschwerden. Verstopfung: Typisch kombiniert mit chronischen Kopfschmerzen.
Harter, mühsamer Stuhl. Risse am After.
Albuminurie.
Hat Periodizität alle sieben Tage.

< Kälte, Zugluft, Nässe, Milch, *Schlafmangel*
> Ruhe, Unterhaltung, Bandagieren.

Kurze Zusammenfassung

Menschen, die nach Milch krank werden. Wassersucht bei Herzleiden, bei Leber- und bei Nierenleiden. Hat klopfende Stirnkopfschmerzen mit Übelkeit, Erbrechen und Obstipation, besonders bei anämischen Frauen. Große Photophobie (sogar bei Kerzenlicht). Viele Magen-Darm-Störungen. Typisch: Verstopfung zusammen mit chronischen Kopfschmerzen. (Kopfschmerzen besser durch reichlichen Urinabgang). < Kälte, Zugluft, Milch, Schlafmangel. > Ruhe, Unterhaltung.

Lachesis = Lach

Trigonocephalus lachesis (Gift der Buschmeisterschlange).

Paßt besonders auf jene Menschen, die dünn und abgemagert sind als bei fetten; *oder auch besonders gut geeignet bei jenen Menschen, die in ihrer Krankheit beides verändert haben, den körperlichen und den Gemütszustand.* Nicht selten **heruntergekommene Personen.** Krankheiten alter Menschen.

Liebt feurige, erotische Musik, tanzt dann gerne auf dem Tisch. **Redseligkeit; spricht in Gesellschaft immer nur von sich oder über sich. Eifersucht; Neid;** *Alkoholismus.* Wahnideen, Schizophrenie.

Übergangsmittel: Im Klimakterium, Winter-Frühling, Arbeit-Urlaub, usw.

Große innere Spannung, oft im Sinne von „Überdruck". Deshalb als „Ventil" diese immense Geschwätzigkeit. Typisch: **Springt in der Geschwätzigkeit von einem Thema zum anderen. Großer Ideenreichtum. Leiden nach Kummer.** *Nach enttäuschter Liebe,* Leiden nach Enttäuschungen, nach Schreck, durch Kränkung, Ärger; **durch Eifersucht. Beschwerden in der Schwangerschaft. Arbeitswut vor den Menses.** Verweigert die Arznei. Ist übermäßig religiös.
Beschwerden nach Sonne.

Hat Angst schlafen zu gehen, **schläft sich in die Verschlimmerung hinein.** Ausscheidungen bessern (der seelische Überdruck wird abgebaut, aber auch körperliche Beschwerden bessern sich durch Absonderungen).

Lach ist **überempfindlich gegen Druck und Berührung** (seelisch wie körperlich). **Kann am Hals nichts Enges ertragen.** Nacken steif, schiefe Kopfhaltung.

Die Zunge ist trocken, zittrig, schwer, bleibt an den Unterzähnen hängen. Das Zahnfleisch ist geschwollen, schwammig, purpurrot. Alles, was in Nähe von Mund und Nase kommt, behindert das Atmen. Kurzatmigkeit besonders beim Gehen. Sobald er einschlafen will stockt die Atmung. Verlangen tief zu atmen.

Das Mittel wirkt verstärkt links. Die Beschwerden beginnen meist links. Hat evtl. rote Haare.
Die Schleimhäute sind bläulich-purpurrot.

Linksseitige Tonsillitis, bzw. von links nach rechts wandernd.

Hat plötzliches Versagen der Kräfte, besonders in heißem Wetter.

Herz-Kreislaufmittel. Zusammenschnürungsgefühl am Herzen. *Schlechte Blutverteilung-Zyanose.* Blaue Hände. Viele *Herzängste.* Gefühl das Herz hängt an einem Faden (Kali-c).

Schwellungen sind überall möglich, typische Farbe dabei: **Bläulich bis schwarz.**

Blutungsneigung, bekommt schnell blaue Flecken. Das Blut ist dunkel (bei Phos leuchtend hell).

Stuhldrang oder Drängen nach unten. Hat spastische Tenesmen, stinkende Stühle, schmerzhafte Entleerung < beim Entleerungsversuch. Hämorrhoiden klopfen und hämmern.

Menses: Schwach und verzögert und kurz, vorher Schmerzen und Pulsieren im Kopf, oder Schwindel vorher, Halsschmerzen, Nasenbluten, Lumbago, alles > beim Einsetzen der Regel. Unterdrückte Menses (Lach-Symptome treten hervor → besser wenn die Menses wieder einsetzen, da Ausscheidungen bessern).

Zusammenschnürungsgefühle (Kehle, Rektum). Gängränöse Erkrankungen (typisch: Bläulich, schwarz), Phlebitis, **Klimakterische Hitzewallungen**, **Pubertätsbeschwerden** (Übergangsmittel),

Bißwunden. **Linksseitige Lähmungen.**

< *nach Schlaf, im Schlaf,* Wärme, heiße Getränke, Schlucken, *Beengung* (Kleider, Bettzeug), vor Menses, feuchtwarmes Wetter, Wetterwechsel von kalt nach warm

> *Ausscheidungen* (Blutungen, Schweiß, Schnupfen usw.).

Kurze Zusammenfassung

Besonders gut bei dünnen und abgemagerten Menschen. Geschwätzigkeit; springt von einem Thema zum anderen. Eifersucht, Neid. Alkoholismus. Übergangsmittel: Klimakterium, Arbeit-Urlaub usw.. Großer Ideenreichtum. Leiden nach Kummer, nach enttäuschter Liebe, Eifersucht. Beschwerden in der Schwangerschaft, im Klimakterium. Schläft sich in Verschlimmerung hinein. Ausscheidungen bessern! Ist überempfindlich gegen Druck und Berührung. Kann am Hals nichts Enges ertragen. Beschwerden mehr links! Herz-Kreislauf-Mittel! Schlechte

Blutverteilung, Zyanose. Schwellungen, bläulich bis schwarz. Schnell blaue Flecken. Blutungsneigung. Zusammenschnürungsgefühle (Kehle, Rektum). Klimakterische Hitzewallungen. Linksseitige Lähmungen. < im, nach Schlaf; heiße Getränke, Beengung durch Kleider. > Ausscheidungen.

Fall 37

Eine 35-jährige Frau kam zur Erstanamnese. Sah etwas angeschmuddelt aus. So etwas hatte ich zuvor noch nie erlebt: Es vergingen 1 1/2 Stunden, und ich wußte nicht die Bohne, was die Frau von mir wollte. Sie quatschte und quatschte wie ein Wasserfall, z.B. daß sie es schön fand, daß ich ihr mit großer Aufmerksamkeit zuhörte (was nicht stimmte), was sie so alles mit den Mitmenschen erlebt hatte (heute, gestern, vorgestern), es war schrecklich. Immer wenn ich in eine Atemlücke bei ihr reinstoßen wollte, um nach ihrem Anliegen zu fragen, als hätte sie es instinktiv gespürt, da redete sie noch schneller. Es kostete mich viele Energien, um ruhig zu bleiben (manchmal nicht so leicht, einen kranken Menschen als krank zu sehen).

*Kurzum, ich gab ihr **Lach 200** mit einem neuen Termin 4 Wochen später. Das Verabschieden dauerte nochmal 15 Min., ihr fiel ja noch so viel ein.*

***1 Monat später:** Mir saß eine Frau gegenüber, die mich abschätzend begutachtete (auch das paßt zu Lach), von Geschwätzigkeit keine Spur mehr. Frappierender Erfolg. Nun erfuhr ich: Uterusmyom, wollte es nicht operieren lassen (Kindskopfgröße!!!), Seit 1. Menses mit 11 Jahren kam die Regel alle 14 Tage und dauerte bis zum letzten Ausklingen weitere 14 Tage, d.h. sie blutete ihr Leben lang ohne Unterbrechung. Die Patientin fühlte sich sehr schlapp und schwach, so lange sie denken konnte.Hat häufig schmerzhafte Halsentzündungen, die meist links sitzen oder links beginnen. Dann dürfen es auf keinen Fall warme Getränke sein, die verchlimmern. Hat schnell und überall blaue Flecken, schon seit der Kindheit. Leidet entsetzlich unter jeder Art von Wetterwechsel. Kommt aus Spieler- und Trinkerfamilie, asozial.*

(Eigener Fall)

Die Patientin brauchte **immer noch Lach.**
Repertorisationssymptome: Uterusmyom (Hauptproblem), Halsentzündung links (Tonsillitis links nicht im Rep, also Synonymrubrik suchen – entstellt hier nicht den Sinn!), Haut-blaue Flecken (auffällig, hat sie so lang sie denken kann), Halsschmerzen links schlimmer durch warme Getränke.
Lach ist zwar typischer für verzögerte und spärliche Menses (bei Beginn der Ausscheidungen ist's bei Lach typischerweise besser, aber Lach ist eines der hochrangigen Blutungsmittel) – zu häufige Menses ist kein so gutes Symptom (zu große Rubrik, Lach 1-wertig), ebenso die Rubrik „schlimmer durch Wetterwechsel" (Lach 1-wertig). Zu Lach paßt auch die hereditäre Alkoholbelastung (wenige Mittel).
Die Patientin ist noch heute nach 5 Jahren bei mir. Der Tumor hat inzwischen die Größe einer Faust und ist beweglich, ihre Geschwätzigkeit bricht immer wieder durch mit großem Ideenandrang, auch kommen immer wieder Phasen, in denen sie die linksseitigen Halsbeschwerden be-

kommt. Dann wird Lach wiederholt. Ich hatte damals mit einer C 200 begonnen und gab ihr zuletzt eine Lach XM. Der Fall ist noch nicht abgeschlossen, aber das Mittel wirkt bei dieser Patientin sehr günstig.

Fall 38

Hausbesuch. Eine 82-jährige geistig sehr rege alte Dame leidet seit über drei Monaten an einem schmerzhaften Bein links. Seit mindestens 20 Jahren war sie nicht mehr beim Arzt; sie traut der Schulmedizin nicht. Ihr Sohn, der auch bei mir in Behandlung ist, konnte sie überreden, es mit mir als homöopathischem Arzt zu versuchen.
Bei der Inspektion des Beines bekomme ich einen Schreck: Das linke Bein ist vom Knie abwärts extrem prall geschwollen, etwa vom Umfang her vier (!) Mal so dick wie das rechte Bein. Sie klagt über unerträglich brennende Schmerzen außen wie innen sowie über starke Hitze im Bein. Außerdem hat sie in den letzten Tagen immer mal wieder ganz schwarzen Stuhl. Soweit die Akutfallaufnahme, die sonst nichts besonderes ergab.
(Eigener Fall)

Die Patientin hat mit Sicherheit eine Phlebitis der tiefen Beinvenen. Eigentlich ist so ein Zustand ein Fall für die Klinik. Er bedarf ständige Überwachung. Ich kam mit dem Sohn und auch mit der Patientin überein, wenn meine Arznei, die ich raussuchen wollte, nicht deutlich und rasch wirkt, ich es gerne sehen würde, wenn sie in die Klinik ginge.

Die **Symptome:** Hitze im Bein, Entzündung der Gefäße – Phlebitis, brennende Schmerzen im Unterschenkel, Schwellung des Unterschenkels (sehr große Rubrik, Individualisierung kaum möglich) und schwarzer Stuhl.
Es ziehen sich drei Arzneien durch die geamte Repertorisation: Ars (12/5), Crot-h (7/5), Sulph (7/5).
Sulph und Ars sind bei mir in näherer Wahl. Ich gebe Ars C 12 wegen der größeren Wertigkeit gegenüber Sulph (Crot-h wirkt mehr rechts, auch würde ich eher einen stärkeren Kräfteverfall bei akuten Leiden erwarten).
Ars wirkte lindernd, auch nach Wiederholung, die Brennschmerzen wurden erträglicher, aber eine Heilung wollte nicht einsetzen, irgendwann tat sich nach Ars nichts mehr.
Immer noch die gleichen Symptome. Nach einer Woche gebe ich Sulph in Q-Potenz. Wirkung wie bei Ars, keine Heilung, anfangs Linderung, dann unerträgliche Schmerzen.
Nach einer weiteren Woche (mir war schon sehr mulmig zumute) erneuter Hausbesuch. Übrigens: Der schwarze Stuhl hatte bereits nach Ars aufgehört. Die Symptome sind sonst gleich, bis auf die jetzt deutliche ***blaue Schwellung des linken Unterschenkels.*** (Hier stehen im Repertorium nur drei Mittel: **Lach,** Led und Puls). Aber Lach ist 3-wertig, ebenso bei der Phlebitis.
(Lach steht nicht unter den Brennschmerzen und nicht unter „Hitze“ im Bein, letzteres kann man als pathognomonisch ansehen, wäre demnach kein so wertvolles Symptom).

Lach war das Mittel. Lach hat typischerweise den Bezug zum Gefäßsystem, außerdem auch zur linken Seite. Die Schwellung verlor sich nach einer einmaligen Gabe einer C 200 neben den Schmerzen vollständig innerhalb einer Woche!

Laurocerasus = Laur

Prunus Laurocerasus. Familie Rosaceae (Kirschlorbeer). Tinktur aus jungen Blättern.

Hat **plötzlichen Verlust des Gedächtnisses** (durch Schreck, Schmerzen, usw).

Mangel an Energie der Lebenskraft. Reaktionsmangel besonders bei Brust- und Herzleiden. **Typisch: Zyanose und Dyspnoe bei Herzleiden sind schlimmer durch Aufsitzen.** Mangel an Nervenreaktion, die gut gewählten Mittel wirken nicht (Carb-v, Op). *Schockzustände nach Verletzungen.*
Hat allgemeine Körperkälte, aber nicht besser durch Wärme (am Ofen Übelkeit). Kälte innerlich und Hitze der Oberfläche, ebenso typisch.

Bei chronischer O_2-Mangelkrankheit (Rechtsherzinsuffizienz, Höhenkrankheit).
Erstickungsanfälle, muß sich legen; wenn er liegt, kommen Hustenanfälle. Trockener Husten, Kitzelhusten. Drohende Lungenlähmung, schnappt nach Luft, der Patient legt die Hände auf das Herz. **Asphyxie bei Neugeborenen. Blaue, zyanotische Haut.** Frische sauerstoffreiche Luft tut gut.

Hat heftige Magenschmerzen mit Verlust der Sprache. Flüssigkeiten gelangen mit lautem Gurgeln in den Magen (Cupr). Hat viel Durst. Spasmen der Gesichts- und Ösophagusmuskulatur.
Verstauchungsschmerz in der Hüfte, in den Oberschenkeln und in den Fersen. Erweiterte Handvenen, *Trommelschlegelfinger.*

< *durch aufrechtes Sitzen*, Kälte, Schreck, Bücken
> *Liegen mit flachem Kopf*, Essen, Schlaf, frische Luft.

Kurze Zusammenfassung

Plötzlicher Gedächtnisverlust (zB durch Schreck, durch Schmerzen). Typisch: Zyanose und Dyspnoe bei Herzleiden < durch Aufsitzen! Schockzustände nach Verletzungen! Allgemeine Körperkälte nicht besser durch Wärme. Asphyxie der Neugeborenen. Blaue, zyanotische Haut. Trommelschlegelfinger. < aufrechtes Sitzen, Kälte. > Liegen mit flachem Kopf, frische Luft.

Ledum palustre = Led

Familie Ericaceae (Labradortee, Sumpfporst). Tinktur aus jungen, trockeren Sprossen.

Hat Kälte und Mangel an Lebenswärme, aber Wärme verschlimmert. Fühlt sich ständig zu kalt, ständiges Frösteln. Gut bei vollblütigen, plethorischen, robusten Sanguinikern oder bei Personen mit Blässe, Schwäche und Zierlichkeit. Folgen von Alkoholabusus, von unterdrückten Ausscheidungen.

Er haßt seine Mitmenschen, meidet ihre Gesellschaft. Verlangen nach Einsamkeit. Ist unzufrieden, ängstlich und schüchtern. Kann heftig und zornig werden. Außerordendlich ernst. Mürrisch, übellaunig.

Led hat eine Empfindung von Erstarrung, besonders nach unterdrückten Ausflüssen aus dem Ohr, den Augen, der Nase.

Großes **Verletzungsmittel.** Das Mittel ersetzt oft Arn oder setzt die anfangs gute Wirkung von Arn bis zur Heilung fort. Paßt bei **Insektenstichen,** besonders Mücken; auch bei Bienen- und Wespenstichen; bei Rattenbissen. *Bißwunden von giftigen Tieren.* Stichverletzungen; Schnitt- und Glasverletzungen; Wunden mit Gewebeverlust. Folgen von Quetschungen. Eingetretene Nägel, Nadeln. Verletzungen der Fingerspitzen.
Bei Mückenstichen und Tierbissen besonders, wenn eine Entzündung mit Schmerzen entsteht. Konvulsionen nach einer der genannten Verletzungen. Nach Stichen Röte, Schwellung und Klopfen mit Kältegefühl (wie Bell, aber Bell hat Hitze). Nach Verletzungen sieht man Schmerzen mit lähmiger Steife und Frostigkeit.

Beugt Tetanus vor.

Typisch: **Led hat Kälte in den verletzten Teilen, Kälte bessert die Beschwerden** *und Wärme verschlimmert sie.* Kälte bei Fieber ist für Led charakteristisch.

Ist ein großes **Rheuma-** und Gichtmittel. **Rheuma fängt unten an und wandert nach oben.** Von unten nach oben schießende Schmerzen. Hat Gelenkschwellungen, evtl. mit Kälte in den affizierten Teilen, Kälte > . Die **Fußsohlen sind schmerzhaft empfindlich, kann kaum laufen.** Die Füße verrenken sich leicht. Die Füße sind wie durch einen Magneten an die Erde gehalten, beim Versuch sie zu bewegen. Die Glieder sind wie zerschlagen. *Knacken der Gelenke.* Hat Schmerzen über Kreuz links oben und rechts unten.

Weiteres: Hat Nesselausschläge, Furunkel, Ekzeme. Ekchymosen der Konjunktiven und der Lider. Geringe Verletzungen rufen **Ekchymosen** hervor. Schwerhörigkeit und Kopfaffektionen nach Haareschneiden und nach Durchnässung. Chronischer Husten bei Menschen, die überaus leicht frieren.

< abends, nachts, vor Mitternacht, durch Alkohol, **durch Wärme**

> in Ruhe, **kalte Luft, Anwendungen von kaltem Wasser.**

Kurze Zusammenfassung

Hat Kälte und Mangel an Lebenswärme, aber Wärme verschlimmert! Fühlt sich ständig zu kalt. Großes Verletzungsmittel: Bei Insektenstichen, Bienen- Wespenstichen, Rattenbissen. Bisse giftiger Tiere. Beugt Tetanus vor! Typisch: Kälte in verletzten Teilen, aber Kälte bessert und Wärme verschlimmert die Beschwerden. Rheuma-Gicht. Rheuma beginnt unten und wandert hoch! Schmerzhaft empfindliche Fußsohlen, kann kaum laufen. Ekchymosen. < nachts, durch Wärme. > Kälte, Ruhe.

Lilium tigrinum = Lil-t

Familie Liliaceae (Tigerlilie). Verwendet wird die blühende, frische Pflanze ohne die Zwiebel.

Hysterische Frauen, reizbar, wollen nicht angesprochen werden. Explosive Menschen. Verwirrung bei geistiger Arbeit. Vergeßlichkeit. Sie hat ein verrücktes Gefühl im Kopf, hat Angst den Verstand zu verlieren. **Furcht vor ewiger Verdammnis, Sorge um das Seelenheil.** *Weinerliche Stimmung.* Kann nicht stillsitzen, **Hast-Eile.** Glaubt ihr Leiden ist unheilbar, daß sie ein organisches Leiden hat, das niemand versteht. Nächtliche Vorstellungen lasziver Art. Melancholisch. *Gleichgültig gegenüber Dingen, die man ihr tut.*

Die Schmerzen wechseln rasch die Stelle. **Ohnmachtsgefühle in einem warmen Raum.**

Appetitverlust. Abneigung gegen Brot und Kaffee. Trinkt oft und viel, besonders vor Erscheinen heftiger Symptome.

Senkungs- und Prolapsgefühl, sie schlägt die Beine übereinander (Sep). Uteruslageanomalien. *Häufiger Harndrang bei Uterusprolaps.* **Starke sexuelle Erregung**; sexuelle Ekzesse; Nymphomanie. **Menses: Fließt nur beim Gehen, hört bei Ruhe auf.**

Weiteres: Hat Tenesmen in Blase und Darm. Hämorrhoiden. Erfolgloser Stuhldrang. Schlaf in Rückenlage. Stenocardien; Tachycardien, besonders im Bett. **Gefühl als sei das Herz in einer eisigen Klammer zusammengedrückt.** Kopfschmerzen. Photophobie.

< in Gesellschaft, in vollen Räumen
> Kälte, frische Luft.

Kurze Zusammenfassung

Hysterische Frauen. Reizbar. Furcht vor ewiger Verdammnis, Sorgen um ihr Seelenheil. Weinerlich. Hastig-eilig. Gleichgültig gegenüber Dingen, die man ihr tut. Ohnmachtsgefühle in warmem Zimmer. Prolapsgefühl, schlägt die Beine übereinander. Häufiger Harndrang bei Uterusprolaps. Starkes Sexualbedürftnis. Menses fließt nur beim Gehen. Herzkonstriktionen. < in Gesellschaft, in vollen Räumen. > Kälte, frische Luft.

Fall 39

Eine 27-jährige Frau kommt im März 1990 wegen eines Uterusprolapsus nach der Entbindung vor vier Wochen. Sie hat das Gefühl, als ob alles durch die Vagina

L

herausfallen wollte, überkreuzen der Beine beim Sitzen bessert. Ganz schlimm ist es beim Laufen.
Außerdem klagt sie darüber, sie hält es in warmen Räumen kaum aus, sie liebt deshalb kühlere Luft.
Sie ist ständig in Sorge, ob das auch durch die Homöopathie geheilt werden könne, sie glaube eigentlich, daß die Sache, weil sie so schlimm ist, nicht mehr geheilt werden könne. Der Gynäkologe hätte auch schon gesagt, das könne man dann mit gutem Erfolg operieren.
Sie mag jetzt sehr gerne Saures (früher nicht so) und liebt schon immer Salz und Süßes über alles.
Die Patientin lief sonst zufriedenstellend unter Phos, in der Schwangerschaft traten keine besonderen Probleme auf.

(Eigener Fall)

Die Problematik ist der Uterusprolaps. Mit den genannten Symptomen (als ob alles herausfallen wollte, Überkreuzen der Beine bessert, Laufen verschlimmert) kommen zwei Arzneien in die nähere Wahl: Lil-t und Sep.
Das Verlangen nach Saurem ist neu und hat nicht Lil-t. Ich gab danach erst eine Sep C 200, und als sich nach drei Wochen noch nichts ereignete, eine Sep M. Nach weiteren drei Wochen war immer noch nichts passiert, die Sorgen der Patientin wurden immer größer. Sie sah, wie ich mich mit ihrem Fall abmühte, aber es passierte nichts.
Ich hatte einen großen Fehler gemacht. **Die Furcht, daß ihr Leiden nicht heilbar ist** außer einer Operation war zu Beginn auch schon da, war aber nun immens ausgeprägt und nun nicht mehr übersehbar, so vordergründig sprang es ins Auge.
Das Verlangen nach Saurem, das unverändert anhielt, zeigt in der Hierarchie der Symptome einen niedrigeren Rang gegenüber dem starken Gemütssymptom: „Furcht unheilbar zu sein". Und das hat Sep nicht!!
Gabe **Lil-t** C 200 einmalig. Als die Patientin die Arznei noch auf der Zunge hatte sagte sie, daß sie das Gefühl hätte, es straffte sich ihr Uterus, sie spürte dort ein angenehmes Ziehen. Dieses Ziehen hielt etwa zwei Wochen an, dann kehrte das Herabdrängungsgefühl wieder. Gabe: Lil-t C 1000.
Im Juni war alles völlig überstanden, nicht nur subjektiv, sondern auch nach mehrmaliger gynäkologischer Kontrolle (obwohl im Mai derselbe Frauenarzt zu einer Operation riet, die Patientin aber keine Beschwerden mehr verspürte).

Lobelia inflata = Lob

Familie Campanulaceae. (indischer Tabak). Essenz aus frischer, blühender Pflanze.

Ernste Menschen, die unter Kränkungen leiden und die schnell beleidigt sind. Furcht vor Schlangen. *Hypochonder.* Ist **sehr exakt, genau,** Kleinigkeiten sind wichtig, wie Ars (leicht zu verwechseln).

Nicht selten *blonde Haare*, blaue Augen, *blasse Erscheinung*.

Leiden *nach unterdrückten Absonderungen.*

Berichtet in der Regel nur von körperlichen Leiden, obwohl er stark unter Ängsten leidet. Leidet stark bei relativ geringen Beschwerden.

Mag Süßes und Fett.

Lob hat chronisch-anfallsweises Erbrechen mit gutem Appetit, mit Übelkeit, dabei starkes Schwitzen sowie Schwäche. **Große Schwäche im Magen.**

Ist überaus **zugluftempfindlich;** *empfindlich gegen Wetterwechsel.* Zugluft ist oft Auslöser von Atemnot. **Schwierige Atmung/Asthma bei Anstrengung,** schlimmer durch Kälte und Zugluft. Hat Atemnot wenn die Menses nicht einsetzen (Ip bei den Menses).
Leidet an Atemnot, er ist deswegen sehr, sehr ängstlich. **Todessorgen bei Atemnot.** Fürchtet daran sterben zu müssen.

Kalter Schweiß im Gesicht (Verat). Hat **linksseitige Gesichtsneuralgien** (Spig). Hat Kloßgefühl im Hals; ständig trockener Mund ohne Durst.

Schmerzen im Uterus, in der Vagina und im Abdomen besser durch Anziehen der Beine (Coloc), diese Schmerzen sind auch besser durch Liegen auf der linken Seite. Roter Sand im Urin (Lyc).

< beim Hinlegen, nachts, kaltes Bad, **Zugluft**
> frische Luft.

Kurze Zusammenfassung

Ernst. Schnell beleidigt. Hypochonder. Korrekte Menschen! Leiden nach unterdrückten Absonderungen. Hat viele Ängste. Chronisches Erbrechen mit gutem Appetit, mit Übelkeit und Schwäche. Magenschwäche. Ist zugluftempfindlich. Dyspnoe bei Anstrengung! Todesängste bei Atemnot. Linksseitige Gesichtsneuralgien. < Hinlegen, Zugluft. > frische Luft.

Lycopodium clavatum = Lyc

Familie Lycopodiaciae (Bärlapp). Zur Verwendung kommen die sehr kleinen, reifen Sporen.

Hauptangriffspunkt: Der Magen-Darm-Trakt und die Leber. Das Abdomen ist gebläht, „aufgepumpt", ebenso ist das Ego aufgepumpt. Lyc ist ein großer Angeber, Blender (sieht man nicht immer sofort). **Hochmütig,** stolz. **Diktatorisch.** Hier typisch: Duckt nach oben und übt Druck auf Untergebene aus, auf jene Menschen, bei denen er sich das erlauben kann. Ist *Machtliebend* (wieviele unserer Politiker brauchten vielleicht Lyc?).
Er geht gerne in die Oper, ins Konzert, um mitreden zu können, um zu zeigen, wie gut er sich auskennt.
Sie übernimmt nicht gerne Verantwortung (nach außen scheint's aber so, wie oben genannt, Lyc blendet gerne). Hat oberflächliche sexuelle Kontakte. Starker Sexualdrang, er ist aber impotent bei der eigenen Frau, Sexprotz woanders (die

eigene Frau kennt seine Schwächen, hier kann Lyc nicht angeben). (Eines der Hauptmittel bei **Impotenz**).
Kann keinen Widerspruch ertragen, ist **schnell jähzornig.** Schnell außer sich. Äußerst ärgerlich und reizbar. Äußerste Wut, zeigt sich in Vorwürfen, Neid und Befehlshaberei. Ist hypochondrisch-cholerisch, hat immer recht. Lächelt ohne froh zu sein. **Ist geizig.**
Ein großer Wesenszug: Die **Feigheit.** Vor Prüfungen: Er geht auf „Zehenspitzen", traut sich nicht, obwohl gut gelernt.
Lyc sucht oft die Einsamkeit; ist menschenscheu. Mutter flieht vor ihren eigenen Kindern. Ist **mißtrauisch** und übelnehmend. Sehr **schreckhaft.** Kann weder Lärm noch starke Gerüche ertragen. Angst vor Gewitter (Phos).

Beschwerden infolge von Kränkung, Demütigung, sexuellen Exzessen, Enttäuschung, infolge von Geltungsbedürftnis, von Erwartungsspannungen.

Das Kind ist beim Erwachen äußerst gereizt, schreit und schlägt nach der Mutter. Das Kind wird unfolgsam, obwohl nicht schlecht gelaunt. Säuglinge weinen den ganzen Tag und schlafen nachts. *Kranke Kinder sind reizbar, stoßen Pflegerin weg.*
Lacht beim Erzählen ernster Dinge (Ign, Nat-m), lacht wenn man ihn ansieht. **Weint wenn man ihm dankt.**
Hat körperliche und/oder geistige Erschöpfung, wie betäubt, in Richtung „Lähmung" gehend. Macht *Fehler beim Schreiben, beim Sprechen* (benutzt falsche Worte).

Die Arznei wirkt vorwiegend auf der rechten Seite! Leiden die rechts lokalisiert sind oder die rechts beginnen (Lach umgekehrt).

Typisch: Gerunzelte Stirn. Abmagerung des Gesichtes, des Halses (Nat-m), ist oben dünn und unten dick. Faltenreiches Gesicht, spiegelt die Sorgen wider. Oft frühzeitiges Ergrauen der Haare. Die Patienten sind oft vorgealtert. *Personen von scharfem Verstand, aber schwacher Muskelentwicklung.* Magere Personen, die zu Lungen- und Leberleiden neigen.*Bei alten Menschen mit Abmagerung.*

Lyc hat starkes **Verlangen nach Süßem** (Ars, Chin, Sulph). Er erwacht nachts mit Heißhunger (Chin, Phos, Psor). Er mag kein Brot (<).

Völlegefühl im Bauch-Magen, Sätte nach wenigen Bissen. Heißhunger kurz nach dem Essen.

Dauernd gasige Gärung im Abdomen. Aufgetriebenes Abdomen. Blähungen zusammen meist mit chronischem Leberleiden. Krampfartiges Zusammenziehen des Afters, Afterbeschwerden nicht selten zusammen mit chronischem Leberleiden. Obstipation, Stühle hart, schwere Entleerung; erster Stuhl hart, folgender dann oft weich. Hämorrhoiden. Varizen.

Chronisch trockener Nasenkatarrh, der Patient atmet durch den Mund < nachts. Auswurf von mundvollem Sputum bringt keine Beserung. Kurzatmigkeit, **Nasenflügelatmung,** besonders bei Pneumonie. Auswurfmasse ist übelriechend und salzig schmeckend. Rechtsseitige *Pneumonie. Beschwerden nach Pneumonie.*

Hat Brennen zwischen den Schulterblättern (Kali-bi, Phos).

Der rechte Fuß ist kalt, der linke warm (oder umgekehrt).

Bettnässen verwurmter Kinder mit rötlichem Urin. *Rötliches Urinsediment.* Rücken- oder Nierenschmerzen besser durch Absetzen eines rotsandigen Urins. Arthritische Knoten an den Fingergelenken.

Nierenkoliken rechts (Berb mehr links). Neigung zur Steinbildung (Gallenblase, Nieren), **Gallenkoliken.**

Schläft mit offenem Mund und mit halboffenen Augen (Op).

Rheuma, Ischias (< beim Liegen auf schmerzhafter Seite), urogenitale Beschwerden diverser Art.

Nach Pierre Schmidt: Neben Apis und Orig ist Lyc eines der besten Arzneimittel bei Folgen von mangelnder sexueller Befriedigung der Witwen. Wenn bei Lumbago Bry anfangs gut wirkte und die weitere Bry-Wirkung ausbleibt, obwohl Bewegung verschlimmert, gebe man Lyc. Wenn in chronischen Lyc-Fällen höchste Potenzen nichts mehr bewirken, kann entsprechend der Symptome Carb-v oder Lach gegeben werden, um Lyc wieder anzuregen. Carb-v und Lach sind die besten Reaktionsmittel von Lyc.

< 16 bis 20 Uhr, Schlaf (Lach), Ruhe, Ärger, zu enge Kleider
> warme Speisen und Getränke, lockern der Kleider, kalte Luft, fortgesetzte Bewegung.

Kurze Zusammenfassung

Hochmütig. Diktatorisch, machtliebend. Feige! Kann Widerspruch nicht ertragen, schnell zornig. Leiden nach Kränkungen, Enttäuschungen. Kind ist beim Erwachen sehr gereizt, schreit und schlägt nach der Mutter. Kranke Kinder sind reizbar, stoßen Pflegerin weg. Weint, wenn man ihm dankt. Rechtsseitig wirkendes Mittel! Personen mit scharfem Verstand aber schwacher Muskelentwicklung. Verlangen nach Süßem. Hauptangriff: Magen-Darm-Trakt und Leber. Völlegefühl, Sätte nach wenigen Bissen. Heißhunger kurz nach dem Essen! Gasig aufgetriebenes Abdomen. Blähungen! Pneumonien. Nasenflügelatmung bei Dyspnoe. Nieren- und Gallenkoliken. Schläft mit offenem Mund und mit halboffenen Augen. Großes Mittel! < 16–20 Uhr. > warme Speisen und Getränke, fortgesetzte Bewegung.

Fall 40

Fortsetzung des Falles der Patientin mit der Plazenta praevia (unter Sep beschrieben).
Im Oktober 1989: Sie war eine Woche im Krankenhaus wegen vorzeitiger Wehen und zu weit geöffnetem Muttermund. Sie hat auch einen geringfügigen Diabetes in der Schwangerschaft.
Sie klagt jetzt bei mir über überstarke Kindsbewegungen!! „tut dabei oft weh, drücken auch doll auf den Magen". Jetzt seit zwei Tagen Übelkeit mit Magenschmerzen. Sie döst den ganzen Tag vor sich hin, ist müde. Beginn der vorzeitigen Wehen ab der 26. Woche.
Vor zwei Tagen: Stechende Rückenschmerzen und Schweißausbrüche, sie war aufgeregt und nervös.
Vor 1 1/2 Wochen: Große Familienzwistigkeiten, die haben stark mitgenommen: Zuneigungsentzug vom Schwiegervater, die eigene Mutter unterstützt sie in kein-

ster Weise in ihrer Schwangerschaft, sie (die Patientin) hat große Wut (!!), Kummer, es ist für sie eine riesengroße Kränkung!
Sie hat oft Wehen, kann deshalb vor Schmerzen kaum gehen, sie ist unruhig dabei. Die Wehen kommen besonders durch Aufregung, die Wehen quälen sie. Seit dem letzten Wochenende nimmt sie wehenhemmende Mittel (die ich sofort abgesetzt habe!!), weil die Wehen schon alle 45 Min. kamen.

(Eigener Fall)

Relevante Symptome: Zu heftige Kindsbewegungen (das ist das Problem: *Ars*, Croc, *Lyc*, Op, Psor, **Sil,** *Thuj*), Beschwerden infolge von Kränkung, zu schmerzhafte Wehen. **Lyc** führt und war auch das Mittel. Nach Lyc C 200 hörten die starken Kindsbewegungen auf, keine Magensymptome wurden mehr verspürt, alles lief dann bis zur Entbindung normal.

Fall 41

46-jähriger Patient. Vor vier Wochen bekam er plötzlich Schüttelfrost mit sehr starkem Zittern im Bett, mit viel Nachtschweiß. Dann folgte eine Reise nach Prag (er wollte die gebuchte Reise nicht verfallen lassen). Er nahm jeden Tag Aspirin.
Er hatte sich die eine Woche in Prag entsetzlich gefühlt, mit nach seinem Gefühl hohem Fieber. Er war nachmittags total zerschlagen, hatte Gliederschmerzen. Hatte morgens immer „tierischen“ Durst. Appetit immer, aber am späten Nachmittag überhaupt nicht mehr. Fühlte sich immer schlapp, kaputt. Hatte morgens immer Kopfschmerzen.
Wieder zu Hause zum Hausarzt gegangen. Diagnose Pneumonie rechter Mittellappen. Trotz Antibiotikagabe über drei Wochen keine Besserung!!
Status präsens: Kein Durst im Fieber. Die ganze Zeit Fieber zwischen 38,5 und 40 °C. Rechtsseitige Pneumonie. Durchgehend jetzt ständiger Appetit, sehr gerne Obst und Kuchen. Kommt ganz schnell außer Atem (!) bei Anstrengung. Erwacht nachts drei bis vier Mal wegen starken Schwitzens. Große Schwäche nach dem Schwitzen.

(Eigener Fall)

Zu den auffälligen Symptomen: Entzündung der rechten Lunge, verschleppte Pneumonie. Dann das Verlangen nach Obst, er ist durstlos im Fieber.
Die anderen Symptome sind nicht so gut, da die Repertoriumsrubriken zu groß sind (zu viele Mittel darin, keine Individualisierung möglich). Wir schauen aber später nach, ob unser Mittel dabei war.
Einziges Mittel, das durch alle Rubriken geht, ist Phos, gefolgt auf Platz 2 von Carb-v und Lyc.
Carb-v hat nicht die rechte Beteiligung der Lunge, auch fehlt für dieses Mittel die venöse Stase.
Phos oder Lyc? Ich gab **Lyc** M einmalig. Noch vor der Diagnose der Pneumonie, im Urlaub in Prag, da kam eine charakteristische Lyc-Modalität heraus: Schlimmer nachmittags (die völlige Appetitlosigkeit am späten Nachmittag bei starkem Appetit vormittags). Lyc ist auch hochwertiger unter der Rubrik „Verschleppte Pneumonie“ zu finden.

Obwohl Phos auch im Fieber durstlos sein kann, wäre Phos aber mehr für seinen starken Durst berühmt. Auch konnte ich keine für Phos so typischen Ängste eruieren.

Lyc war das Mittel. Es heilte den Fall innerhalb einer Woche vollständig, zuerst hatte sich die Schwäche verloren. Es war keine weitere Arzneigabe mehr notwendig.

Lyssinum = Lyss

(Lyssin, alter Name: Hydrophobium -Tollwutnosode). Gewonnen aus dem Speichel eines tollwütigen Hundes.

Affiziert wird stark das Nervensystem. Furcht verrückt zu werden. **Alle Sinne sind überempfindlich.** *Hysterie.* Mäkelt an allem herum, um die Familie zu traktieren. Beklagt sich über abnormes sexuelles Verlangen. *Hat Angst allein zu sein,* Panik beim Alleinsein. Angst vor Speisen, daß sie daran stirbt. Hat überhaupt Angst vor allem.

Angst vor Wasser. Zorn, Reizbarkeit oder Konvulsionen ausgelöst durch blendendes Licht oder der Sicht von fließendem Wasser. Konvulsionen beim Wassertrinken oder beim Denken an Flüssigkeiten. Große Wasserphobie. Spuckt andauernd. Klaustrophobie. Beschwerden infolge von Schreck.

Verlangen nach Schokolade.

Lyss hat eine wunde Kehle mit zähem Speichel. Ständiges Verlangen zu schlucken. Leerschlucken bessert. Würgen beim Schlucken von Wasser.

Die Stimme wechselt die Tonlage (Arum-t). Stockende Atmung; spastische Kontraktionen der Atemmuskeln.

Hat Stuhldrang beim Ansehen oder Hören von fließendem Wasser. *Urindrang beim Ansehen von fließendem Wasser.* Urindrang beim Händewaschen.

Weiteres: Bei schlecht heilenden Hundebißwunden. Hat chronische Kopfschmerzen; bohrende Stirnkopfschmerzen. Chronische Blasenentzündung bei Frauen.

< Ansehen oder Geräusch von fließendem Wasser, durch Sonnenhitze, glänzende Gegenstände, durch Vornüberbeugen

\> durch Rückwärtsbeugen.

Kurze Zusammenfassung

Affiziert stark das Nervensystem. Überempfindliche Sinne. Hysterie. Angst beim Alleinsein. Angst vor Wasser! Zorn oder Konvulsionen durch blendendes Licht oder Sicht von fließendem Wasser. Konvulsionen beim Trinken von Wasser oder Denken an Flüssigkeiten. Würgen beim Schlucken von Wasser. Hydrophobie stark ausgeprägt. Stuhldrang bei Sicht oder Hören von fließendem Wasser, ebenso Urindrang. < Vorwärtsbeugen. > Rückwärtsbeugen.

Magnesium carbonicum = Mag-c

M

(Basisches Magnesiumcarbonat)

Kann schlecht seine Gefühle mitteilen, verdrängt viel. Ängste stehen vermehrt im Vordergrund.

Typisch: Schwäche, trocken, sauer, Krampfbereitschaft.

Schwäche des Geistes, der Emotionen, der Verdauung, der Augen, der Glieder. Ist mager, schlaff, kann sich nicht erheben. Schwäche der Kinder, sie gedeihen nicht.

Trockenheit der Haut, der Ausschläge, des Mundes (aber auch Speichelfluß möglich), des Stuhles (aber auch Diarrhoen möglich), Husten trocken.

Alles ist sauer, der Geschmack, das Erbrechen, der Stuhl, der Schweiß, saures Aufstoßen. *Mag-c hat Verlangen nach Saurem.* Nicht selten sieht man eine gute Wirkung bei Menschen mit Magenproblemen, die lange Säurebinder genommen haben.

Krämpfe: Hat Koliken, Migräne, Gefäß- und Muskelspasmen.

Ist überempfindlich gegen kalte Luft, fröstelt viel, **überempfindlich gegen** Geräusche und gegen **Berührung.**

Besonders heftige Schmerzen werden begleitet von Schweißen. Hat stechende und lanzinierende Schmerzen. Hat Schwindel mit plötzlichem Hinfallen ohne Bewußtseinsverlust.
Der ganzer Körper ist müde und schmerzhaft, besonders Unterschenkel und Füße betroffen. Die Bauchdecken sind schlaff und aufgetrieben, Hat Neigung zu Hernien.

Hat Appetit auf Milch, auf Fleisch, auch Verlangen nach Früchten. Abneigung gegen vegetarische Kost. **Milch verschlimmert die Symptome.** *Beim Stillen läuft die Milch unverdaut durch.*
Verlangen nach frischer Luft, obwohl er kalt ist. Tagsüber schläfrig, nachts schlaflos.

Weiterhin: *Halsschmerzen vor der Regel. Menses fließt nur nachts* oder im Liegen. Mensesschmerzen bessern sich durch Druck auf den Bauch oder durch Vornüberbeugen (Coloc, Mag-p) Das Mensesblut ist dunkel, pechartig, dickflüssig. Hat Zahnschmerzen an der Wurzel (Ant-c an der Krone), Furunkelneigung. Erschöpfte Frauen mit Uterusleiden oder klimakterischen Beschwerden.

< durch Ruhe, Bettwärme, alle drei Wochen, vor der Regel, vor Wetterwechsel
> durch Bewegung.

Kurze Zusammenfassung

Viele Ängste. Merkschlüssel: Typisch sind Schwäche, Sauer, Trockenheit, Krämpfe! Verlangen nach Saurem, nach Milch. Milch verschlimmert alle Symptome. Beim Stillen läuft Milch unverdaut durch. < Ruhe, Bettwärme, vor Menses. > Bewegung.

M

Magnesium muriaticum = Mag-m

(Magnesiumchlorid, $MgCl_2$)

Außerordentliche emotionale Überempfindlichkeit. Ist sehr verletzlich. Immer unzufrieden, wirkt dehalb gequält. Ist pflichtbewußt. Schlafstörungen, unerfrischender Schlaf. Unruhe im Bett, sobald die Augen geschlossen werden. Hysterie.

Besonders geeignet bei Frauenleiden mit langer Vorgeschichte von Verdauungsstörungen und uterinen Leiden.

Affektionen nach Baden im Meer. Mag-m ist *sehr kälteempfindlich. Kann Milch nicht verdauen.* Milch verschlimmert besonders bei Kindern. Verlangen nach Süßem, nach Obst und nach Gemüse.

Mag-m ist ein relativ großes Mittel, das im Repertorium unterrepräsentiert ist (deshalb sollte man das Mittel besonders gut kennen).

Eine Leberarznei mit typisch einhergehender Obstipation. Bei chronischen Leberaffektionen, die Schmerzen erstrecken sich zur Wirbelsäule und ins Epigastrikum, schlimmer nach Nahrung.

Obstipation, harter Stuhl, kommt schwer raus, ist bröcklig.

Sie spürt volle Blase erst, wenn sie extrem voll ist, betätigt dann die Bauchpresse, woraufhin aber nur einige Tropfen kommen. *Typisch: Urinlassen durch Bauchpresse.*

Menses: Schwarz-klumpig; eventuell Metrorrhagien.

Weiterhin: Oft Schnupfen mit Brennen der Nasenflügel. Fauliges Aufstoßen. Die Zunge ist trocken wie verbrannt. Herzklopfen in Ruhe und besser durch Umhergehen (Gels). Periodische Kopfschmerzen, z.B. alle sechs Wochen, besser durch Einhüllen, Kopfschmerzen besser durch Druck. Fußschweiße.

< sofort nach dem Essen, Liegen auf rechter Seite, Baden im Meer, Hinlegen verschlimmert viele Symptome

> Druck, Bewegung, frische Luft (außer Kopfschmerzen).

Kurze Zusammenfassung

Emotionale Überempfindlichkeit. Besonders gut bei Frauen mit langer Vorgeschichte von Verdauungsstörungen und uterinen Leiden. Sehr kälteempfindlich. Kann Milch nicht verdauen. Leberarznei mit typischer Obstipation. Harter, bröckliger Stuhl. Urinlassen durch Bauchpresse. > durch Bewegung.

Magnesium phosphoricum = Mag-p

Magnesiumhydrogenphosphat (Magnesiumphosphat). Phosphorsaures Magnesium.

Ist leicht erregbar. Stellt in seiner Umgebung laufend die Gegenstände um. Fürchtet sich vor kalter Luft, vor dem Abdecken, vor leichter Berührung, vor kaltem Waschen, vor Bewegung. Klagt viel über Schmerzen.

Ist sehr kälteempfindlich. Beschwerden durch Gehen in kaltem Wind, durch kaltes Wasser. Folgen von Überanstrengung. Das Mittel wirkt mehr rechts.
Ist dünn, müde, erschöpft, hat dunkle Haut.

Spasmen, Krämpfe, Neuralgien besser durch Zusammenkrümmen und Wärme (Coloc).
Krampfige Schmerzen, plötzlich beginnend und schnell die Stelle wechselnd, Schmerzen gehen schnell vorbei.
Die Schmerzen sind heftig, schneidend, durchdringend, lanzinierend, wie „Faustschläge", stechend, blitzartig, krampfig. *Besonders die krampfigen Schmerzen sind für Mag-p typisch.*

Hat Magenkrämpfe mit sauberer Zunge. *Zahnungsschmerzen.* Zahnschmerzen besser durch warme Getränke.

Koliken der Kinder (Cham, Coloc).

Weiterhin: Gesichtsneuralgien, Ohrenschmerzen < , wenn der Hals oder das Gesicht mit kaltem Wasser gewaschen werden, Ovarialneuralgien, Dysmenorrhoe (die krampfigen Schmerzen hören mit Beginn der Menses auf), Ischias wie wund entlang der Nerven, Blähungskoliken, Krämpfe bei Schreibern und Musikern, Angina pectoris.

< durch *Kälte*, durch Berührung
> durch *Wärme,* durch *Druck*, beim *Zusammenkrümmen,* durch Reiben.

Kurze Zusammenfassung

Leicht erregbar. Sehr kälteempfindlich. Spasmen, Krämpfe, Neuralgien besser durch Zusammenkrümmen und Wärme. Schmerzen beginnen plötzlich, wechseln schnell die Stelle, gehen schnell vorbei. Krampfige Schmerzen typisch. Zahnungsschmerzen besser durch warme Getränke. Koliken bei Kindern. < Kälte, Berührung. > Wärme, Zusammenkrümmen, Reiben.

Mancinella = Manc

Hippomane mancinella- Familie Euphorbiaceae. (Fruchtbaum). Verwendet werden Früchte, Blätter und Rinde, aus denen eine Tinktur bereitet wird.

Viele Ängste. Depressionen in der Pubertät und im Klimakterium mit verstärktem Sexualverlangen. Viele *fixe Ideen* (ähnlich Arg-n). **Furcht davor, verrückt zu werden.** Furcht davor, sein eigenes Kind umzubringen. Furcht vor der Dunkelheit. Antwortet ungerne auf Fragen. Mangelndes Selbstbewußtsein.

Gefühl, als ob Teufel in sich, als ob Teufel sie schlecht beeinflussen. Hat Angst vor Bösem.
Ist leicht beleidigt, was man bei mangelndem Selbstbewußtsein verstehen kann. **Ängste sind schlimmer in der Dunkelheit.** Sorgt sich um andere. Fühlt, daß irgendetwas mit sich nicht stimmt. *Angst vor Krebs.* Angst vor toten Menschen. Ist menschenfeindlich.
Weint oft, ist dabei lieber allein (Nat-m).

Hat Beschwerden infolge von überstarker Freude. Leiden beginnen nicht selten ab einem bestimmten Ereignis, z.B. das Kind hat einen Horrorfilm gesehen, von diesem Augenblick zeigen sich Manc-Symptome.

Weiterhin: Viele *optische Täuschungen,* die Angst hervorrufen (Cann-i). *Höhenängste, Höhenschwind*el. Hat vermehrte Körperwärme. Schwerhörigkeit < in feuchtem Wetter.

Manc hat sehr typische Hautaffektionen. *Blasige Hauterscheinungen*, mit klebrigen Absonderungen, mit Krustenbildung. Pemphicus.

> Bewegung.

Kurze Zusammenfassung

Viele Ängste. Furcht verrückt zu werden. Als ob unter dem Einfluß von Teufeln. Ängste schlimmer in der Dunkelheit. Krebsängste. Optische Halluzinationen. Höhenschwindel. Blasige Hauteruptionen. > Bewegung.

Medorrhinum = Med

Trippernosode (Gonokokkeneiter)

Die Krankheit spielt sich in Extremen ab. Immer „ein zu Viel an Symptomen, an Reaktionen". Fühlt sich erleichtert in „Verschwendung".

Med ist unruhig und hastig, **macht alles in Eile,** die Zeit vergeht ihm zu langsam. Kann nicht sprechen ohne zu weinen. *Weint beim Erzählen über seine Krankheit. Ist hypersensibel, reizbar.* Will nicht berührt werden. Gewalttätigkeit. Ist impulsiv. Sehr leidenschaftliche Menschen. Hat Ängste um die Zukunft. Schuldbewußtsein verursacht Angst.
Gedächtnisschwäche. Lesen und Aussprechen schwierig.
Hat **diverse Befürchtungen,** z.B. daß man hinter seinem Rücken über ihn spricht. Er prophezeit irgendein Unheil. Glaubt, seine eigene Existenz ist unwirklich, wie im Traum. Erwacht morgens mit dem unangenehmen Empfinden, als würde etwas Schlimmes passieren, kann nicht mehr im Bett bleiben. Hat Halluzinationen, sieht Fremde. Furcht vor der Dunkelheit., vor Unglück. Typisch ist auch die **extrem wechselnde Stimmung** (von himmelhochjauchzend bis zu Tode betrübt).

Med hat ein ausgeprägtes Sexualverlangen, könnte immer und mit jedem, zu jeder Zeit. Denkt ständig an Sex.
Große Tierliebe (oder das Gegenteil). Er ist ein ausgeprägter Nachtmensch (in der Dunkelheit geht's ihm besser).

Hat große Neigung zu Alkohol und zu Stimulantien. Verlangen nach Apfelsinen, nach Saurem, **nach grünen (unreifen) Früchen.** Mag Salz, Süßes und Fett, mag *Eis*.

Oft Knie-Ellenbogen-Lage (besonders bei Kindern), liegt auch gerne auf dem Bauch.

Starke Körperabsonderungen. Ausscheidungen erleichtern, sie riechen nach Fischlake.

Die Beschwerden sind meist schlimmer beim Drandenken. *Leiden infolge von*

Erwartungsspannungen, nach schlechten Nachrichten. Hat evtl. Mangel an Reaktionen.
Folgen von unterdrückten Absonderungen, nach unterdrückter Gonorrhoe. Sykosis kann weitervererbt werden (wie alle Miasmen); so sieht man auch abgemagerte und appetitlose Kinder, die nicht gedeihen wollen und deren Eltern sykotisch sind.

Hat Mißbildungen der Nägel. Chronischer **Rheumatismus** (oft lokalisiert in rechter oder linker Schulterspitze), hat Fingergelenksdeviationen, Empfindlichkeit der Ferse. *Schmerzempfindliche Fußsohlen beim Gehen.* **Lt. Pierre Schmidt brauchen fast alle Rheumatiker irgendwann einmal Med.** Unruhe in den Beinen und Füßen (Zinc), Brennen der Füße, streckt sie aus dem Bett (Sulph, Puls).

Brennen entlang der Wirbelsäule. Neigung zu Colitis ulzerosa.
Hat Schmerzen in der Harnröhre am Ende der Entleerung. Orchitis nach unterdrückter Gonorrhoe.
Herzleiden nach unterdrücktem Rheuma oder nach unterdrücktem Scharlach (Lyc, Led).

Weiterhin: Asthma in feuchtem und kaltem Wetter. Windeldermatitis, Ausschläge sind feuerrot.

< vormittags, am Tage, durch Sturm, Gewitter

> durch *Bauchlage,* **nachts, an der See,** durch Absonderungen, in feuchtem Wetter.

Kurze Zusammenfassung

Krankheit spielt sich in Extremen ab! Immer ein „zu viel" an Symptomen. Hastig-eilig. Weint beim Erzählen von seiner Krankheit. Hypersensibel, reizbar. Diverse Befürchtungen. Extrem wechselnde Stimmung! Großer Sexualtrieb. Mag Alkohol und Stimulantien, Verlangen nach Orangen, nach grünen (unreifen) Früchten. Rheuma. Schmerzempfindliche Fußsohlen beim Gehen. Streckt heiße Füße aus dem Bett. Folgen von unterdrückter GO, infolge von Erwartungsspannungen. < tagsüber. > nachts, Bauchlage, an der See, durch Absonderungen.

Fall 42

Ein 40-jähriger Mann kommt im Dez. '89 zur Erstanamnese. Er ist selbständiger Autoschlossermeister.
Er hat seit 18 Jahren Rückenbeschwerden, die wurden immer schlimmer, mußte den Fernfahrerberuf aufgeben, er konnte nicht mehr sitzen.
Die Schmerzen sind im Lumbalbereich so schlimm, „ich könnte heulen". Schmerz wechselhaft, kann mal liegen und nicht sitzen, ein anderes Mal kann er sitzen und nicht liegen. Die Schmerzen sind typischerweise auch im Bett beim Drehen da Wenn's ganz schlimm ist, ist die Anfangsbewegung unerträglich, fortlaufende Bewegung bessert. Allgemein hilft Wärme.
Er betrat meine Praxis mit zwei prallgefüllten Plastiktüten. Darauf angesprochen, sagte er, vor meinem Termin hatte er noch etwas Zeit, da kam er an einem Süßigkeitenladen vorbei. Hier kaufte er sich 6 kg (!!) verschiedene Süßigkeiten, immer in Portionen zu 200 g.
Ob er so was öfters mache, so große Mengen, wäre ja wohl ein bißchen viel. Ooch nee, das mache ich öfters mal. Neulich habe ich mir für 3000 Mark Wein

gekauft. Ich lade auch mal Freunde ein. Da mache ich auch 40–50 Rouladen für sechs Leute,- wenn dann richtig, damit alle was von haben.
Weiteres aus der Anamnese: Ich könnte manchmal alle Leute erschlagen, ein anderes Mal ist alles so schön. Mich hochzubringen (zu reizen) ist fast unmöglich. Wenn ich weiß ich habe Recht, dann kämpfe ich es durch. Ich hasse es, Geschäftsbücher zu machen. Ich kann mir 'ne Pulle Whiskey für 300–400 Mark kaufen. Manchmal kriege ich 'nen moralischen, daß ich alleine bin,- dann haste wieder mal 'nen Mäuschen, dann will ich sie wieder raushaben, wenn eine zwei bis drei Tage da ist, da geht sie mir auf den Keks.
Ich bin nicht hart genug, mich kann man einlullen, meist mit Geld. Die beste Zeit ist 19–19.30 Uhr, wenn Feierabend ist. Ich heule gerne. Abneigung gegen ungepflegte Frau, wenn die sich morgens nicht die Zähne putzt.
Ich bin jetzt lieber allein, gehe nicht so gerne weg, aber dann habe ich Phasen, da mache ich die ganze Nacht durch, natürlich mit Freunden.
Der Schlaf ist seit drei bis vier Jahren beschissen, ich erwache 1/2 bis 1 Stunde nach dem Einschlafen, habe immer das Gefühl, stundenlang geschlafen zu haben, ist aber nicht so. Bei Vollmond kann ich überhaupt nicht schlafen, bin auch bei Vollmond gereizter, aggressiver. Ich liebe Gewitter.
Ich bin ein schneller Esser, ich schlinge alles. Bekomme alle 1/2 Jahre einen Anfall auf Süßes, wie jetzt. Sehr gerne sehr scharf gewürzt, gerne Milch, gerne Hausmannskost, Sehr gerne eiskalte Getränke. Ich esse selten warm, weil mir die Zubereitung zu lange dauert. Ich esse auch kiloweise Nüsse. Ich bin begeisterter Currywurst-Esser, weil man schnell und sofort essen kann. Ich hasse Schal oder Pullover, engt mich ein, außerdem habe ich immer viel Hitze in mir.
Er klagt über einen ausgeprägten Höhenschwindel, er meidet solche Situationen. Hat seit der Bundeswehrzeit Hämorrhhoiden, öfters Stechen im Anus vor und nach dem Stuhl. Hatte zwischen 18 und 22 Jahren drei Mal eine Gonorrhoe. Mit ca. 26 Jahren Kondylome auf der Glans penis. Jetzt Warze am linken Zeigefinger, „seit ewigen Zeiten“. Soweit die grobe Anamnese.
(Eigener Fall)

Bei den Erzählungen des Patienten hätte ich mir einige Male beinahe die Zunge abgebissen, sonst hätte ich mich kranklachen können.
Und wieder: Was ist das zu Heilende an dem Fall, welches wir in einer unserer Arzneien wiederfinden wollen (§ 3 Organon)? Gibt es eine Kausa, gibt es ungewöhnliche, stutzig machende Symptome (§ 153)? Immer einen Fall gründlich untersuchen.
Wenn man alle Symptome herausschreibt, und dann schaut, welche von diesen sich repertorisieren lassen, dann muß man zuerst den Wert der Symptome überprüfen, wie intensiv ist dieses oder jenes Symptom überhaupt.
Keine Frage, die zu Beginn geschilderte Hauptbeschwerde, die Rückenschmerzen, die will der Patient loswerden.
Dann fällt das Extreme auf, das kann man nicht übersehen.

M

Eine Kausa ist hier nicht ersichtlich (in keinem Falle vermuten, wir müssen sicher sein).
Wenn man jedes Symptom einzeln durchgeht, **dann stutzt man plötzlich über die besondere Schlafstörung:** Erwacht nach 1/2 Stunde und hat das Gefühl, stundenlang geschlafen zu haben (Synthetisches Repertorium Bd III S. 206), und das seit einigen Jahren regelmäßig, also ein „hartes", gutes Symptom (i. Sinne von § 153). Hier finden wir Med als einziges Mittel 2-wertig!
Wenn man alle sonst hervorstechenden Symptome repertorisiert, so strotzt der Fall vor Sulph, aber auch viele andere Mittel könnten es sein. Man wäre bei einer solchen Verschreibung unzufrieden.

Das Extreme, das Wechselhafte spricht hier für Med, die vermehrte Körperwärme (die Sulph aber meist auch hat), die Gonorrhoen in der Vergangenheit, die Kondylome, das Verlangen nach eiskalten Getränken bestärken diese Arznei.
Med 200 wurde verschrieben. Das Mittel wirkte sehr gut ein 3/4 Jahr, dann kam es zu einem Rückfall. Nach einer Med M-Gabe verschwanden auf Dauer die Beschwerden (ich sah den Patienten noch über fast vier Jahre).
Übrigens: Die Nosoden wie Med, Tub und auch Carc sind im Repertorium massiv unterrepräsentiert.

Medusa = Medus

Familie Acalephae (Qualle, diverse Arten). Aus dem lebenden im Sommer gefangenen Tier wird eine Tinktur bereitet.

Typisch ist das überall **aufgeschwemmte Gesicht.** Hat Bezug zur Haut (besonders im Gesicht): Ausschläge mit Bläschen, *Urtikaria* die brennend heiß sind.

Kann Fisch nicht riechen, **Fisch verschlimmert,** z.B. Quinckeödem als Folge (an Apis denken, aber Apis hat keine < durch Fisch).

Wirkt stark auf die Milchdrüsen, *stellt die Milchsekretion wieder her.*

< **Berührung, Fisch.**

Kurze Zusammenfassung

Aufgedunsenes Gesicht. Brennende Urtikaria. Kann Fisch nicht riechen. Stellt untätige Milchsekretion wieder her.
< Fisch, Berührung.

Mercurius corrosivus = Merc-c

Mercurius corrosivus sublimatus (Quecksilber-(II)-chlorid).

Das Gemüt ist Merc-ähnlich. Merc-c hat dolleres Brennen und raschere Ausbreitung als Merc. Meist kräftige Menschen.

Bei Merc-c krümmen sich die Patienten vor Schmerzen und kriechen auf allen Vieren infolge der Geschwulst solitärer Drüsen. Drüsenschwellungen sind sehr, sehr typisch für Merc-c. **Bei Merc-c sind Blase, Rektum, Augen und Hals besonders affiziert.**

Nur Merc-c hat scharfen Speichel im Gegensatz zu den anderen Merc-Derivaten (Feststellung alter guter Homöopathen des letzten Jahrhunderts, die sehr gut die Merc-Derivate kannten.)
Der Hals ist geschwollen und rot. Uvula ebenfalls geschwollen. Schmerzhaftes Schlucken. Die Halsschmerzen erstrecken sich zu den Ohren.

Hat geschwollenes, rotes Gesicht, schwarze Unterlippe.
Hat Schmerzen hinter den Augäpfeln, als ob sie reingedrückt würden. Hornhautulzera mit der Tendenz zur Perforation. Iritis. **Wunde und brennende Augen.** Ophthalmie der Neugeborenen.

Hat Ulzera mit **scharfem** Ausfluß. *Gangränöse sich ausdehnende Ulzera.* Aus den Geschwüren fließt ein Sekret, das die Bettwäsche steif macht.

Schmerz durch die rechte Brust zum Rücken hin.
Blutige Diarrhoe, grünliche Diarrhoe, mit Schleim und Schabseln. Koliken vor, bei und nach Stuhl wie Merc.

Starkes *Brennen in der Urethra.* Der *Urin ist heiß.* Blasentenesmus, stechender Schmerz die Urethra hoch zur Blase. Blutiger Urin. Albuminurie, besonders in der Schwangerschaft.

< abends, nachts, in frischer Luft, Bewegung, durch *fette Nahrung*, durch *Saures,* Kälte, im Herbst, während heißer Tage und kalter Nächte, nach Urinlassen, nach Stuhl, nach Schlucken, durch Druck.
> bei Ruhe, warme Anwendungen.

Kurze Zusammenfassung

Sehr schmerzhafte Schwellungen solitärer Drüsen, Patienten kriechen vor Schmerzen auf allen Vieren! Besonders affiziert sind Blase, Rektum, Hals und Augen. Hat scharfen Speichel! Wunde, brennende Schleimhautaffektionen. Ulzera mit scharfen Absonderungen. Gangrän. Heißer Urin. < nachts, Bewegung, Fettes, Saures, Kälte. > Ruhe, warme Anwendungen.

M

Mercurius cyanatus = Merc-cy

(Quecksilberzyanid, $Hg(CN)_2$)

Hat größere *Schwäche* als Merc. *Rasch zunehmende Erschöpfung.* Dieses Mittel ist mehr angezeigt bei Adynamie, bei Kollaps.
Starke Erregung.

Wird gerühmt bei echter **Diphterie:** Die *Zunge zeigt* hier im Gegensatz zu den anderen Merc-Verbindungen *gelbe Streifen an der Basis.*
Merc-cy – Geschwüre sind mehr membranartig, mehr grauweiß (Merc: graugelb), auch grünlich, die Geschwüre sind großflächig.

Symptome von Gangrän der Därme mit *eisigkalter Haut.* Kälte des Körpers. Sehr schlimmer Verlauf einer Colitis ulcerosa.

Herz: Synkopen, schwacher Puls, Tachycardie, *Zyanose.*

< durch Schlucken, Sprechen
> Wärme.

Kurze Zusammenfassung

Rasch zunehmende Erschöpfung. Adynamie. Bei Diphterie! Zunge zeigt gelbe Streifen an der Basis! Grauweiße membranartige Geschwüre. Symptome von Gangrän der Därme mit eiskalter Haut. Zyanose. < Schlucken, Sprechen. > Wärme.

Mercurius dulcis = Merc-d

Quecksilber-(I)-chlorid. (Kalomel). Hg_2Cl_2.

Greift besonders die Schleimhäute der Augen an, sonst: Wirkt weniger an Schleimhäuten im Gegensatz zu den anderen Merc-Derivaten, jedoch mehr an den Stoffwechselorganen.

Hat kleine, runde Knötchen auf der Konjunktiva (Phlyktäne). Taubheit, Ohrenrauschen *bei Katarrh der eustaschischen Tube. Ohrenentzündungen.*

Hat eine vergrößerte und empfindliche Leber. Hypertrophe Leberzirrhose. Remittierende *Gallefieber* (Hepatitis, Ikterus).
Diarrhoe bei Kindern: Grasgrüne Stühle (Ip), Stühle wie zerhackte Eier (Cham), profuse Stühle, rufen Wundheit am After hervor (Sulph).

Weiterhin: Schlaffe Haut. Peritonitis. Wassersucht bei Herz- oder Nierenleiden.

< durch Saures, nachts, kaltes Wetter
> durch kalte Getränke, nach Stuhl.

Kurze Zusammenfassung

Augenschleimhäute und Stoffwechselorgane besonders betroffen. Phlyktäne auf der Konjunktiva. Katarrh der eustaschischen Tube. Otitis. Leberhypertrophie. Gallefieber. Grasgrüne Stühle. < nachts, Saures. > kalte Getränke, nach Stuhl.

Mercurius iodatus flavus = Merc-i-f

Mercurius protoiodatus. (grünes Quecksilberiodid). Hg_2I_2.

Ist aufgekratzt und glücklich. Gesprächig. Wird ohnmächtig oder ist benommen beim Aufstehen von einem Stuhl.

Merc-i-f hat eine **starke Affinität zu den Drüsen** (Hals, Lymphsystem und Brüste).

Dickbelegte Zunge mit gelber Basis. **Hals:** Symptome **rechts,** *oder von rechts nach links* (Lyc). Geschwollene Tonsillen, **schluckt andauernd.** *Die Halssymptome werden besser durch kalte Getränke* (Lyc durch warme).

Mammatumoren, nicht selten zusammen mit warmem Schweiß und Magenbeschwerden. Knochenschmerzen, besonders nachts.

< *Gerüche,* sich erheben, warme Getränke, Liegen auf linker Seite, Berührung, kaltes und feuchtes Wetter

> in frischer Luft.

Kurze Zusammenfassung

Aufgekratzt und glücklich. Starke Drüsenaffinität. Halssymptome rechts oder von rechts nach links. Tonsillitis. Halssymptome besser durch kalte Getränke. Mammatumoren. < Gerüche, warme Getränke, Liegen links. > in frischer Luft.

Mercurius iodatus ruber = Merc-i-r

Mercurius bijodatus (rotes Quecksilberiodid). HgI_2.

Ist schlecht gelaunt; neigt zum Weinen.

Starkes *Halsmittel*, **Beschwerden links**, *oder von links nach rechts* (Lach). *Der Hals ist dunkelrot.* Tonsillen und Drüsen sind stark geschwollen. Erkältungen zu Beginn, besonders bei Kindern.

Hat harte Drüsenschwellungen (wie Merc-i-f starke Drüsenaffinität).

Steifer Hals und steifer Nacken. Wunder Schmerz in den Gesichtsknochen.

Hat auch wandernde rheumatische Schmerzen mit Erschöpfung.

< Schlucken, nach Schlaf, Wetterwechsel, Durchnässung, Berührung, Druck, nach dem Essen.

Kurze Zusammenfassung

Schlechte Laune. Weinerlich. Halsmittel, Beschwerden links oder von links nach rechts! Hals dunkelrot. Harte Drüsenschwellungen. Wandernde Rheumaschmerzen mit Erschöpfung. < nach Schlaf, Berührung, Druck.

Mercurius solubilis = Merc

Mercurius solubilis Hahnemannii (schwarzes Quecksilberoxid).

Das größte und bekannteste der Merc-Verbindungen.
Typ: ungesunde, schwächliche und fröstlige Lymphatiker mit üblem Mundgeruch. Häufiger Frauen. Meist blondes oder hellbraunes Haar, blaue Augen, blasses Gesicht.

Beschwerden von Enttäuschung, nach sexuellen Exzessen.

Ist aufgeregt, ärgerlich, schnell aufbrausend. Ist **hastig und überstürzt.** Impulsiv. Die *Zeit vergeht zu langsam. Ist ängstlich und wechselt ruhelos ständig den Ort.* Ruhelosigkeit bei Kindern. Furcht vor dem Alleinsein.
Ist schwer von Begriff, geistig träge. Die Konzentrationskraft fehlt. **Merc zerstört psychische Bereiche:** Stumpfsinn, blöde, bis zur *Gewalttätigkeit.* Hat kloßige Sprache; ist langsam im Beantworten von Fragen. *Wunsch die Person umzubringen, die ihr widerspricht.* Lachen wechselt mit Weinen. Schwankt leicht von einem Zustand zum anderen. Offenbart nicht gerne seine Gefühle. Paranoide Zustände.

Brot schmeckt süß. Verlangen nach Milch, nach Süßem (beides wird aber nicht vertragen). Verlangen nach Bier, nach Brot, nach Zucker. Hat Abneigung gegen Fleisch, Wein und Schnaps, gegen Kaffee, fette Nahrung, evtl. auch gegen Butter.
Die Patienten vertragen oft große Hitze, andere dagegen oft große Kälte. Typisch ist, es besteht große Empfindlichkeit gegen geringe Abweichungen von der Temperatur. Hat Mangel an Lebenswärme, aber Wärme verschlimmert.

Starker Speichelfluß, übelster Mundgeruch (ganzes Zimmer stinkt entsetzlich). **Starker Speichelfluß im Schlaf.**
Leitsymptom im Munde: Geschwollenes Zahnfleisch (schwammig, evtl. blutend), Zunge schlaff, zeigt Zahneindrücke; Zunge feucht, trotzdem starker Durst. Speichelfluß wie Seifenschmiere oder zäh. Mandeln geschwollen.
Kariöse Zähne schmerzen besonders nachts.

Reichliche Stühle, schleimig, auch blutend, stinkend, **dauernder Tenesmus, kommt vom Klo nicht runter;** Tenesmen vor, während und nach dem Stuhl, alles sehr typisch. Ist ein gutes Mittel bei der Colitis ulzerosa, wenn typische Merc-Symptome zugegen sind.

Wirkt tief auf alle Organe. Hat Knochendestruktionen und Tumoren. *Nächtliche Knochenschmerzen.*

Weiterhin: Drüsenschwellungen, neigen zum Eitern. Diverse Augensymptome (wie Entzündungen, Ulzera), **Ulzerationen auf Haut und Schleimhäuten.** Hat starke und stinkende Schweiße, Schwitzen erleichtert nicht, hat klebrige **Nachtschweiße.** Stinkt insgesamt.

< nachts, durch Bettwärme, Bewegung, Hitze, Kälte, kaltfeuchtes Wetter, durch Schwitzen
> durch Ruhe, Trinken.

Kurze Zusammenfassung

Hastig, eilig. Zeit vergeht zu langsam. Ruhelos. Gewalttätigkeit. Starker Speichelfluß, übelster Mundgeruch. Geschwollenes Zahnfleisch, schlaffe Zunge mit Zahneindrücken. Reichliche Stühle; dauernder Tenesmus, kommt vom Klo nicht runter. Nächtliche Knochenschmerzen. Ulzera auf Haut und Schleimhäuten. Nachtschweiße. < nachts, Bettwärme, Bewegung, Kälte, Hitze, Schwitzen. > Ruhe, Trinken.

Fall 43

Ein 12-jähriges Mädchen ist seit drei Tagen krank. Es fing an mit Schluckschmerzen. Status präsens: Schmerzhafter Mund. Überall Geschwüre im Mund, mit deutlich sichtbaren Blutaustritten. Was ich sehen konnte, die Geschwüre sind lokalisiert auf der Wangenschleimhaut, der Zunge und am Zahnfleisch. Es stinkt entsetzlich aus ihrem Mund. Kein bemerkenswerter überstarker Speichelfluß. Die Lippen sind auffällig geschwollen und sehr trocken.

Sie hat axial gemessenes Fieber von 39,2 °C, lt. Mutter bestehen diese hohen Temperaturen ständig seit gestern. Sie hat immer wieder Fieberschauer, d.h. sie zittert dabei vor Frösteln.

Die Unterkieferlymphknoten sind hart geschwollen und schmerzen, wenn man drauf drückt.

Dann sind auch noch die Augen beteiligt: Das Kind gibt Schmerzen nur der Lidränder an, die auch rot entzündet sind. Es besteht eine ausgeprägte Photophobie, die Fenstervorhänge müssen zugezogen bleiben.

Eine Ursache für die Beschwerden ist nicht festzustellen.

(Eigener Fall)

Eine Kausa ist nicht feststellbar. Was gibt es an unerklärlichen, auffälligen Symptomen, die wir nicht erklären können, die uns stutzig machen, und die durch unsere Arznei abgedeckt werden sollen (§ 153)? Ich kann hier keine sehr hervorstechenden Symptome sehen.

Dann schauen wir uns die Hauptbeschwerden an, unter denen das Mädchen leidet, denn diese wollen wir mit unserer Arznei heilen.

Im Mund finden wir Geschwüre, die bluten (das ist ein höherrangiges Lokalsymptom durch die nähere Beschreibung des Blutens). Ebenso gut ist das Symptom der schmerzenden Ulzera.

Repertorisiert man alle Symptome (die „guten“ mit relativ wenigen Mitteln in den Rubriken sowie die wegen schlechter Individualisierung großen Rubriken), dann führt eindeutig Merc. Auf Platz 2 stehen Bell, Lach und Zinc.

Symptome:

- Mundgeschwüre blutend
- Mundgeschwüre schmerzhaft
- Übelster Mundgeruch
- Halsschmerzen beim Schlucken
- Entzündung der Lidränder
- Schmerz der Lidränder (kein Merc)
- Schwellung der Lippen
- trockene Lippen
- Fieber mit Schaudern
- Photophobie.

Merc war das Mittel, das den Fall vollständig nach Gabe einer C 200 in vier Tagen heilte.

M

Mezereum = Mez

Familie Thymelaeaceae (gemeiner Seidelbast, Kellerhals). Verwendet wird die frische Zweigrinde, gesammelt vor der Blüte.

Ist gleichgültig gegen alles und jedermann. Sieht stundenlang aus dem Fenster ohne die Umgebung wahrzunehmen. Religiöse und finanzielle Niedergeschlagenheit. Abneigung zu sprechen. Vergeßlich., *schwaches Gedächtnis.* Widerspricht oder streitet mit anderen. *Hypochondrisch und mutlos, empfindet an nichts Freude.*

Sie sieht kränklich und blaß aus.
Es besteht eine große Empfindlichkeit gegen kalte Luft.
Mez affiziert Haut, Knochen, Nerven und Schleimhäute von Mund und Magen. Die gereizte Haut brennt und juckt.

Haut-Knochen: Brennen und Auftreibung. Hat heftig brennende und schießende Schmerzen in den Muskeln. Plötzliche *Schmerzen verschiedener Teile gefolgt von Frösteln,* Taubheit und Wundheit. Die affizierten Teile werden kalt, oder sie magern ab. Hat inneres Brennen mit äußerem Jucken in umschriebenen Gebieten.

Neurodermitis. Hauteruptionen besonders stark auf der Kopfhaut. **Weiße Schuppen sind sehr charakteristisch** (Kopf und übriger Körper). Sehr hartnäckige Hautausschläge, die sich unter Allopathika (glücklicherweise) nicht unterdrücken ließen.

Hat einseitige Symptome.
Innere Symptome werden besser, wenn sich Hautsymptome zeigen. *Der Kopf ist mit einer lederartiger Kruste bedeckt, darunter finden sich eitrige Sekrete.* Gesichtsneuralgien. Ziliarneuralgien. Zurückgezogenes Zahnfleisch. Die Zähne scheinen wie verlängert.

Magenulzera mit kaffeesatzartigem Erbrechen. Verlangen nach Hammelfett.

Herpes zoster mit Interkostalneuralgien schlimmer nachts und in Bettwärme.

Knochenkaries. Exostosen. Periostitis. Gefühl als seien die Knochen vergrößert. Periostitis und Knochenauftreibungen besonders an der Tibia, mit heftigsten Schmerzen zur Nacht.

Mez- Patienten zeigen oft typische *Leberflecken* auf den Händen und - oder dem Bauch.

< abends, nachts, in Bettwärme, durch kalte Luft, kaltes Waschen, Berührung, Bewegung, durch Unterdrückungen
> durch Einhüllen, Essen, in frischer Luft, von strahlender Wärme.

Kurze Zusammenfassung

Hypochondrisch, mutlos, freudlos. Sehr empfindlich gegen kalte Luft. Schmerzen verschiedener Teile gefolgt von Frösteln. Haut: Ekzeme; weiße Schuppen typisch. Kopf mit lederartigen Krusten bedeckt, darunter eitrige Sekrete. Herpes zoster mit Interkostalneuralgien. Knochenkaries. Exostosen. Periostitis. Oft Leberflecken.
< abends, nachts, Bettwärme, kalte Luft.
> Einhüllen, Wärme.

Millefolium = Mill

Achillea Millefolium. Familie Compositae (Gemeine Schafgarbe). Verwendung findet das frische, blühende Kraut.

Gefühl, er hätte etwas vergessen.

Nimmt einen oberen Platz ein unter den Blutungsmitteln. Hat stärkste Blutungen. **Blutungen nach mechanischen Verletzungen**, gutes Mittel bei aktiven Blutungen nach Verletzungen. Das **Blut ist hell** wie bei Acon, aber es findet sich keine Angst und kein Fieber. (Blutungen mit Fieber auch Ferr-p). Schmerzlose Blutungen.

Hämoptysen und andere Blutungen als Folge von starken Anstrengungen. Blutungen nach der Geburt oder nach Abort. Die Menses kommen zu früh und zu profus und sind verlängert. Leukorrhoe bei uteriner Atonie. Leukorrhoe bei Mädchen. Blutende Hämorrhoiden. Hämaturie.

Verstauchungen infolge Überanstrengung.

Schmerzhafte Varizen in den Genitalien schwangerer Frauen (Ham, Puls, Sep). Varikosis.

Konvulsionen nach unterdrückten Blutungen.

Hat dauernd hohe Temperaturen ohne erkennbaren Grund (Ferr-p), aber Blutungen ohne Fieber.

< nach heftiger Anstrengung, 16 Uhr, nach Unterdrückung üblicher Ausflüsse, lamgsame Bewegung, abends und nachts

> Vermeiden heftiger Anstrengung, Wiedererscheinen von Ausflüssen, tagsüber, durch Wein.

Kurze Zusammenfassung

Stärkste Blutungen. Blutungen nach mechanischen Verletzungen, nach starken Anstrengungen. Blut ist hell. Bei Blutungen keine Angst und kein Fieber. Konvulsionen nach unterdrückten Blutungen. Schmerzhafte Varizen in Genitalien schwangerer Frauen. < heftige Anstrengung, Unterdrückung von Ausscheidungen.

Moschus = Mosch

Moschus moschifera. Familie Ungulata (Moschustier, Bisam). Verwendet wird das Sekret männlicher Tiere, das sehr stark riecht, und das in der Nähe der Genitalien sezerniert wird.

Gut bei sensiblen Menschen, hysterischen Frauen und Männern. Ist nervös. *Bei Mädchen, die sehr eigenwillig sind und stark verwöhnt und verhätschelt wurden, mit starkem Willen.*

Hastig, eilig. Zittrig und ungeschickt. Plötzliche Aktivität mit Schwäche, so daß alles aus der Hand fällt. Heftiger Zorn. Spricht erregt. Vorwurfsvolles Ausschelten, bis der Mund trocken und die Lippen blau werden. Fürchtet Geräusche. Fürchtet sich niederzulegen, glaubt dann zu sterben. **Unkontrolliertes Gelächter.** Weint in diesem Moment, im nächsten Augenblick bricht sie in unkontrolliertes Lachen aus (Croc). Sexuelle Hypochondrie. Selbstgespräche mit Gestikulieren. Plötzlicher Gedächtnisverlust.

Hypochondrische und hysterische Leiden, die ihren Ursprung im Genitalsystem haben (Ign, Staph). Die Nerven sind zerrüttet.

Kältegefühle. Alles wird als sehr, sehr kalt empfunden.

Spastische, nervöse Affektionen, mit Kältegefühlen. **Fällt leicht in Ohnmacht** (beim Essen, bei den Menses, bei Erregung, bei Herzleiden usw.). Muskelhüpfen, Zittern, Zuckungen. Konvulsionen, Epilepsie. Schwache Reaktionen, Leiden nehmen nicht den normalen Gang, hat „mysteriöse Leiden“.

Es findet sich im Arzneimittelbild Schwindel bei kleinster Bewegung.
Hat starkes Verlangen nach schwarzem Kaffee (aber: Verstopfung nach Kaffee).

Plötzlich auftretendes Erstickungsgefühl. Globus hystericus. Globus hystericus endet in Bewußtlosigkeit. Asthma mit starker Angst. Hysterisches Herzklopfen mit Dyspnoe, Erschöpfung und Ausrufen „ich werde sterben, ich werde sterben, usw.“, ist sehr erregt dabei. Herzklopfen durch Erregung.
Starke Blähungen.

Erregtes sexuelles Verlangen (Canth, Nux-v, Phos, Plat, Stram). Heftig sexuelles Verlangen mit intolerablem Kitzeln der Genitalorgane (Plat). Menses zu früh und zu profus mit wollüstigem Kitzeln der Genitalorgane. Starkes sexuelles Verlangen nach Kaffee. Hat Übelkeit und Erbrechen nach dem Koitus. Man sieht beides: Heftiges sexuelles Verlangen oder Impotenz.

Auffällig: Eine Hand ist rot und kalt, die andere blaß und heiß.

< **Kälte, Erregung,** beim Essen, durch Unterdrückungen
> in frischer Luft, durch Wärme, durch Reiben.

Kurze Zusammenfassung

Gut bei hysterischen Frauen und Männern. Bei Mädchen mit starkem Willen, die eigenwillig sind und die stark verwöhnt wurden! Hastig, eilig. Nervös. Unkontrolliertes Gelächter. Hypochondrische und hysterische Leiden, die ihren Ursprung im Genitalsystem haben. Kältegefühle, empfindet alles kalt. Fällt leicht in Ohnmacht. Starke sexuelle Erregung. < Kälte, Erregung, durch Unterdrückungen. > Wärme.

Muriaticum acidum = Mur-ac

(Salzsäure, HCl)

Affiziert hauptsächlich die Muskeln, besonders vom Herzen, der Blase, dem Anus, der Zunge, sowie die Schleimhäute des Mundes und des übrigen Verdauungstraktes.
Hat eine Affinität zum Blut, erzeugt *septische Zustände mit großer Erschöpfung.*

Ist introvertiert, traurig und schüchtern. **Leidet still.** Reizbarkeit. Murmelt vor sich hin; **dauerndes lautes Wehklagen.** Ruhelosigkeit, Körperliches Zerschlagenheitsgefühl verursacht Ruhelosigkeit; wechselt häufig die Position. Die eigene Stimme ist ihm unerträglich.

Oft angewendet bei Asthenikern. Besonders gut bewährt bei Menschen mit schwarzen Haaren und dunklen Augen.

Kann nicht die geringste Berührung ertragen, auch nicht das Bettzeug an den weiblichen Genitalien (Murx, Plat).
Kann den Gedanken an Nahrung oder das Ansehen von Fleisch nicht ertragen. Ekel beim Anblick von Fleisch.
Starke Erschöpfung.

Die Schleimhäute sind trocken, aufgesprungen, bluten und zeigen tiefe Ulzera. Die Zunge, Hämorrhoiden und Ulzera zeigen eine **bläuliche** Verfärbung. Stinkende Absonderungen. Drüsenschwellungen.

Große Schwäche, sobald er sich setzt oder die Augen schließt. **Rutscht im Bett herunter wegen körperlicher Schwäche.**

Der Unterkiefer hängt herab.

Gefühl von Leere im Magen und im Abdomen. Leberzirrhose. Hat *unwillkürliche Stühle beim Urinlassen.* Der Urin kommt langsam und spärlich. Unwillkürlicher Stuhl beim Abgang von Winden. Sphincterkontrollverlust. Anusprolaps beim Urinlassen. Hat geschwollene, **blaue** und empfindliche *Hämorrhoiden, die schmerzen bei Berührung.*
Hat **livide** untere Extremitäten. Ziehende und reißende Extremitäten, Schmerzen bei Ruhe und besser bei Bewegung. Achillessehnenschmerzen.
Weiteres: Lähmungen.
Tiefe Atmung. *Schnelles Wundliegen.* Leberflecken im Gesicht. Scharlach mit wenig Ausschlag. Die Haut ist sehr empfindlich gegen Sonne. Sommersprossen.

< bei Menses, beim Urinlassen, *geringste Berührung, bei nassem Wetter, durch Laufen,* Sitzen, kalte Getränke, durch Baden, die menschliche Stimme
> durch Wärme, durch Bewegung, Liegen auf linker Seite.

Kurze Zusammenfassung

Affiziert hauptsächlich Muskeln, besonders von Herz; Blase Anus, sowie Schleimhäute des Verdauungstraktes. Sepsis. Große Erschöpfung. Rutscht aus Schwäche im Bett runter. Ständiges Wehklagen. Kann nicht die geringste Berührung ertragen. Trockene Schleimhäute, aufgesprungen, mit Geschwüren. Unwillkürliche Stühle beim Urinlassen. Blaue und empfindliche Hämorrhoiden. Livide untere Extremitäten. Schnelles Wundliegen. < geringste Berührung, nasses Wetter, Laufen. > Wärme, Liegen links.

Naja tripudians = Naja

Familie Elapidae (Kobra, Brillenschlange). Verwendet wird das frische Gift.

Das Mittel erinnert vielfach an Lach.
Ist nervös, erregt, zittrig, mit Herzaffektionen. Gefühl der Vergiftung. Ist unfähig zu sprechen. Hat Abneigung zu Reden. Empfindung des „Wegschwindens", hat Ohnmachtsanfälle. Kollaps bei kaltem Körper.
Folgen von Kummer.
Brütet andauernd über vermeindlichen Sorgen. Suizidstimmung. Wahnsinn. Kummervolle Niedergeschlagenheit mit Leiden der Sexualorgane (besser abends). Furcht alleingelassen zu werden. Furcht vor Regen, vor dem Tod. Als ob alles falsch gemacht wurde und nichts mehr korrigiert werden könnte.

Hat linksseitige Symptome (Lach). Unsensible rechte Seite.

Naja affiziert das Herz (Hypertrophie und Klappenleiden), Medulla und Kleinhirn (Atmung, Hals, Ovarien, *Bulbärparalyse*). Hat **Konstriktionen** in Hals, Brust usw.

Ist sehr empfindlich gegen Kälte.

Brennende Empfindungen wie von heißem Eisen. Septische Zustände.
Herzklappenfehler mit trockenem, quälendem Husten. Herzklopfen durch Anstrengung oder durch Sprechen. Heftige Stiche in der Herzgegend. Endokarditis. Postdiphteritisch drohende Herzlähmung. Rhythmusstörungen.

Atemnotanfälle nach dem Schlaf (Lach). Faßt sich bei den Atemnotanfällen an den Hals.

Sphincterkontrollverlust. Kann die Glieder nicht mehr kontrollieren.
Schmerzen im linken Ovar bei Husten. Linksseitige Ovarialneuralgien.
Der Schmerz erstreckt sich zum Herzen. *Husten bei Herzleiden.* Rheumatische Gliederschmerzen. Kraftverlust der Glieder, der Sphincter.

< *Liegen auf linker Seite*, Anstrengung, Reden, Laufen, nach Schlaf, durch Alkohol, nach Menses, durch Druck der Kleider
> durch Niesen, Liegen auf rechter Seite, Fahren in offenem Wagen.

Kurze Zusammenfassung

Linksseitige Symptome. Affiziert das Herz! Bulbärparalyse. Konstriktionen in Hals, Brust usw. Husten bei Herzleiden. Viele brennende Empfindungen. Sepsis. Postdiphterische Symptome. < Liegen auf linker Seite, Anstrengung, Kleiderdruck. > Liegen rechts.

Natrium carbonicum = Nat-c

(Soda, Na_2CO_3). Getrocknetes Natriumcarbonat.

Hat Abneigung gegen frische Luft. Außerdem besteht ein Widerwille gegen geistige und körperliche Arbeit.
Die Patienten sind niedergeschlagen und traurig. Sie sind **überempfindlich gegen Geräusche.** So kann *besonders Klaviermusik* Angst, Zittern und Schwäche auslösen, die zum Hinlegen zwingt. Musik macht traurig. *Ist schüchtern, ängstlich.* Angst bei Gewitter. *Angst bei Sturm.*

Nat-c ist ein wichtiges Mittel bei geistiger Schwäche, bei Lernschwäche, doch Vorsicht: Im Synthetischen Repertorium sind 44 Mittel aufgeführt, die ebenfalls diese Lernschwäche haben können.

Leiden nach geistiger Überanstrengung, nach sexuellen Ekzessen, durch Erwartungsspannungen. *Leiden durch Sonnenstich.*

Ist ruhelos mit Angstanfällen, besonders während eines Gewitters und bei Musik.

Schwäche durch die geringste Anstrengung, durch Hitze. Schwäche und Angst gegen 10 oder 11 Uhr vormittags.
Heißhunger gegen 11 Uhr vormittags und gegen 17 Uhr. Hat vormittags zunehmenden Hunger mit einem Leeregefühl im Magen.
Ausgeprägte Abneigung gegen Milch, sie wird nicht vertragen (Diarrhoe, Erbrechen). Hat Verlangen nach kaltem Wasser einige Stunden nach dem Mittagessen.

Brennen an der Zungenspitze, als wäre sie aufgesprungen. Sprechen ist schwierig bei kaum beweglicher Zunge, oder Abneigung gegen Sprechen bei trockener Zunge. Bitterer oder metallischer Mundgeschmack.

Man sieht Hornhautgeschwüre mit Photophobie.

Hat chronischen Nasenkatarrh, erstreckt sich von den hinteren Nasenlöchern zum Rachen hin, beim Räuspern wird ein dicker Schleim ausgespuckt.
Fließschnupfen, hervorgerufen durch den leisesten Luftzug, jeden zweiten Tag schlimmer und durch Schwitzen gebessert.

Kopfschmerzen, ausgelöst oder verschlimmert durch geistige Anstrengung, kann nicht denken ohne Kopfschmerzen zu bekommen. Kopfschmerzen schlimmer durch Aufenthalt in der Sonne oder bei Kunstlicht.

Frauen werden nicht schwanger.

Hat schmerzhafte Empfindlichkeit sowie Schwellung der Füße, besonders der Fußspitzen. Schwäche der Knöchel.
In abdominellen Organen Drängen nach unten. *Reichlich dickgelber Fluor, der stinkt, nach Abgang Koliken.*

Nat-c-Symptomenkombination: Abmagerung mit blassem Gesicht, dilatierten Pupillen und dunklem Urin.

< durch Sonnenwärme, **durch geistige Arbeit,** durch Gewitter, **Musik**
> durch Bewegung.

Kurze Zusammenfassung

Widerwille gegen geistige und körperliche Arbeit. Überempfindlich gegen Geräusche, besonders gegen Klaviermusik! Schüchtern. Angst bei Sturm. Leiden nach geistiger Überanstrengung, nach Sonne. Schwäche durch Hitze, durch geringste Anstrengung! Ausgeprägte Abneigung gegen Milch! Nasen- und Rachenkatarrhe. Kopfschmerzen (nach Sonne, geistiger Anstrengung). Frauen werden nicht schwanger! Nach Abgang eines stinkenden dickgelben Fluors Koliken. < Sonne, geistige Arbeit, Musik, Gewitter. > Bewegung.

N

Natrium muriaticum = Nat-m

(Natriumchlorid, Kochsalz, NaCl)

Eine unschätzbare Arznei; ein oft gereichtes Poychrest.
Aus jedes Menschen Blick schließt er, daß man ihn wegen seines Unglücks bedaure. Freudlos, ist leicht zum Lachen zu bringen, obwohl traurig. Wortkarg. Arbeitsscheu. Mitten in der Arbeit vergeht ihm die Lust dazu. Ist zu nichts aufgelegt, will nur die Hände in den Schoß legen oder schlafen.
Haß gegen Personen, die ihn früher beleidigt hatten. Heftiges Lachen bei ernsten Angelegenheiten (Lyc), kann sich nicht beruhigen, Tränen fließen, evtl. stundenlang.
Gedächtnisschwäche, vergißt leicht, verspricht sich leicht. Stumpfsinn. Schreckhaftigkeit. Wird leicht zornig, jede Kleinigkeit reizt zum Zorne.

Ist stets müde. Schwäche. Anämie.

Alles Hering's Prüfsymptome, die für das Mittel so charakteristisch sind.
Nat-m ist sehr sensibel, sehr *mitfühlend* mit den Problemen bzw. Leiden anderer. Typisch ist: **Kann Trost nicht haben,** aber versteht es sehr gut andere zu trösten; „Helfersyndrom", ist stets für andere da. Nat-m *singt gerne.*
Große **Furcht vor emotionalen Verletzungen,** schützt sich davor verletzt zu werden (was immer wieder mal direkt geäußert wird: „Ich baue eine Mauer um mich herum"). **Lebt in Bezug auf seine Gefühle sehr kontrolliert.**

Folgen von unglücklicher Liebe, verliebt sich oft in den „Falschen". **Folgen von Demütigungen. Folgen von Kummer.**

Stiller Kummer. Nat-m verliebt sich nicht selten in unerreichbare Personen, die selbst nichts davon wissen (zB. in den Chef, in Schauspieler usw.), sie leiden dabei still vor sich hin, oder, was man bei Nat-m auch häufig sieht, sie verlieben sich in verheiratete Personen, die bereits „vergeben" sind.
Niedergedrückt, weinerlich (krampfiges Weinen, weint lieber allein), **melancholisch, depressiv, mit quälenden Gedanken.** *Grübelt ständig über Vergangenes bzw. über unangenehmen Dingen, Trost bessert nicht.* Alles dreht sich im Kreis, Kleinigkeiten sind wichtig (Sep).

Kinder zeigen mitunter hysterische Reaktionen, wenn sie getadelt werden, dann werfen sie sich auf den Boden und schlagen um sich (Ign), zugrunde liegt aber auch hier die große emotionale Verletzlichkeit. **Nat-m ist unser größtes Mittel bei chronischem Kummer.**

Schwäche. Einige Symptome bessern oder verschlimmern sich mit dem Lauf der Sonne.

Hat ein blasses Gesicht. Die Schleimhäute sind farblos. Hat fettige und ölige Haut mit Aknepusteln.

Landkartenzunge. **Herpesausschläge um die Lippen herum.** Die Lippen sind trocken, rissig, geschwürig, wie auch die Mundwinkel.

Guter Appetit, trotzdem Abmagerung, besonders am Hals (Lyc). Ist schnell satt (Lyc).

Schorfiger Ausschlag der Gliederbeugen, am Rande der behaarten Haut, hinter den Ohren.
Taubheitsgefühle und Kribbeln auf der Zunge, den Lippen, der Nase (evtl. auch auf Händen und Füßen). Gefühl eines Haares auf der Zunge.

Die Schleimhäute sind meist trocken.

Starker Durst, Verlangen nach großen Mengen Wassers. Starke Abneigung gegen Brot. **Verlangen nach viel Salz** (Phos).

Hat Schmerz entlang der Wirbelsäule, gebessert durch Liegen auf einer harten Unterlage (Rhus-t). Berührungsempfindliche Wirbelsäule besser durch Druck (Bry).
Streckt eventuell wie Sulph die brennendheißen Füße aus dem Bett.

Hat Kältegefühle in der Herzgegend bei geistiger oder körperlicher Arbeit. Herzflattern- und klopfen, zeitweises Aussetzen der Herzschläge.

Stuhlgang: Meist Obstipation (Colonsekretion bleibt aus), Gefühl von Zusammenschnüren im After, die Stühle sind hart und trocken, häufiger Stuhldrang, entweder erfolglos oder unzureichend. Schwierige und schmerzhafte Entleerung. Hat oft Hämorrhoiden.

Hat vermehrtes Harnlassen, auch unwillkürlich, danach Brennen und Schneiden in der Harnröhre. Blasenentzündungen (steht nicht im Repertorium. Ich habe aber mit diesem Mittel, und nur einzig mit diesem Mittel, ohne Gebrauch anderer Arzneien, einige chronisch-rezidivierende Zystitiden auf Dauer ausheilen sehen).

Menses: Selten zu früh und profus, in der Regel verspätet und spärlich. Vor, bei und nach der Regel Kopfschmerzen sowie Depressionen. Trockene Vagina.

Nat-m zeigt in seinem Arzneimittelbild auch viele neurologische Störungen, so z.B. Polyneuropathien, Paralysen (das Mittel hat schon MS geheilt)

< körperliche und geistige Betätigung, Hitze, Ruhe, 10 Uhr a.m., Trost, am Meer (kann aber auch hier Symptome bessern)
> beim Liegen besonders auf dem Rücken oder rechter Seite, bei leerem Magen, durch Waschen mit kaltem Wasser.

Kurze Zusammenfassung

Kummer, der immer wieder beschäftigt. Stiller Kummer. Folgen von Kränkungen, Traurig-depressiv, schützt sich vor emotionalen Verletzungen. Mittel bei Lippenherpes. Bezug besonders zum Nervensystem, zum Herzen, zum Magen, Kopf, zur Blase, zur Haut. In chronischen Fällen entscheidet immer das Gemüt die Mittelwahl. < Hitze, vormittags, Trost, am Meer (aber auch > hier). > Liegen, Waschen mit kaltem Wasser.

N

Fall 44

Eine 38-jährige Patientin kommt wegen eines Diskusprolaps (L_4). Begann vor 1 1/2 Jahren mit Schmerzen in den Hüften (Röntgen o.B.), dann 2 Monate später Schmerzen im Lumbalbereich, mit Kribbeln die ganzen Beine runter bis in die Füße – Wärme besserte. Krankenhausaufenthalt, man versuchte es konservativ, bereitete sie aber auf eine Operation vor. Wieder zu Hause, kamen die Schmerzen schon nach zwei Wochen wieder. Hat Rückenschmerzen besonders beim Beugen nach hinten (LWS-Bereich), Sitzt gerne auf harten Stühlen, liegt gerne auf harter Matratze, dann sind die Schmerzen besser. Sitzen und Stehen verschlimmern Rückenschmerzen ebenso wie Liegen auf weichen Unterlagen. Wechselt ständig die Position, weil sonst der Schmerz im Rücken kommt. Oft auch nur punktförmiger Schmerz links paravertebral im L_4-Bereich.
Sie hat auch oft Kribbeln der Finger und der Hände.

Sie ist Berufsschullehrerin und ist in den letzten Monaten beinahe ständig krankgeschrieben.
Sie sagt, der Auslöser für die Rückenbeschwerden sei Überlastung gewesen. In der Schule, sie muß meist stehen und umherlaufen, muß ständig konzentriert sein. Besonders aber kommen die großen Sorgen um ihren Sohn hinzu, der unter stark juckender Neurodermitis leidet. Sie leidet mit. Auch stört sie, daß ihr die Probleme der Schüler so nahe gehen, sie hat immer viel Verständnis dafür, warum einer schlechte Leistungen erbringt. Wenn sie aus der Schule nach Hause kommt, dann kann sie nicht loslassen, sie grübelt dann immer noch über die Probleme und Konflikte aus dem Unterrichtstag nach.

Sie weint leicht, mehrmals in der Anamnese. Sie kann nicht „nein" sagen, ist immer für andere da, auch wenn sie sich nicht gut fühlt, sie sagt „erst die anderen".

Ich kann viele Dinge nicht mehr machen, die ich früher gerne gemacht habe (weint wieder).
Frage nach Ängsten: Als Kind stark vor Gewitter, jetzt immens in engen Räumen, kann z.B. keinen Fahrstuhl mehr fahren. Vor den Menses ist sie reizbar, das merkt die Familie auch. Sie hört außerordendlich gerne Orgelmusik (auf Nachfrage), die berührt sie stark.
Im letzten Jahr war sie wegen der Rückenbeschwerden sehr verzweifelt, sogar depressiv.

Sie mag gerne fette Speisen, gerne Salz, gerne scharfe Gewürze, auch gerne Süßes. Mag sehr gerne säuerliches Obst. Sonnenhitze ist unangenehm. Erschöpft, schlapp immer vor den Menses, sonst viel Elan.

Sie hatte früher schon 2–3 Mal arge Ischialgien. Hatte vor ca. 5 Jahren über fast 2 Jahre fast ständig Vaginalpilze (viele Allopathika bekommen). Bei den Menses die ersten zwei Tage Bauchschmerzen, Beine anziehen bessert. Vor zwei Jahren (und schon mal mit 20 J.) Polypen im Uterus (wurden lokal ent-

fernt). Vor der Regel stark geschwollene Brüste.
Die Mutter hatte viel Wirbelsäulenbeschwerden, die Oma Rheuma. Soweit die grobe Anamnese.

(Eigener Fall)

Wenn man alle relevanten Symptome repertorisiert, dann stehen drei Mittel auf Platz eins **(Calc, Lyc, Nat-m),** ein Mittel auf Platz zwei **(Phos)** und zwei Mittel auf Platz drei **(Caust** und **Puls).**
Mit der Gesamtrepertorisation bekommt man eine gute **Übersicht,** aber die exakte Erklärung dafür, welches Mittel wir geben wollen, steht noch aus.

Was ist z.B. ungewöhnlich von den vielen verschiedenen Rückenschmerzen? Schlimmer im Stehen kann man sich ebenso gut erklären wie schlimmer im Sitzen. Auch schlimmer durch Rückwärtsbeugen scheint mir bei der Diagnose Diskusprolaps erklärlich.
Ungewöhnlich scheint das Symptom zu sein „besser durch Liegen auf harter Unterlage", da eine vernünftige Erklärung nicht so einfach greifbar ist.
Ein interessantes Symptom ist auch der Uteruspolyp, der gerade vor zwei Jahren erst erneut auftrat.
Beschrieben wird die Patientin gut durch ihre beständigen und handfesten Gemütssymptome:
Sie ist sehr mitfühlend, verweilt bei vergangenen unangenehmen Ereignissen (fast immer lassen sie die Schulsachen nicht los), sie weint leicht, die Furcht vor engen Räumen (sie fährt nicht einmal mehr mit dem Fahrstuhl, so schlimm ist es). Dann die auffallende Schwäche vor den Menses (bei sonst guter Vitalität) ist nicht so einfach zu erklären.

Nach Repertorisation der letzten sieben Symptome geht nur **Lyc** durch alle Rubriken. An zweiter Stelle folgt **Nat-m,** gefolgt von anderen Mitteln, die sich durch noch weniger Rubriken ziehen.
Nat-m deckt hier nur nicht das Symptom der Uteruspolypen ab. (So hat z.B. Sep dieses Symptom, es ist komplementär zu Nat-m, vielleicht wäre dieses Mittel damals das passende gewesen). Für Lyc würde mehr ein diktatorischer, machtliebender und-oder hochmütiger Mensch sprechen.

Deshalb habe ich mich für **Nat-m** entschieden. Man erwartet im allgemeinen einen tiefsitzenden Kummer, der in diesem Falle nicht so ersichtlich ist. Wir wissen es aber nicht genau, wie stark möglicherweise die großen täglichen Sorgen um den Sohn oder um die Schulprobleme in Kummer ausarten.

Grundsätzlich gilt: Was wir an Symptomen nicht vorliegen haben, spricht niemals gegen eine Arznei, jedoch müssen die handfesten vorliegenden Symptome für die Arznei sprechen!

Eine kleine Warnung: Bloß nicht fragen „Haben Sie Kummer?", die Antwort legen sie dann in den Mund und sie kommt von Ihnen.

Nat-m wurde in einer M-Potenz gegeben. Schon kurze Zeit später ging die Patientin ohne Beschwerden wieder zur regelmäßigen Arbeit, auch trieb sie wieder ihren so geliebten Sport. Mäßiger Rückfall nach 14 Monaten. Wiederholung in gleicher Potenz. Danach wegen dieser Beschwerden nichts mehr gehört.

Übrigens: „Hört gerne Orgelmusik“ bei Ars, Lyc, Nat-m, Nux-v, *Sulph* (5 Mittel), ist ein hochrangiges Gemütssymptom.

Natrium sulphuricum = Nat-s

N

(Natriumsulfat, Glaubersalz, Na_2SO_4)

Ist empfindlich, mißtrauisch. Hat Furcht vor einer Menschenmenge. Traurigkeit schlimmer durch Musik und schlimmer im Halbdunkel. Ist reizbar, schlecht gelaunt, weinerlich. Ist freundlich nach Stuhlgang. Schmerzen < beim Drandenken.

Gemütsveränderungen nach Verletzungen, besonders Schwermut. Folgen von Schädel-Hirn-Trauma, Folgen von Wirbelsäulentrauma. Hat Melancholie und Selbstmordimpulse (erschießen, erhängen). Epilepsie, Kopfschmerzen, Neuralgien nach Kopf- oder Wirbelsäulenverletzungen.

Nat-s affiziert besonders den Hinterkopf, die Leber und Pankreas.

Symptome einer gestauten Leber < durch Liegen auf linker Seite. Stiche, Ziehen, schießende Schmerzen in der Leberregion. Abdominalschmerzen besser durch Liegen auf der Seite.

Gelblichgrüne und dicke Leukorrhoe nach Gonorrhoe. Herpetische Vulvitis.

Die Sekretionen sind meist gelbwässrig (oder grünlich). Hat dickgelbgrünen Eiter.

Grünbelegte Zunge ist ein stark bestätigendes Symptom (einziges 3-wertiges Mittel im Repertorium), aber auch schmutzigbraune Zunge.

Asthma schlimmer bei feuchtem Wetter, feucht, mit Rasseln in der Brust.

Dünner, gelbflüssiger und gußartiger Stuhl am Morgen nach dem Aufstehen und Umhergehen.

- < in kaltem, nassem Wetter, Bewegung, morgens
- > durch Druck, Positionswechsel, in trocken-heißem Wetter.

Kurze Zusammenfassung

Nat-s hat eine hervorragende Kausa: Folgen von Kopf- oder Wirbelsäulenverletzungen. Gemütsveränderungen nach Traumata (Depressionen, Suizidneigung). Kopfschmerzen nach Schädeltrauma. Diarrhoen morgens nach dem Aufstehen. Asthma in feuchtem Wetter. Grüne Zunge. < kaltes, nasses Wetter. > trockenes, heißes Wetter.

Nitricum acidum = Nit-ac

(Salpetersäure, HNO_3)

Ist unzufrieden, freudlos. Meckert viel herum. *Empfindlich, jede Kleinigkeit stört ihn.* Kann nicht vergessen und verzeihen. **Große Angst um die Gesundheit, läßt sich durch nichts beruhigen. Furcht vor Krebs.** Furcht vor dem Tod. Hoffnungslos, verzweifelt. *Glaubt bald sterben zu müssen, obwohl gesund.* **Qualvolle Angst durch den Tod eines Freundes.**
Nach Schlafmangel anhaltende Angst. Leicht gerührt, Neigung zum Weinen. **Denkt pausenlos nach über vergangene Sorgen,** hat wandernde Gedanken, schwache Erinnerung. Ist reizbar und eigensinnig. **Zittert beim Zanken und Streiten.** Hat Wutanfälle mit Fluchen und Verwünschungen. Nervös, leicht erregbar. Geistige Schwäche, Abneigung gegen geistige Aktivität. Geräuschempfindlich.

Ist dünn und sehnig. Extreme Schwäche. Abmagerung. *Sehr gut bei Personen, die unter chronischen Krankheiten leiden und die sich schnell erkälten und die eine Neigung zu Durchfällen besitzen.* **Bei alten Menschen, die unter Diarrhoen leiden mit großer Schwäche.**

Hat Verlangen nach Fett, nach Hering und nach Schwer- und Unverdaulichem. Mag gut gewürzte Speisen. Milch bekommt nicht. Beißt sich beim Essen in die Wange.

Die Absonderungen sind ekelhaft stinkend, ätzend.

Typisch: Geschwüre an den Schleimhautübergängen! Geschwüre mit stinkender und ätzender Absonderung. Geschwürsränder sind unregelmäßig, zickzackförmig, der Grund ist schwammig, leicht blutend, mit schmerzhaften Granulationen, **mit dem Gefühl als steckte ein Holzsplitter darin!**

Hat schmerzhafte, geschwürige und rissige Mundwinkel. Der After ist rissig, schmerzhaft und geschwürig.

Typisch: Immer wieder stechende Schmerzen, Splitterschmerzen! (z.B. bei Genitalkondylomen, bei Warzen, bei Hepato- oder Splenomegalie, bei Harninfekten, bei Dysenterie, usw.).

Ist **sehr kälteempfindlich, fürchtet Kälte.** Erkältet sich schnell, hat viele Erkältungskrankheiten.

Hat Kopfschmerzen mit Bandgefühl (wie in einem Schraubstock).

Analfissuren. Schmerzen nach dem Stuhlgang, die mitunter noch über Stunden danach anhalten. *Bei Rektumkarzinom.*

Nächtliche Knochenschmerzen. Verkrüppelte, brüchige Nägel, gefleckte Nägel. Knacken der Kiefergelenke beim Kauen, Knacken der Gelenke. Klagt über ein Gefühl, als ginge er über Nadeln.

Syphilitische Knötchen auf der Tibia mit starker Druck- und Berührungsempfindlichkeit. Profuse Schweiße an Händen und Füßen.

Weiterhin: *Urin riecht wie Pferdeharn,* scharf riechender Urin (Benz-ac). Induration der Harnröhre, Penis sieht wie eine Peitsche aus. Ekzeme an behaarten Stellen. Blutende und nässende Warzen, Kondylome. Hämorrhagien, evtl. profus aus

allen Körperöffnungen, das Blut ist leuchtend. Kupferfarbene Flecken auf den Armen. Herpes zwischen den Fingern. Bläschen auf den Daumenspitzen, die sich zum Geschwür entwickeln. Kleine Warzen auf den Oberlidern, große auf den Handrücken, stechend, leicht blutend. Feuchte Warzen, die bluten können. Zusammenschnürungsgefühl von Körperöffnungen. Halsentzündungen, Tonsillitis. Hat langsame Wundheilung.
Nit-ac ist empfindlich gegen Hochpotenzen.

< abends, **nachts,** durch Berührung, beim Erwachen, kaltes Wetter, Wetterwechsel

> Schleimhautausflüsse, sanftes durchrüttelndes Fahren (Kutsche).

Kurze Zusammenfassung

Empfindlich, Kleinigkeiten stören ihn. Große Angst um die Gesundheit. Krebsangst. Grübelt viel über vergangene Sorgen. Ist zänkisch. Dünne und drahtige Menschen. Sehr kälteempfindlich, fürchtet Kälte. Erkältet sich oft. Schwäche! Verlangen nach Fett- und Unverdaulichem. Typisch: Geschwürsneigung, Geschwüre an Schleimhautübergängen! Hat stechende Schmerzen bzw. Splitterschmerzen! Analfissuren, langanhaltende Schmerzen nach dem Stuhl. Nächtliche Knochenschmerzen. < nachts, Berührung, Kälte. > Schleimhautausflüsse.

Nux moschata = Nux-m

Myristica fragrans. Familie Myristicaceae. (Muskatnuß). Verwendung finden die ganzen Samen ohne Fruchtfleisch und ohne Samenmantel.

„Altweibermittel" gegen Hysterie. **Hysterisches Mittel!** Ist verträumt. Hellsichtig. Hat **wechselhafte Laune,** weint jetzt, kurz darauf Lachen (Croc). **Neigung über alles zu lachen,** besonders in frischer Luft. **Gedächtnisschwäche,** denkt langsam. Denkt sie hat zwei Köpfe, als ob zwei Personen in ihr wären, das eine Ich beobachtet das andere (Anac).

Unwiderstehliche Schlafsucht, ist aus dem Schlaf kaum zu erwecken. Benommenheit, kann die Augen nicht offenhalten. Die **Umgebung scheint ihr verändert.** Hat unerquickenden Schlaf.

Nux-m stört tief das Sensorium, das Gemüt und die Nerven. **Die Leiden sind begleitet von übergroßer Schläfrigkeit! Neigung zu Ohnmachtsanfällen.**
In geistigen Symptomen Op-ähnlich.

Ekel beim Denken an Speisen. Schwindel beim Gehen.
Frösteln, oder Kältegefühle mit Durstlosigkeit. **Ist durstlos mit Trockenheit in Mund und Kehle.** Ist beim Essen schnell satt (Lyc). Sie ist sehr empfindlich gegen Gerüche.

Bei jeder Menses: Zunge, Mund und Kehle werden trocken, besonders im Schlaf.

Hat trockene Haut- und Schleimhäute, kann nicht schwitzen.

Typisch: Die Verdauung ist gestört; und Nux-m affiziert besonders auch die Geschlechtsteile.

Geblähter Magen. Nach jeder Mahlzeit ist das Abdomen aufgetrieben. Blähungskoliken. *Diarrhoen: Nach kalten Getränken, nach gekochter Milch,* bei der Zahnung, in der Schwangerschaft, sonst eher schwierige Stuhlentleerung. Sommerdiarrhoen bei Kindern (Ant-c, Podo).

Menses: Unregelmäßig, schmerzhaft. Hysterische Frauen, die unter Mensesstörungen leiden.

Hysterisches Asthma. Atemnot in der Schwangerschaft bei Völlegefühl im Magen.

Hysterische Spasmen, **alle möglichen** anderen **hysterischen Leiden.**

Weiterhin: Spasmen bei Kindern (Bell, Cina, Cupr, Ign, Mag-p, Stram). Kopfschmerzen als wollte der Kopf zerbersten > durch starken Druck. Gefühl als ob das Hirn gegen die Schädeldecke schlägt. Pulsieren der Gefäße im Kopf. Als wäre der Kopf zu groß. Speichel wie Baumwolle. Einengung der Brust, Last auf der Brust. Uringeruch wie Veilchen. Rückenschmerzen beim Fahren im Wagen. Rheuma: Durch Nässe oder Zugluft. Rheuma der linken Schulter.

< Kälte, Nässe, Liegen auf schmerzhafter Seite, bei Menses, Gemütserregungen, Fahren im Wagen, nach Essen und Trinken

> externe Hitze, bei trockenem warmem Wetter, warmes Einhüllen.

Kurze Zusammenfassung

Ein hysterisches Mittel! Neigung über alles zu lachen. Gedächtnisschwäche. Große Schläfrigkeit! Ohnmachtsneigung. Trockene Haut- und Schleimhäute. Durstlosigkeit bei trockenen Mundschleimhäuten. Affiziert besonders den Verdauungstrakt und die Genitalorgane. < Kälte, Nässe, Gemütserregung, bei den Menses, nach Essen und Trinken. > Wärme.

N

Nux vomica = Nux-v

Strychnos Nux vomica. Familie Loganiaceae. (Brechnußbaum, Krähenaugen). Verwendet werden die getrockneten Samen.

Mensch mit großem Selbstvertrauen. **Arbeitssamer, fleißiger Mensch** mit hohen Selbstansprüchen. Er ist ehrgeizig. Hat starkes Pflichtgefühl. Arbeitswut mit **Leistungsstreben** ist sehr typisch, nimmt keine Rücksicht auf andere. Unternehmertyp, der 'zig Sachen gleichzeitig im Feuer hat. Liebt Verantwortung. Arbeitet bis an seine schöpferischen Grenzen. Er erwartet die gleiche Arbeitsmoral von anderen.
Er beschäftigt sich in seiner Freizeit viel mit Problemen der Arbeit. Ist ein materialistischer Mensch.
Nicht selten bei chronischen Alkoholikern.

Er ist ungeduldig und impulsiv. **Wird schnell ärgerlich über Kleinigkeiten.** Schimpft und tadelt schnell, ist **rasch jähzornig.** *Kann nicht den geringsten Widerspruch ertragen, sehr reizbar.*

In der Anamnese erscheinen einem meist korrekte, saubere und liebenswürdige Menschen, die wissen was sie wollen. Die Reizbarkeit sieht man meist nicht, diese muß man durch geschickte Fragen ,,herauskitzeln".
Neigung zu Gewalttaten, ist boshaft. Bei Eltern, die ihre Kinder mißhandeln. **Er wird zornig wenn er gestört wird.** Morgens und tagsüber gereizt, abends gesellig.

N

Er ist ein Genußmensch, liebt scharfe Gewürze, Alkohol, Stimulantien. Hat Abneigung gegen Fleisch; Verlangen nach Bier, Schnaps, fettiger Nahrung (die nicht bekommt). Neigung zu Ausschweifungen, zu sexuellen Ekzessen.
Nux-v-Patienten sind überempfindlich gegen Gerüche. Es besteht *Überempfindlichkeit gegen Medikamente.* (Überempfindlichkeit auch gegen Hochpotenzen!)

Nux-v ist das **Hauptmittel bei Folgen von Drogen- bzw. Medikamentenabusus!**
Beschwerden nach Ausschweifungen. **Beschwerden durch ständige geistige Überanstrengung.** Verlust der Schaffenskraft; **Konzentrationsschwierigkeiten beim Lernen, Studieren, lesen. Energieverlust.** *Schwäche. Leiden aus Eifersucht.* Nach Enttäuschungen. Nach Kränkungen, Mißachtung. **Leiden nach Wut, Ärger.** Nach Schlafmangel (Cocc).

Besonders gut geeignet bei Personen von reizbarer, boshafter Disposition, bei cholerischen Menschen, die viel geistige Arbeit verrichten oder die ein ausschweifendes Leben führen. Bei reizbaren Menschen mit dunklem Haar. Oft indiziert bei Menschen mit sitzender Lebensweise.

Bei Leiden höchst **hypochondrisch,** mit dem Verlangen über sich selbst zu sprechen, über seine Beschwerden, mit Ängstlichkeit.

Angst und Reizbarkeit mit der Neigung einen Suizid zu begehen.

Ist kälte- und sehr zugluftempfindlich. Hitze, ganzer Körper ist heiß. Patienten können sich aber nicht bewegen oder ausziehen ohne zu frieren.

Die Hauptangriffspunkte sind der Magen-Darm-Trakt und die Leber.

Saurer Geschmack, Sodbrennen; Flatulenz nach Essen oder Trinken. *Muß die Kleider um die Taille lockern..* **Hat schmerzhaft geschwollene Leber.** Gallen- und Nierensteinkoliken (bei reizbaren Menschen)
Übelkeit, Brechreiz. Trotz heftiger Anstrengung will sich der Magen kaum entleeren. *Seekrankheit* (hier besonders gut, wenn der Patient sich darüber ärgert!). Magenulzera. Obstipation. Stuhldrang, trotz heftiger Anstrengung kommt nur wenig Stuhl. Antiperistaltische Bewegungen. Spastisches Kolon. Tenesmen. Auch Blasentenesmus. Trotz voller Blase und Harndrang kommt der Urin nach Anstrengung nur tropfenweise.
Magen-Leber-Unterleibs- oder Hämoroidalbeschwerden oft zusammen mit Kopf- und Rückenschmerzen. Rückenschmerzen relativ oft im Bett > durch Aufrichten.

Erkältungen herrührend von trockenem, kaltem Wetter. Hat verstopfte Nase in frischer Luft und Fließschnupfen in warmem Zimmer. *Muß schlucken wegen Juckens in der eustachischen Tube. Hält beim Husten den Kopf mit den Händen.*

Nux-v-Fieber: Mit Schaudern und Frösteln nach dem Trinken; Frost bei geringster Bewegung; geringster Luftzug führt zu Frösteln und Frieren. Große Kälte, Ofenhitze bessert nicht.

Weiteres: Hämorrhoiden. Pektanginöse Beschwerden. Hypertonie. Rheumatische Beschwerden der großen Gelenke. Menstruationsstörungen mit persistierenden Beschwerden beim Eintritt. Diverse heftige Kopfschmerzen. Die Kopfhaut ist berührungsempfindlich. Stinkender halbseitiger Kopfschweiß bei kaltem Gesicht; Schwitzen bessert die Kopfschmerzen. Besonders bei Kopfschmerzen hat er die Empfindung, als wäre der Kopf größer als der übrige Körper. Diverse Augensymptome. Nervöse Zuckungen. Neuralgien. Lähmungen. Lumbalgien mit der für Nux-v typischen Reizbarkeit. *Zystitis besser durch Wärme* (bei gereizten Menschen). Schlafstörungen, schläft schlecht ein, oder erwacht zwischendurch (wegen Gedanken an die Arbeit), kommt morgens sehr schlecht aus dem Bett.

< morgens, gleich nach dem Erwachen, *nach geistiger Anstrengung,* nach dem Essen, in stürmischem Wetter, **nach Zorn, nach Genußmittel- oder Drogenmißbrauch,** nach Sonne, durch Lärm

> Ruhe, Trinken, feuchtes Wetter (Caust, Hep).

Kurze Zusammenfasung:

Arbeitsame, fleißige, ehrgeizige Menschen mit Leistungsdenken. Sehr reizbar. Schnell zornig, kann nicht den geringsten Widerspruch ertragen. Neigung zur Gewalttätigkeit. Liebt Alkohol und Stimulantien. Alkoholekzesse. Drogenabusus. Hypochondrisch, ängstlich, spricht bei seiner Krankheit nur über sich. Beschwerden durch geistige Überanstrengung (Energieverlust), nach Zorn, Ärger, Kränkungen. Hauptangriff: Magen-Darm-Leber. Obstipation, Stuhl kommt sehr schwer unter Anstrengung. Hämorrhoiden. Leber- und Gallestörungen. Viel Übelkeit. Gastrointestinale Störungen nach dem Essen. Erkältungsmittel; im Fieber viel Frösteln. < morgens, nach geistiger Anstrengung, nach Zorn, nach Genußmittel- oder Drogenabusus. > Ruhe.

Fall 45

Ein 48-jähriger Rechtsanwalt. Kommt mit Fieber und einer Halsentzündung, die seit vier Tagen bestehen. Es begann, als er letztes Wochenende besonders viele knifflige Fälle in seiner Kanzlei durcharbeiten mußte, bis spät in die Nacht. Seine Familie sieht ihn kaum („meine Frau wußte von vornherein, daß mein Beruf mir wichtig ist“).
Er ärgert sich jetzt über sich, weil ihn diese „verflixte“ Krankheit erwischt hat, früher war immer alles nach Aspirin verschwunden, da gab's keine Probleme, aber jetzt haben die Tabletten nicht geholfen.
Er friert überhaupt viel, besonders jetzt im Fieber. Ihm ist immer kalt. Hinlegen kann er sich nicht erlauben. Wenn er am Schreibtisch sitzt, oder nur wenn er rumläuft, dann „kocht„ er besonders, ist ihm besonders heiß. Der Hals ist etwas gerötet. Er gibt Halsschmerzen an, die immer besser sind, wenn er etwas warmes trinkt.
(Eigener Fall)

Symptome: Der Mann ist ehrgeizig, er ärgert sich über sich selbst, weil ihn die Krankheit behindert, das Fieber begann nach übermäßiger geistiger Anstrengung, er fröstelt ständig im Fieber, Halsschmerzen besser durch warme Getränke, Fieber schlimmer bei Bewegung. Das sind alles Repertoriumsrubriken.
Am wichtigsten ist die **Kausa,** die wir hier eruieren können (Fieber nach geistiger Anstrengung). In nähere Wahl kommen nur Nux-v und Bell.
Nux-v war das Mittel, das den Fall schnell klärte. Bell hat zwar auch die Kausa, aber nicht das hochwertige Lokalsymptom „Halsschmerzen besser durch warme Getränke". Außerdem ist der Ehrgeiz untypisch für Bell, sehr typisch dagegen für Nux-v.

Opium = Op

Papaver Somniferum. Familie Papaveraceae. (Schlafmohn, Mohnsaft). Wird gewonnen aus den unreifen Fruchtkapseln; der getrocknete milchige Saft findet Verwendung.

Es gibt bei Op zwei Zustände: Einmal der bekanntere, der mit den benommenen Sinnen, den Schläfrigen, zum anderen den nervlich übersensiblen Zustand. Die Polaritäten sind im Op-Arzneimittelbild stark ausgeprägt.

Komatöse Zustände, oft mit Kopfkongestionen und seinen Folgen. **Betäubter Schlaf mit schnarchender, rasselnder Atmung. Bei Apoplex** (Arn). Er hat im Delirium Wahnvorstellungen wie z.B.: Glaubt er sei ein Krimineller, auf den die Hinrichtung wartet. Denkt, er ist nicht zu Hause, glaubt sich weit entfernt. Erkennt Freunde, Bekannte und Verwandte nicht. **Er ist völlig gleichgültig.** *Freudlos,* nichts kann ihn erheitern.

Ist schläfrig, kann nicht schlafen. **Schlaflosigkeit mit verschärftem Gehör,** weit entfernte Geräusche lassen ihn nicht schlafen.
Ist nervös, heiter, geschwätzig, *große geistige Aktivität.* Sieht schreckliche Gestalten. **Äußerst schreckhaft,** schrickt hoch bei geringstem Geräusch.
Hat Furcht vor dem Tod, man sieht aber auch Todesverachtung.

Op zählt zu den größten **Lügnern** dieser Erde!

Leiden nach ekzessiver Freude, nach Zorn, nach Schande und besonders nach Schreck. Schlaflosigkeit nach Schreck oder Zorn.

Man sieht vollkommene *Schmerzlosigkeit normalerweise schmerzender Teile* (Ant-c, Ant-t, Hell Stram). Ebenso sieht man völlige Reaktionslosigkeit, so z.B. **Verlust der Empfindlichkeit auf Medikamente,** die Patienten reagieren auf keinerlei Arzneien (allopathische oder auch homöopathische!).

Kraftlose Lageänderungen mit Schwindel immer dann, wenn er sich vom Bett erheben will, plötzliche Wiederkehr der Kräfte und Munterkeit beim Niederlegen.

Blutfülle im Kopf, das Gesicht ist meist rot. Hat **blutüberfüllte Ohren,** evtl. Bluten aus den Ohren.

Paresen am **Unterkiefer,** dieser **hängt herab, Unterlippe hängt herunter, Augen halb geschlossen.** Das sind äußerst typische Op-Erscheinungsbilder, wie auch das **Schnarchen,** das man zusätzlich sieht, egal wie die Krankheit mit Namen heißt, hier muß man stark an Op denken!

Häufig Geruchsverlust, aber man sieht auch den entgegengesetzten Zustand: Größte Empfindlichkeit gegen die geringsten Gerüche.

Zungenlähmung mit schwieriger Aussprache (wie man es z.B. bei einem Apoplex erlebt).

Op hat Appetitlosigkeit oder Heißhunger; Ekel oder Verlangen nach Nahrung. Hat Verlangen nach Bier und Schnaps; bei Obstipation Wunsch nach alkoholischen Getränken.

Das Mittel hat eine *lähmende Wirkung auf die Eingeweide.* **Pralles und aufgetriebenes Abdomen mit viel Faeces-Ansammlungen,** nicht selten ist das Abdomen berührungsempfindlich dabei. Typisch ist die *Obstipation ohne Drang* (Alum). Koterbrechen! Hat heftige Schmerzen der Bauchorgane, als würden die Därme in einzelne Stücke geschnitten. **Die Stühle sind meist hart, rund und geformt wie kleine schwarze Kugeln.**

Harnretention, der Patient fühlt die volle Blase nicht. Harnretention bei Säuglingen, wenn die Pflegeperson wütend wird (Schreck!). Selten unfreiwillige Urinabgänge. Bettnässen.

Hat *Nachlassen der Atmung beim Zubettgehen, vergißt das Atmen.* Große Atembeschwerden bessern sich bei Op leicht durch kalte Luft und durch Vornüberbeugen, sind schlimmer durch Rauchen und Weintrinken. Rasselnde Atmung mit viel Schleim in der Trachea und in den Bronchien (Ant-t). Nach Husten Gähnen!
Oft Zittern der Glieder. Kälte der Extremitäten.

< Hitze, bei und nach Schlaf
> Kälte, Herumgehen.

Kurze Zusammenfassung

Bei Op sind zwei Zustände sehr ausgeprägt: Jener mit den benommenen Sinnen, der andere mit der Übersensibilität. Apoplexmittel. Betäubter Schlaf mit rasselnder Atmung. Schnarchen. Freudlos. Gleichgültig. Schlaflosigkeit mit verschärftem Gehör. Große geistige Aktivität. Sehr schreckhaft. Großer Lügner. Leiden nach Freude, Zorn, Schreck, Schande. Verlust der Empfindlichkeit auf Medikamente. Schmerzlosigkeit normalerweise schmerzender Teile. Blutfülle im Kopf. Roter Kopf. Herabhängender Unterkiefer, Ptosis. Zungenlähmung. Prall geblähter Bauch mit Stuhlansammlungen. Obstipation ohne Drang. Harte Stühle. Stuhl wie kleine schwarze Kugeln. Harnretention. Vergißt das Atmen. < Hitze, bei und nach Schlaf. > Kälte.

Fall 46

Ich wurde zu einer Konsultation gerufen bei einem Fall von cerebrospinaler Meningitis und fand die Patientin, 35 Jahre alt, bewußtlos und in Spasmen. Ihr Kopf war zurückgebogen, Arme und Glieder starr, der Puls sehr schnell, Atmung langsam.
Kurze Zeit bevor sie erkrankte hatte sie in schneller Folge zwei ihrer Kinder verloren. Dieser seelische Schock produ-

O

zierte einen beinahe betäubenden Effekt, ich betrachtete diesen Schock als Hauptindikation und schlug Op vor. Danach ging es ihr sofort besser und erholte sich in einer kurzen Zeit.

(Aus: Analytical Repertory of the Symptoms of Mind - C. Hering).

Wie immer ist die **Kausa** wichtig: Beschwerden infolge seelischen Schocks. Weitere Symptome: Meningitis, Kopf zurückgezogen, langsame Atmung. „Frequenter Puls", „Steifheit Extremitäten" und „Bewußtlosigkeit" sind zu große Rubriken, in der zu viele Arzneien stehen (keine Individualisierung möglich, aber unsere Arznei sollte drin stehen, was sie beim späteren Vergleich tut).

Drei Mittel ziehen sich durch alle Rubriken: Acon, Apis und Op. **Op** zeigt die größte Wertigkeit und wurde auch gegeben.

Zur exakteren Auseinanderhaltung der drei Mittel, wenn es Schwierigkeiten gibt: Op ist benommen, Blutfülle zum Kopf mit Röte, halboffener Mund, Schnarchen. Acon wäre eher unruhig, evtl. ängstlich, kälteempfindlich. Apis hat viel Hitze mit Verlangen und Besserung durch Kälte, ist durstlos im Fieber, bei Meningitis evtl. Cry encephalique.

Man kann auch an die Rubrik denken „Beschwerden durch den Tod eines Kindes", hier steht kein Op drin, aber es wird nicht der seelische Schock damit ausgedrückt, folglich wäre diese Rubrik in diesem Fall nicht treffend.

O

Oxalicum acidum = Ox-ac

(Oxalsäure, HOOC-COOH)

Hat Kälte der Körperoberfläche.

Qualvolle *Schmerzen in unterer Rückenpartie* und *Kraftverlust in unteren Gliedern als Zeichen der Beteiligung des Rükkenmarks.*

Man findet schwache Lenden, Hüften und Beine. Taubheitsgefühle im Rücken, **taube Glieder,** das alles sind Charakteristika von Ox-ac, ebenso: Der **Rücken fühlt sich zu schwach an, um den Körper zu halten.** Bei Tiervergiftungen mit Ox-ac werden zuerst die Hinterglieder steif (das entspricht den unteren Extremitäten). Hat steife Glieder. *Die Glieder sind blau und kalt.*

Typisch: Die Leiden kommen beim Drandenken, z.B. er denkt ans Urinlassen und schon verspürt er einen starken Drang. **Drandenken ruft Symptome hervor oder verschlimmert die bestehenden.**

Ist nervös und schlaflos. Starke Heiterkeit und Fröhlichkeit. Er ist schnell in seinen Gedanken und Taten. Hat verminderte Kraft sich zu konzentrieren. Die Sinne sind sehr klar. Bei Kopfschmerzen Abneigung gegen Reden.

Kann keine Erdbeeren essen. Zucker, Kaffee und Wein bekommen nicht.

Die Patienten werden schwach, kalt, livide. Taubheitsgefühle überall, aber schlimmer in den unteren Gliedern. Hat heftige Schmerzen, wie Blitze

schießend, oder heftige Schmerzen an umschriebenen Stellen (Kali-bi). *Ox-ac zeigt Periodizität.*

Gastralgien, Gastroenteritis, mit Kälte zwischen dem Magen und dem Nabel. Nagende Magenleere. Bluterbrechen. Unfreiwillige Stühle mehr im Liegen. Häufiger Stuhldrang, aber unbefriedigende Entleerung.
Ohnmacht und Erbrechen beim Stuhlgang als Zeichen von Schwäche. Die Rückenschmerzen werden besser nach dem Stuhlgang.

Hat veränderliche Stimme (Arum-t), die Stimme wird höher und ist dabei gedämpft. Heiserkeit, evtl. Aphonie.

Starkes Brennen im Rachen mit großem Durst und schwierigem Schlucken; geschwollene Zunge. Atemnotanfälle. Scharf einschießende Schmerzen in linker Lunge (nehmen den Atem) und in der Herzregion, dehnen sich ins Epigastrikum aus und halten einige Sekunden an.
Stiche in der Brust, sie dehnen sich aus in den Rücken zwischen die Schulterblätter. Angina pectoris. Aussetzen eines Herzschlages, mit Angst vor plötzlichem Herztod oder Furcht vor Herzkrankheit.

In Fällen von Paraplegie, wo zuerst rechtes und dann linkes Bein affiziert wird (Clarke). Das Mittel wirkt sonst mehr links.
Rheuma der linken Seite. Meningitis mit heftigsten Rückenschmerzen.

Typisch: Generelle Schwäche und Taubheitsgefühle, Zittern, Ataxie, die Wirbelsäule abschießende Schmerzen.

Weiteres: Überempfindlichkeit gegen Licht. Schrickt beim Einschlafen auf. Oxalurie zusammen mit Gicht und Erschöpfung. Kälte schießt den Rücken hoch. Orchitis mit schrecklichen Schmerzen in den Samensträngen, schlimmer bei geringster Bewegung oder beim Drandenken. Hat marmorierte Haut in umschriebenen Flecken. Das Mittel zerstört Schleimhäute.
Die Krankheit schreitet fort bei klarem Bewußtsein, bis der Tod durch Erschöpfung oder Muskellähmung eintritt (sicherlich kann man das Mittel versuchen bei der ALS und der MS).

< **beim Drandenken,** Berührung, Kälte, geistige Anstrengung, Erdbeeren, saure Früchte
> nach dem Stuhlgang.

Kurze Zusammenfasssung

Kälte der Körperoberfläche. Chronische Affektionen des Rückenmarkes. Schwäche besonders der unteren Glieder. Rücken mit Gefühl wie zu schwach, um den Körper zu halten. Blaue und kalte Glieder. Schwäche, Zittern, Ataxie, Kälte, livide Verfärbung, äußerst typisch. Schmerzen blitzartig oder heftig an umschriebenen Stellen. Periodizität. Drandenken verschlimmert. Heftige Schmerzen in linker Lunge, nehmen den Atem. Rheuma linke Seite. Orchitis mit heftigen Schmerzen in Samenleitern. < Drandenken, Kälte, Berührung.

Fall 47

Herr F. ein wohlhabender Mann, hat ab und zu einen Aussetzer eines Herzschlages, gefühlt wie „ein Stillstand“. Hat Furcht vor einem Herzleiden und im Kopf einen plötzlichen Herztod lt. Berichten

von Pathologen, so reiste er los zu europäischen Kapazitäten.
Nur einer bestätigte seine Befürchtungen, war aber zurückhaltend mißtrauisch. Nach einem Choleraanfall, mit Quinine in den Griff bekommen, erschienen die Herzaussetzer wieder, sobald er daran dachte oder darüber redete. Nach einer Dosis ***Ox-ac,*** *als Versuch gegeben, kamen die Anfälle jahrelang nicht wieder.*

(Aus: Analytical Repertory of the Symptoms of Mind - C. Hering)

Der Fall ist nicht ganz einfach. Äußerst **auffällig ist,** daß die Herzaussetzter immer dann passieren, wenn der Patient daran denkt oder darüber spricht. Unter der Repertoriumsrubrik finden sich über 40 Mittel ,,Denken an seine Beschwerden verschlimmert", es gibt hier nur ein Mittel, das 3-wertig ist, und das ist Ox-ac.
Weshalb Ox-ac hier als Versuch gegeben wurde,weil man zuerst an dieses Mittel denken muß, wenn Beschwerden sich verschlimmern beim Drandenken und weil andere Symptome fehlten, die die Verschreibung bekräftigen könnten.
Immer wieder gilt: Symptome die (für eine Arznei) fehlen, sprechen nicht gegen die Arznei, aber die vorhandenen ,,harten", handfesten Symptome müssen für die Arznei sprechen!

Unter ,,Furcht vor Herzleiden" finden wir Ox-ac nicht, aber ich habe es in meinem Repertorium nachgetragen (kein Repertorium ist vollständig!). In Constantin Hering's ,,Guiding Symptoms Of Our Materia Medica" findet sich unter Ox-ac eindeutig dieses Symptom wieder, und Hering ist eine ganz ernstzunehmende Quelle (im Gegensatz zu manchen heutigen Homöopathen, die Behauptungen aufstellen, die nicht nachvollziehbar sind).
Aus dem gleichen Grunde habe ich mein Repertorium nachgetragen unter der Rubrik ,,Furcht vor plötzlichem Tod". Diese Angaben finden sich nicht in kleineren Arzneimittellehren.
Wenn nun aufgrund dieser Kenntnis der Fall repertorisiert wird (Furcht vor Herzkrankheit, Furcht vor plötzlichem Tod, Denken an die Beschwerden verschlimmert), dann stehen zur Unterscheidung nur Arn und Ox-ac. (Intermittierender Puls ist zu große Rubrik).

Es gibt aber noch eine weitere Rubrik, die zumindest überdacht werden sollte: Angst in der Herzregion, daran denken verschlimmert – nur Bar-c und Ox-ac.

Paris quadrifolia = Par

Familie Liliaceae (Einbeere). Verwendung findet die frische Pflanze.

Eine nicht so einfach zu verstehende Arznei. Das Mittel ist evtl. etwas verkannt. Schaut man ins Repertorium und sieht sich allein die Gemütssymptome an, so lassen sich doch einige Aussagen über das Mittel machen: **Typisch ist, die Gemütssymptome,** von denen es reichlich gibt (in der Materia medica leider nur mäßig wiedergegeben), **bessern sich in frischer Luft.**

Zum Gemüt: **Geschwätzigkeit,** wie Lach, wechselt schnell von einem Thema zum anderen. *Muß über vieles reichlich lachen.* Man sieht auch Zorn, Verwirrung, Delirien, diverse Wahnvorstellungen, so z.B. **als wären bestimmte Teile vergrößert, als wären die Augen zu groß für die Augenhöhlen** *(als ob die Augen von den Lidern nicht bedeckt werden)*, **als wäre der Kopf vergrößert bei zu straffer Kopfhaut,** als wäre er nicht zu Hause, Geruchsmißempfindungen, usw.

Par ist unzufrieden, egoistisch, spricht in Gesellschaft nur von sich. Man sieht Hochmut, Stolz, Frivolität, kann lasziv sein. Ist sehr kritisch, evtl. boshaft. Auf der anderen Seite sieht man viel Freundlichkeit, evtl. kindisches Gehabe (Bar-c). **Leiden durch Verachtung von anderen.**

In heutiger Zeit sehen viele Homöopathen ein differenzierteres Par-Bild, ohne daß die typischen Prüfsymptome unserer alten Klassiker wegfielen:
Ängstlich kontrolliert, hält sich zurück. Viel **Haß.** Typisch soll sein, **Par umgiebt** irgendetwas wunderliches, **etwas das man nicht versteht.** Litt die ganze Kindheit, das ganze Leben, hat innerlich viel aufgestaut (ähnlich Caust, der auch ein hürdenreiches Leben gehabt haben kann). Viele Hoch's und Tief's, paßt demnach gut zur manisch-depressiven Zyklothymie. Folgen eines äußeren Einflusses (hier kommt dann das Gestaute heraus). Furcht vor Geisteskrankheit, oder Furcht den Verstand zu verlieren. Fall mit Kummer (Nat-m). Innerliche Dunkelheit; innerliche Verschlossenheit. Emotions- und freudlos. Der Kummer, das Introvertierte, kann die ovarielle Funktion stark beeinträchtigen. Ist **anklagend, bissig in den Bemerkungen, hochmütig.** Bittet Leute um Hilfe und „haut sie dann in die Pfanne". *Anspielende Bemerkungen!* Der sogenannte Widerstand gehört zu Par (auch wenn er evtl. erst im Laufe der Arzneiwirkung auftritt) (Staph).
Soweit das, wonach viele „moderne" Homöopathen Par verschreiben.

Das Mittel hat einen großen *Bezug zu Haut und Schleimhäuten.* **Hier dann mit viel brennenden Empfindungen.** *Brennen und Frost* zusammen in der Nabelgegend.

Viele Augensymptome. Hervortretende Augen. *Als ob die Augen von Fäden ins Gehirn gezogen werden.*

Weiteres: Als ob ein Klumpen im Hals wäre. Bei Berührung schmerzt der Körper. Alles riecht bzw. schmeckt faulig (Arn). Bei Hitze der linken Körperseite Kälte der rechten.

Durst mit Abneigung gegen Trinken. Schweregefühl im Nacken, in den Schultern. Neuralgien. Steifheit. Taubheitsgefühle. Gegenstände erscheinen beim Anfassen rauh.

< abends, bei Bewegung.

Kurze Zusammenfassung

Gemütssymptome > in frischer Luft. Geschwätzigkeit; ist albern, lacht viel. Haß. Hochmut. Ist anklagend. Leiden durch Verachtung anderer. Als ob Teile vergrößert sind (Augen, Kopf besonders). Haut- und Schleimhautaffinität mit brennenden Empfindungen. Durstlos. Nackensteife. Neuralgien. Taubheitsgefühle. < abends, bei Bewegung.

Petroleum = Petr

Oleum petrae (Steinöl).

Alles schlimmer durch Gemütserregungen, z.B. Beschwerden nach Schreck. Verirrt sich in Straßen. Glaubt daß Menschen in seiner Nähe sind (sind es aber nicht). Als ob seine Glieder sich verdoppeln. *Als ob ein anderer Mensch neben ihm im Bett liegt* (im Delirium). Optische Halluzinationen! Ist benommen, verwirrt. *Reizbar,* leicht beleidigt, verärgert über alles. Abends Angst und Sorgen um seine Familie.

Als ob ein kalter Luftzug über den Kopf weht.

Hat Heißhunger sofort nach dem Essen (Lyc). *Heißhunger und Abmagerung.* Muß nachts aufstehen um zu essen. Abneigung gegen Fisch, Salz und Zucker.

Sehr gut bei Menschen mit heller Haut und hellen Haaren.

Hat Ausschläge wie Graph, nässend, *am Kopf,* *hinter den Ohren, am Genitale,* an den Händen, Füßen, Beinen usw.; **Ausschläge sind schlimmer im Winter** (Aloe, Alum, Psor).

Hat Neigung zu Blasenbildung mit der Tendenz zum Übergang in dicke, nässende Krusten. Neben alten Ausschlägen schießen neue hervor mit Verhärtung der alten Stellen.
Geschwüre, die sich ausdehnen. Geschwüre und Verhärtungen an Schleimhautübergängen. Alle Eruptionen jucken heftig, er kratzt sich wund. **Typisch: Dicke grünliche Krusten, brennend und juckend; Röte, Rauhheit. Leicht blutende Fisuren.**

Hat nässende **Frostbeulen** (Agar), brennen bei kaltem Wetter und im Winter.
Der geringste Hautritz oder die leichteste Hautabschürfung eitert (Hep). **Die Hände springen auf, sind rissig und bluten, sind im Winter völlig mit Ekzem bedeckt,** besser im Sommer. Die *Fingerspitzen sind rauh, aufgesprungen und wund in jedem Winter.*

Feuchter Ausschlag auf der behaarten Kopfhaut < am Nacken und an bzw. hinter den Ohren. Occipital-Kopfschmerzen, der *Hinterkopf ist schwer wie Blei* (Op).

Schwindel im Hinterkopf. Schwindel beim Sicherheben. **Gut bei Seekrankheit** (Cocc). *Erbrechen und Übelkeit beim Fahren im Wagen.* Übelkeit mit viel Speichelfluß.

Hat **Knacken der Gelenke** (Caust). Chronisches Rheuma, besonders wenn die Gelenke knacken.

Drüsenschwellungen. Struma, besonders bei Leuten, die unter Schleimhautkatarrhen leiden, unter Übersäuerung des Magens und unter Hautausschlägen.

Magenschmerzen besser durch Essen (Anac, Chel). Diarrhoen, Dysenterie < am Tage.

Die Nasenöffnungen sind geschwollen, geschwürig, aufgesprungen, brennend. Nasenbeschwerden steigen ab zur Brust. Hackender Husten, tief aus der Brust kommender Husten; wunder Schmerz in der Brust. Husten < nachts. *Beengung im Thorax ist schlimmer in kalter Luft.*

Weiteres: Mundaphten. Jucken am Anus. Atherome. Alte harte Narben. Hat

Schweiße an der Vorderseite des Körpers. Langsame Wundheilung. Hautausschläge zwischen Skrotum und Schenkeln. *Tubenkatarrhe mit Schwerhörigkeit.* Blepharitis.

< Feuchtigkeit, **im Winter,** passive Bewegung, vor und bei Gewitter, Fahren im Wagen, mit dem Schiff
> warme Luft, trockenes Wetter. Liegen mit dem Kopf hoch.

Kurze Zusammenfassung

Reizbar. Optische Halluzinationen. Oft helle Haut, helle Haare. Große Hautaffinität: Besonders am Kopf, hinter den Ohren, an den Händen, Genitalien. Haut schlimmer im Winter. Rissige, trockene Haut. Nässende Ausschläge. Ausschläge jucken, muß kratzen. Grünliche Krusten auf den Ausschlägen, die brennen und jucken. Fissuren die leicht bluten. Alte Narben. Wundheilungsstörungen. Frostbeulen. Rissige wunde Nasenöffnungen. Tubenkatarrhe. Thoraxenge bei Kälte. Occiput schwer wie Blei. Übelkeit, seekrank beim Fahren. Knacken der Gelenke. < Feuchtigkeit, im Winter, Fahren im Wagen. > Wärme, trockenes Wetter.

Phosphorus = Phos

(das Element Phosphor, P)

Phos ist neben Sulph und Ars ein „Hauptbrenner“ (brennende Schmerzen).
Das Mittel affiziert besonders die Schleimhäute (Entzündungen), seröse Häute (z.B. Pleuritis, Peritonitis), das Rückenmark (Entzündungen, als Folge Schwäche, Lähmungen), es zerstört Knochen (Nekrosen, bes. den Unterkiefer und das Schienbein), und ruft fettige Degenerationen verschiedener innerer Organe hervor.

Wie das Element Phos leuchtet, so strahlen einen auch die Phos-Menschen an. Es sind angenehme, offene Menschen, die mit nichts zurückhalten. Phos ist sehr liebenswürdig, **gewinnend!** Ein Phos-Patient ist einem auf Anhieb sympathisch. Auch bei Auseinandersetzungen mit einem Phos-Menschen kann man diesem nur sehr schwer böse sein.

Es handelt sich um **sehr mitfühlende Menschen.** Sie sind leicht *beeinflußbar!* **Hat Verlangen nach Trost. Verlangen nach Mitgefühl!** Weil der Phos-Mensch stark seine Gefühle zeigt, ist er auch relativ leicht verletzbar (im Gegensatz zu Nat-m, das sich kontrolliert, um nicht verletzt zu werden) Nat-m und Phos findet man nicht selten in der Differentialdiagnose, aber man sollte diese beiden Mittel leicht auseinanderhalten können.

Ist zerstreut. Schreckhaft. **Er liebt die Gesellschaft.** Hat leichtes Auffassungsvermögen. *Man sieht aber auch Gleichgültigkeit gegen gute Freunde und Bekannte, gegen ihre Kinder.*
Ist eitel. Sieht meist alles positiv. Ist sehr feinsinnig.

P. Schmidt sagt, wenn einem ein Mensch mit mehr als drei Ängsten begegnet, so solle man in erster Linie an Calc und an Phos denken. Tatsächlich finden wir bei

Phos viele für die Arznei typischen Ängste: So z.B. **Angst im Dunkeln, bei Gewitter, um die Gesundheit.** Die Ängste um die Gesundheit können immens sein. *Typisch ist hier bei Phos, die Ängste lassen sich sehr leicht ausreden.* Phos läßt sich leicht beruhigen (ist also leicht beeinflußbar) Im Gegensatz dazu lassen sich z.B. Nit-ac-Ängste in keiner Weise ausreden.
Phos neigt zur Hyperventilation bei Ängsten. Hat Unruhe und Angst bei Gewitter. *Angst vor dem Alleinsein.*

Hat überempfindliche Sinne, ist sehr empfindlich gegen Gerüche. *Ohnmacht durch Gerüche.* Hellsichtigkeit findet sich ebenso bei Phos.

Phos verliebt sich oft.

Beschwerden infolge von emotionaler Erregung, von Erwartungsspannungen, von Sorgen, von sexuellen Ekzessen.

Der Phos-Patient ist oft groß, schlank, zu schnell in die Höhe gewachsen; neigt zum Krumgehen (wie Sulph). Feingliedrigkeit. Nicht selten findet man rötlichblonde Haare. Ist schnell ermüdbar.

Hat starken Durst. *Durst auf große Mengen.* Verlangen nach kalten Getränken, nach kalten Speisen. Mag sehr gerne **Salz,** Fisch und Eiscreme. *Hat Hunger, besonders nachts.* Kurz nach einer Mahlzeit wieder hungrig (Lyc). Starker Durst schlimmer zwischen 15 bis 18 Uhr.

Gesichtsschwellungen, besonders um die Augen herum.

Hat Leeregefühl im gesamten Abdomen. **Bei Magenbeschwerden findet sich Durst auf kalte Getränke, die aber erbrochen werden, sobald sie im Magen warm geworden sind.**

Stühle: Dünner Mensch, dünner Stuhl. Stuhl trocken, hart, wie Hundekot, mühsame Entleerung. Evtl. morgens profuse Diarrhoe, wässrig, mit sagoartigen Körnchen oder Klumpen wie Talgstückchen aussehend.

Hat viele **Taubheitsgefühle** in den Extremitäten, besonders ausgeprägt **in den Fingern.**

Atemnot, Beklemmung und Schweregefühl auf der Brust, wie von einem Gewicht. Phos ist ein großes Mittel auch **bei der Pneumonie!** Hat aufsteigende Beschwerden, z.B. von der Bronchitis hoch zur Laryngitis. Bei Bronchitis Abhusten von hellem Blut, schon bei einer milden Form. Muß sich beim Husten aufsetzen.

Typisch ist die **Blutungsneigung:** Blutungen innerer Organe, Blut im Urin, aus dem Uterus, aus den Lungen usw. Das *Blut ist hellrot,* leuchtend. Kleine Wunden bluten stark. Hat evtl. Blutgerinnungsstörungen. **Bekommt schnell blaue Flecken.**

Phos-Schmerzen: Brennend, reißend und von Muskelzucken begleitet. Hat kongestive Kopfschmerzen mit Kopfbrennen (Sulph). Hitze steigt bei Schmerzen von der Wirbelsäule auf.

Kalte Knie.

Menses: Meist zu früh und zu spärlich, sie muß vor den Menses weinen. Amenorrhoe mit vikariirenden Blutungen (z.B. aus der Nase).

Heftig brennende Leukorrhoe.

Schlaflage rechts, links liegen unmöglich.

Weiteres: Verlangen nackt zu sein (Hyos). Sommersprossen. Schwarze sich bewegende Flecken vor den Augen. Massive Blutungen nach Zahnextraktion. Hat gutartige Tumoren (z.B. Hämangiom, Naevus, zystische Tumoren, Hirntumoren). **Brennen zwischen den Schulterblättern.** Hat Trockenheit normalerweise feuchter Teile.

< in der Dämmerung, bei Gewitter, Liegen auf linker Seite

> kalte Speisen und Getränke (die bei Magenbeschwerden aber nach Warmwerden erbrochen werden), Liegen auf rechter Seite, Trost.

Kurze Zusammenfassung

Affiziert besonders die Schleimhäute (z.B. Erkältungen, Gastritis, Diarrhoe), seröse Häute (z.B. Pleuritis), Rückenmark (Schwäche, Lähmungen). Ist gewinnend, mitfühlend, beeinflußbar. Mag Gesellschaft, gerne Trost. Diverse Ängste, z.B. vor Gewitter, in der Dämmerung, um die Gesundheit, vor Alleinsein. Hypersensibilität aller Sinne. Gerne Salz, Fisch. Durst auf kalte Getränke (werden erbrochen bei Magenleiden, wenn diese im Magen warm geworden sind). Hat brennende Empfindungen. Aufsteigende Beschwerden. Blutungsneigung, Blut ist hellrot. Polyneuropathien, Taubheitsgefühle (besonders Finger). Linksliegen unmöglich. < Dämmerung, bei Gewitter, auf linker Seite. > liegen auf rechter Seite, Trost.

Fall 48

Die 9-jährige Sophie kommt mit ihrer Mutter zur Fallaufnahme wegen eines seit einigen Jahren bestehenden chronischen Schnupfens. Oft sind die Nasenöffnungen rot, wund und schmerzhaft.

In letzter Zeit ist Sophie in fremder Gesellschaft etwas schüchtern, die Mutter sagt, man könne „schämen“ dazu sagen.

Das Mädchen hält intensiven Kontakt zu ihren Lehrern, sie geht regelmäßig in den Pausen zu ihnen und unterhält sich. Die Lehrer wissen inzwischen alles aus dem Privatleben, bis ins Detail! Das führte schon zu so manch peinlicher Situation bei den Elternabenden.

Sophie ist überaus mitfühlend anderen Menschen gegenüber. Sie hilft viel, wenn sie Leiden oder Probleme sieht, sie ist besonders sozial eingestellt gegenüber kleineren Kindern.

Sie geht grundsätzlich auf Menschen zu, die Wärme ausstrahlen, da kann sie dann offen ihre Gefühle zeigen.

In der Schule ist sie sehr gut. Sie liest viel, im Durchschnitt in der Woche drei bis vier Bücher.

Sophie hat Horrorängste im Dunkeln. So kann sie z.B. nur einschlafen, wenn das Licht brennt. Sie hat auch Angst vor Feuer und vor Hunden. Lt. Mutter hat sie Angst sich selbst etwas zuzutrauen, z.B. Tennis zu spielen; wenn's nicht sofort klappt, dann hört sie auf.

In der Praxis stellt sie sich sofort an meinen Schreibtisch, stützt ihren Arm auf und fragt mich: „Naa? Wie geht's dir?“ Sie strahlte Wärme aus, das kann man nicht besser erklären, sie war auf Anhieb sympathisch. Ich kannte sie bis zu diesem Zeitpunkt überhaupt nicht, Dann erzählt sie aus ihrem Leben und spricht manchmal mit der Logik einer Erwachsenen. Sie wirkt sehr reif und natürlich, nicht gekünstelt.

Lt. Mutter, sie ist sehr kontaktfreudig, aber sie tut nichts dafür. Sie ist mehr spontan, in der Regel stehen die Freunde vor ihrer Tür Schlange (weil sie so beliebt ist).
Lt. Mutter nimmt Sophie sich sehr schnell Dinge zu Herzen, man sagt 'ne Kleinigkeit und sie ist sofort aus dem Gleichgewicht.
„Ich mag überhaupt nicht streiten, ich ärgere nicht oft Kinder, wenn ich aber sauer bin, dann schreie ich jemanden an. Aber wenn ich Langeweile habe, dann ärgere ich meinen Bruder" (der ist fünf Jahre alt). Sophie mag und ißt außerordendlich gerne Eiscreme, gerne Süßes. Sie ist eine Vieltrinkerin.
Von der Erscheinung her ist das Kind schlank, vielleicht etwas zu klein und hat dunkle Haare mit vor Energie strahlenden Augen.
Alle zwei bis drei Monate leidet sie unter heftigen, unerklärlichen Bauchschmerzen, dann sind die Schmerzen schlimmer bei der geringsten Berührung. Mehr an informativen Dingen sind nicht sichtbar.

(Eigener Fall)

Eine Kausa ist nicht auszumachen! Ebenso finden sich keine Symptome im Sinne des § 153 Organon (auffallende, ungewöhnliche oder nicht erklärliche Symptome).
Die Problematik, weswegen Sophie in die Behandlung kam, die zu beseitigen muß unser oberstes Ziel sein:
Der chronische Fließschnupfen (im Repertorium vereinigen wir die Rubriken „Chronischer Schnupfen" und „Fließschnupfen".
Die größte und ausgeprägte Gemütssymptomatik ist die „Angst im Dunkeln". Nach Repertorisation dieser Rubriken ziehen sich folgende Arzneimittel durch: Calc, Nat-m, Phos und Puls.

Die Wahrscheinlichkeit, daß unser Mittel hier zu finden ist, ist relativ groß!
Sehen wir weiter:
Das stark ausgeprägte Verlangen nach Eiscreme haben Puls und Calc (je 2-wertig) und Phos (3-wertig), Nat-m ist hier nicht vertreten.
Wenn wir jetzt die Mittel Calc, Nat-m, Phos und Puls vergleichen, so sehen wir Calc, Phos und Puls in näherer Wahl, wobei Phos die größte Wertigkeit aufweist.
Phos war das Mittel, das den chronischen Schnupfen auf Dauer beseitigte (obwohl das Mittel unter diesen Schnupfensymptomen nur minderwertig vertreten war, das ist uns aber egal, das Mittel steht drin).
Auf Phos passen auch hervorragend folgende Eigenschaften: Das Mitfühlende, das offene Wesen, der starke Durst.
Calc wäre phlegmatischer. **Nat-m** hätte irgendeinen Kummer, wäre introvertierter, **Puls** wäre wechselhafter, weinerlicher und durstlos.

Von Anbeginn denkt man hier an Phos. In solchen Fällen sollte man sich nur nicht beeinflussen lassen von seinen Gefühlen, sondern die Symptome ganz sachlich auswerten. Wenn wir Sulph, Phos (oder andere Arzneien) in einem Menschen sehen wollen, dann finden wir es auch, dann picken wir (unbewußt) die uns passenden Symptome heraus und es kommt eine falsche Verschreibung dabei heraus (siehe Organon § 257, „Lieblingsarzneien").

Eine kleine Anekdote am Rande, die Phos noch sehr stark unterstrich: Etwa 1/2 Jahr

nach Gabe der Arznei bekam ich von Sophie einen handgeschriebenen Brief, indem stand:
Lieber sehr geherter ~~Her~~ Heer Tauscher! meine Mutter ist: Lieb, ungeduldig, musikalisch, nervös, nicht Hungrig, Giftig, wegen jeden Pups Sauer, eitel, sie gibt gerne an, streng, Blöd, albern, sie ärgert gern.

Bekommt meine Mutter ein Mittel? kommen sie damit weiter? Oder muß ich meine Mutter weiterhin Beobachten? von Sophie (Das Mitfühlende, offene von Phos sieht man hier).

Phosphoricum acidum = Ph-ac

(Phosphorsäure, H_3PO_4)

Wie bei den Säuren meist typisch, man sieht Schwäche, geistig oder emotional. Ist blaß, **apathisch.** Aussehen: Verbraucht, mager, vorzeitig ergraut, entkräftet. *Gleichgültig gegenüber allem, was ihn früher brennend interessierte.* Vernachlässigt wegen dieser immensen Schwäche seine täglichen Pflichten. Sorgt sich um nichts und verlangt nichts. Sie ist sanft; leicht zu Tränen gerührt. Verzweifelt an der Genesung.

Heilmittel junger Menschen, die zu rasch wachsen (besonders Jungen) und die körperlich oder geistig überanstrengt sind. **Heilmittel aller Müden und Erschöpften, bei Folgen von akuter Krankheit, nach Ausschweifungen, durch Säfteverluste. Folgen von Kummer, nach Verlust einer Beziehung. Nach enttäuschter Liebe, nach Kränkungen, nach Enttäuschungen,** *infolge von Heimweh.*

Hat Verlangen nach erfrischenden Dingen.

Schwäche mit geistiger Stumpfheit. *Somnolenz, nimmt die Umgebung dabei nicht wahr, ist beim Erwachen aber völlig klar.*

Rutscht aus Schwäche heraus im Bett herunter. Hat Mangel an Lebenswärme, aber Wärme verschlimmert oft. Hitze wie auch Kälte verursachen Beschwerden. Schwindel abends, beim Stehen oder Gehen.

Vorzeitig ergraute Haare. Ph-ac hat Kopfschmerzen, als läge ein zermalmendes Gewicht auf dem Scheitel. *Kopfschmerzen bei Schulkindern* (infolge von geistiger Überanstrengung). Ausfallen der Bart- und Kopfhaare.

Hat *Schwächegefühl in der Brust beim Sprechen* (Stann) und beim Husten.

Urin: Als hätte man blutstreifiges Gelee unter Milch gemischt, zersetzt sich rasch. **Urin** hellwässrig, oder auch **milchig trüb**. Häufiges Urinlassen nachts. **Bei Diabetes mellitus.**

Gasige Auftreibung des Abdomens. *Heftige Schmerzen in der Nabelgegend.* **Diarrhoen ohne Schmerzen und ohne Erschöpfung** (langdauernde Diarrhoen schwächen nicht!). Schwere Diarrhoen mit Darmblutungen und mit Petechien. *Unwillkürlicher Stuhl beim Abgang von Winden.* P. Schmidt sagt, wenn jemand einen ganz schlimmen Durchfall hat ohne

Geruch und ohne Schmerzen, so könne man fast sicher sein, daß es Ph-ac ist.

Der Husten ist trocken, tagsüber und abends mit Schweiß- und Durchfallneigung. Husten mit reichlich eitrigem und stinkenden Auswurf.

Periostschmerzen, als würde daran mit einem Messer geschabt. Hat **Wachstumsschmerzen, besonders in den Unterschenkeln. Große Schwäche der Extremitäten.**
Ameisenkribbeln auf der gesamten Haut. Taubheitsgefühle der Haut. Profuse Schweiße nachts und morgens.

< durch Anstrengung, aufrechte Haltung, Liegen auf linker Seite, Verlust von Körpersäften
> warmes Einhüllen.

P

Kurze Zusammenfasung

Typisch ist die immense Schwäche, die in der Regel alle Leiden begleitet. Ist apathisch. Gleichgültig gegenüber allem, was früher brennend interessierte. Heilmittel aller Müden und Erschöpften. Arznei junger Menschen, die zu schnell wachsen. Folgen von akuter Krankheit, nach enttäuschter Liebe, nach Kränkung, nach Säfteverlusten. Hat Verlangen nach erfrischenden Dingen. Kopfschmerzen bei Schulkindern. Schwäche in der Brust beim Reden. Diabetes mellitus. Diarrhoen ohne Schmerzen und ohne Erschöpfung (!). Schmerzen in der Nabelgegend. Periostschmerzen.
Wachstumsschmerzen, besonders in unteren Extremitäten. < Anstrengung, aufrechte Haltung. > warmes Einhüllen.

Phytolacca decandra = Phyt

Familie Phytolaccaceae (Kermesbeere). Verwendet wird die frische Wurzel, die im Herbst gesammelt wird.

Abneigung gegen geistige Anstrengung; *am Morgen nach dem Erwachen Abscheu vor der Arbeit des Tages.* Ist melancholisch, düster, *gleichgülig gegenüber dem Leben.* Lebensüberdruß. Große Furcht, ist sicher, daß sie sterben wird. *Ruhelos und reizbar.*

Unwiderstehlicher Wunsch die Zähne zusammenzubeißen; beißt laufend die Zähne zusammen.

Phyt ist überempfindlich gegen Schmerzen, *die Schmerzen sind unerträglich.* **Erschöpfung.**

Das Mittel hat einen starken Bezug zu den Drüsen (Schwellungen mit Entzündung), wirkt auf Bindegewebe, Narben. Mittel bei Rheuma (nächtliche Knochenschmerzen), bei Angina.

Heftiger Kopf- und Rückenschmerz.

Heftiges Zerschlagenheitsgefühl im ganzen Körper (Arn). **Gute Wirkung bei Ischias, hier läuft der Schmerz an der Außenseite des Oberschenkels entlang** (meist ein stechender Schmerz). Schwäche und Schmerzen im Lumbalbereich.

Mastitis, wenn das Kind saugt, strahlt der Schmerz in den ganzen Körper aus. Brust: *Knötchen, Hypertrophie, Tumoren.* Schmerzen der Brüste nach jeder Erkältung, bei jeder Menses, bei Kummer,

Ärger usw. Brustschwellung purpurfarben. Abszesse der Brust (beschleunigt die Eiterung). Rissigwunde Brustwarzen.
Bei Brustleiden soll Phyt bei abnehmendem Mond gegeben werden, weil es hier besonders wirkungsvoll ist!

Hals: Entzündung. Dunkelroter Hals, **dunkelrote Tonsillen.** Konfluierende weiße Stippchen befinden sich auf den entzündeten Stellen, *dabei heftige Schmerzen, die bis ins Ohr ausstrahlen.* **Brennen im Hals, als ob etwas Heißes darin steckte.** Seitenstrangangina nach Tonsillektomie. *Hat Schmerzen an der Zungenwurzel, besonders beim Schlucken.* Zunge mit roter Spitze (Rhus-t). *Warme Getränke verschlimmern Halsschmerzen* (Lach).

Weiterhin: Entzündliche Drüsenschwellungen. Kopfschmerzen bei naßkaltem Wetter. Augenschmerzen wie Sand im Auge. Urinretention. Schmerzen langer Röhrenknochen. Trockene, schuppige Haut. Warzen.

< nachts, **durch Bewegung (hat aber Bewegungsdrang),** Kälte, Druck
> Ruhe, Wärme, trockenes Wetter.

Kurze Zusammenfassung

Affiziert besonders Brustdrüsen, Hals und Oberschenkel. Beißt laufend die Zähne zusammen. Ist erschöpft. Drüsenbezug, besonders Mammae. Mastitis mit in Körper ausstrahlende Schmerzen beim Saugen des Kindes. Schmerzen der Brustwarzen. Hals-Tonsillen dunkelrot. Halsschmerzen strahlen zu den Ohren, besonders beim Schlucken. Seitenstrangangina nach Tonsillektomie. Warme Getränke verschlimmern Halsschmerzen. Ischias: Typischer Schmerz entlang der Oberschenkelaußenseiten. < Bewegung (hat aber Bewegungsdrang!), Kälte. > Wärme, Ruhe.

Picrinum acidum = Pic-ac

Picringelb (Picrinsäure)
($C_6H_2(NO_3)_3OH$).

Gleichgültigkeit, sie ist teilnahmslos. Große Niedergeschlagenheit. Nervöse Erschöpfung. Mangel an Willenskraft und Verlangen sich hinzulegen. **Nach langandauernder geistiger Anstrengung folgt Erschöpfung.**
Hat Furcht vor Versagen in einer Prüfung.

Er fühlt sich müde und schwer. Große Mattigkeit oder beständiges Müdigkeitsgefühl im ganzen Körper. Starke geistige Schwäche mit Abneigung gegen Arbeit.

Leiden nach geistiger Anstrengung, nach emotionalem Schock.

Hat Kopfschmerzen nach geringster geistiger Anstrengung, so schwach ist er. Diese Kopfschmerzen oft bei Studenten, überarbeiteten Geschäftsleuten und Personen, die durch Kummer oder andere Gemütsbewegungen bedrückt sind. *Kopfschmerzen meist im Hinterkopf* und im Nacken (Nat-m, Sil), sie sind schlimmer durch geistige Anstrengung. *Kopfschmer-*

zen besser durch festes Bandagieren (Arg-n, Puls, Sil).

Sehr starker Geschlechtstrieb mit heftigen Erektionen, es folgen Schwäche mit Impotenz (Ph-ac). *Priapismus (besonders bei Rückenmarkserkrankungen)*, der Penis ist dermaßen angeschwollen als wolle er platzen; Pruritus vulvae. Schwäche und Ermattung nach sexuellen Ekzessen

Urämie mit totaler Anurie. *Spärlicher Urin,* der Urin tröpfelt nur heraus. Nierenentzündung mit erschöpfender Schwäche.

Muskelschwäche. Lähmungen kommen vor. *Degeneration des Rückenmarks mit Paralysen.* Schwäche im Rücken. Brennen entlang der Wirbelsäule nach geistiger Anstrengung. Eine Arzei auch bei der MS. Er hat eine große Schwere in den Beinen, kann sie kaum vom Boden heben. Empfindung von Nadeln in den Extremitäten. Kalte Füße, sie werden nicht warm.

< **geringste Anstrengung,** besonders geistige; Hitze
> **Kälte,** festes Bandagieren.

Kurze Zusammenfassung

Schwäche (Rücken, Muskeln, Nerven), Große Erschöpfung, Müdigkeit, besonders nach langdauernder geistiger Anstrengung (zB. Studenten). Geistige Schwäche mit völliger Abneigung gegen Arbeit. Körperliche Schwäche; Schwere, besonders des Rückens und der Beine. Kopfschmerzen besser durch Einbinden. Starker Geschlechtstrieb bei großer Schwäche. Priapismus. Rückenmarksdegeneration. Mittel bei MS. Lähmungen. Spärlicher Urin. < geringste Anstrengung, Hitze. > Kälte, festes Bandagieren.

Platinum = Plat

(das Element Platin, Pt)

Häufiger bei Frauen als bei Männern. Es sind stolze, empfindsame Frauen. Sie ist *romantisch*, mit starken sexuellen Phantasien. Diese Phantasien treiben zur geschlechtlichen Betätigung. Große sexuelle Vitalität, will mehrmals am Tage den Koitus. Sie hat hohe Erwartungen vom Partner in Bezug auf die Sexualität, sie fühlt sich in der Regel nicht befriedigt. **Masturbationsdrang.** Schon bei Kindern findet sich dieser starke Sexualdrang. Eines der Hauptmittel bei masturbierenden Kindern (Orig). Sie neigt evtl. zu perversen sexuellen Handlungen, weil der „normale“ Geschlechtsakt nicht befriedigt.

Plat fühlt sich anderen überlegen. Typisch ist der **Stolz, der Hochmut.** Plat umgibt etwas erotisch-anziehendes, geheimnisvolles. Trägt evtl. eine Sonnenbrille in dunklen Räumen. Diese sinnliche Aura zieht Männer an. Plat weiß, daß sie erotisch anziehend wirkt, verführerisch. Sie ist in der Regel gut gekleidet.

Man eruiert in der Anamnese viele sexuelle Beziehungen, viele Partnerwechsel, viele Trennungen. Nach Trennungen leidet sie stark, hat Kummer, der an Ign erinnert.

Plat-Menschen fühlen sich als etwas Besseres, sie fühlen sich größer als andere Menschen, schauen von oben herab auf andere. Dieser durch nichts gerechtfertigte Hochmut (Lyc) charakterisiert ebenfalls sehr gut Plat. Die Menschen kommen ihr klein vor.
Verachtung anderer, **arrogant.** Arroganz bis zum Größenwahn. Sie ist sehr feinfühlig. Man sieht auch geistige Störungen wie Schizophrenie. Alles erscheint anders. Sie ist aller Dinge überdrüssig. Evtl. zeigt sich ein unwiderstehlicher Impuls zu töten. **Erotische Geisteskrankheit.**

Geistige Störungen sind nicht selten verbunden mit unterdrückten Menses (bei Plat sind die Sexualhormone „etwas durcheinander").

Furcht vor drohender Krankheit. Sie weint wegen der Schmerzen.

Physische Symptome verschwinden, wenn sich geistige entwickeln (und umgekehrt).

Beschwerden infolge von Ärger – Wut, Mißachtung durch andere, von Kummer, Verlust des Arbeitsplatzes.

Das Mittel wirkt besonders gut bei schlanken Frauen mit dunklem Haar, die ein sanguines Temperament aufweisen, die an zu häufiger und profuser Menses leiden, und jenen, deren Sexualorgane überaus empfindlich sind.
Die chronische Verschreibung orientiert sich bei Plat besonders stark an dem Wesen.

Bei hysterischen Leiden. Sie hat Ohnmacht beim Koitus.

Hat eine starke *Neigung zu Lähmungen.* **Empfindungslosigkeit, lokalisierte Taubheit und Kälte treten auf.** Hat hysterische Spasmen. Krämpfe, Zittern, Zuckungen sind typisch. *Konvulsionen nach Masturbation.* Typisch ist auch die *allmähliche Zu- und Abnahme der Schmerzen* (Stann).

Hat pressende Kopfschmerzen, die auf eine kleine Stelle beschränkt sind. Taubheit mit Kopfschmerz.

Sie sieht die Dinge kleiner als sie sind. Liderzucken. Kältegefühl in den Augen (Agar). Krampfige Schmerzen in den Augenhöhlen. Trigeminusneuralgien mit taubem Gefühl in den Backenknochen. Kälte, Kribbeln, Taubheit der ganzen rechten Gesichtshälfte. Fazialisparesen.

Im Magen ist viel Luft. Heißhungergefühle. Übelkeit mit Angst und Schwäche.
Hat spärlichen Stuhl. Stuhl ist klebrig, wie weicher Lehm, haftet am After. Stuhlentleerung mit Schwierigkeiten. *Obstipation Reisender,* die dauernd die Nahrung und das Wasser wechseln.

Typisch sind überempfindliche Geschlechtsteile: Schmerzen bei Berührung; Vibrieren innerlich wie äußerlich (Orig) mit starkem Geschlechtsdrang. Pruritus vulvae. Nymphomanie. Vaginismus. Brennende und empfindliche Ovarien. **Vaginalschmerz beim Koitus.** Zu starke sexuelle Entwicklung. *Menses zu früh, zu reichlich, dunkel und klumpig.*

Enge der Oberschenkel, als ob sie zu eng gewickelt wären. Taubes und müdes Gefühl. Lähmungsgefühl der Extremitäten.

Schläft mit weit auseinandergespreizten Beinen (Cham).

< Sitzen, Stehen, abends
> Gehen.

Kurze Zusammenfassung

Romantisch. Viele sexuelle Phantasien. Masturbation. Nymphomanie. Ist stolz, hochmütig, schaut auf andere herab. Arrogant. Sieht Dinge kleiner als sie sind. Erotische Geisteskrankheit. Physische Symptome verschwinden, wenn sich geistige entwickeln. Beschwerden infolge von Wut, Mißachtung durch andere, durch Kummer, Verlust des Arbeitsplatzes. Hysterische Leiden. Lähmungen; Taubheitsgefühle und Kälte in leidenden Teilen. Allmähliche Zu- und Abnahme der Schmerzen. Obstipation Reisender. Menses zu früh, profus, dunkel, klumpig. Erregte Genitalien mit Sexualdrang. Berührungsempfindliche Genitalien. Vaginismus. Vaginalschmerz beim Koitus. < abends, Sitzen, Stehen. > Gehen.

Plumbum metallicum = Plb

P

(das Element Blei, Pb)

Ist depressiv. *Hat Furcht hinterrücks ermordet zu werden.* Langsame Wahrnehmung, hat Halluzinationen und Wahnvorstellungen. Gedächtnisverlust. Aphasie. Sie hat Neigung zu täuschen und zu betrügen. Hysterische Zustände. Kann Krankheiten, Bewußtlosigkeit vortäuschen. Ist unstet, springt von einem Ding zum andern. Plb ist stark gefühlsbetont. Übertreibt, z.B. seine Krankheiten.

Leiden nach Erwartungsspannungen.

Hat meist ein blasses und eingesunkenes Gesicht. Oft *klare blaue Linie längs des Zahnfleischrandes.* Sehr starke und schnelle Abmagerung. Allgemeine oder teilweise Lähmung. Hat Lähmungen mit Überempfindlichlkeit der Haut, die geringste Berührung schmerzt, oder **schmerzlose Lähmungen.** Delirium. Koma. Konvulsionen. Mittel bei Kinderlähmug. Hat einseitige Lähmungen nach Konvulsionen mit Zuckungen der gelähmten Seite. **Taubheitsgefühle.**

Das Mittel affiziert besonders das blutbildende System (Anämie), den Magen-Darm-Trakt und das Nervensystem.

Kann MS stark beeinflussen. Bei Lateralsklerose. Bulbärparalyse.

Hat *Verhärtungen der Brustdrüsen. Vaginismus* bei Abmagerung und Obstipation. Überempfindliche Vulva und Vagina. Abnahme der sexuellen Potenz.

Radialislähmung (Lähmung der Streckermuskeln des Handgelenkes). **Lähmung der Streckermuskeln,** vom Zentrum zur Peripherie hin, dabei teilweise Anästhesie oder ekzessive Hyperästhesie; den Lähmungen gehen Schmerzen voraus. Die Hände sind blau. Lähmung der Streckermuskeln bei Klavierspielern durch Überanstrengung. **Atrophie der Daumenballen** oder des schmerzenden Beines. Motorische Ataxie. **Progressive Muskelatrophie.**

Der Bauch ist bis zum Rückgrat eingezogen, als ob er durch eine Schnur zusammengezogen wäre (real oder nur das Gefühl). Hartnäckige Obstipation mit dem Gefühl, als würde der Nabel mit einem Faden in den Bauch in Richtung Rückgrat gezogen.

Gastralgien. *Sie hat einen ungeheuren Schmerz im Bauch, der nach allen Richtungen ausstrahlt.* Konstriktionsgefühl in inneren Organen. Kontraktionen und bohrende Schmerzen.
Der Stuhl ist hart, klumpig, schwarz; Stuhldrang mit *Konstriktion im Anus.*

Anfallsweise auftretende Schmerzen in den Oberschenkelmuskeln. Hat Wadenkrämpfe. Verlust des Patellasehnenreflexes (PSR). Nachts Schmerz im rechten großen Zeh, der sehr berührungsempfindlich ist. *Chronische Gicht.*

Weiteres: Glaukom. Kopfschmerzen als ob eine Kugel vom Hals ins Gehirn steigt. Ohrgeräusche. Trockene Haare. Gastralgien. Akute Nephritis mit Amaurosis. Arteriosklerose. Lokalisierte Neuralgien. Hypertonie. Totale Querschnittslähmung. Kann schlecht schwitzen. Delirante Zustände abwechselnd mit Koliken.

< nachts, Aufregung, Anstrengung, Bewegung, durch Trinken
> Reiben, harter Druck.

Kurze Zusammenfassung

Furcht ermordet zu werden. Beschwerden infolge von Erwartungsspannungen. Gesichtsblässe. Blaue Streifen längs des Zahnfleischrandes. Lähmungen mit und ohne Schmerzen. Lähmungen der Streckermuskeln. Atrophie der Daumenballen. Progressive Muskelatrophie. Affiziert besonders das blutbildende System (Anämie), das Nervensystem und den Magen-Darm-Trakt. Der Bauch ist wie durch eine Schnur eingezogen! Heftige Bauchschmerzen strahlen in alle Richtungen. Harter, schwarzer, klumpiger Stuhl. < Aufregung, Anstrengung, Bewegung, Trinken. > Harter Druck.

Podophyllum peltatum = Podo

Familie Berberidaceae. (Maiapfel). Tinktur aus der Wurzel nach der Reife.

Geschwätzigkeit und Delirium nach dem Essen von sauren Früchten. Geschwätzigkeit im Fieber. Niedergeschlagenheit. Nächtliches Zähneknirrschen.

Hat Frostanfälle, gefolgt von hohem Fieber mit großer Redseligkeit, mit Fieberdelir, evtl. mit Ikterus; kann sich nach dem Fieber nicht daran erinnern, was er gesagt hatte.
Rollt unwillkürlich mit dem Kopf.

Er hat Durst auf große Mengen.

Empfindung, als sei der Bauch eingesunken oder schlaff.

Diarrhoemittel. **Diarrhoen stinkend,** besonders zwischen 3 und 9 Uhr a.m., **Entleerung explosionsartig,** ganzes Klo ist bespritzt! *Reichliche Stühle.* Die Stühle wiederholen sich bald wieder. Tagsüber folgen dann gewöhnliche Stühle. Die Stühle sind meist reichlich, stinkend, gelb, oft unverdaut. **Weiße Stühle.**

Stühle mit massiven Windabgängen!- Rektumprolaps bei Stühlen. Rektumprolaps sogar nach weichem Stuhl, besonders bei Frauen und Kindern! Diarrhoen ohne Schmerzen. Diarrhoen nach dem Wassertrinken.

Nach den Diarrhoen folgt große Schwäche, evtl. Ohnmacht. Hat Angst vor Schwäche zu sterben.

Er leidet unter Rumpeln und Kollern im Bauch bei gleichzeitigen Schmerzen. *Hat Schmerz im Abdomen beim Vornüberbeugen oder Zusammenkrümmen* (Coloc das Gegenteil). *Dem Kranken geht's besser, wenn er auf dem Bauch liegt,* aber Bauchschmerzen schlimmer durch Druck (Coloc das Gegenteil).

P

Manchmal wechseln Kopfschmerzen mit Diarrhoe ab (Aloe). *Obstipation wechselt ab mit Diarrhoen.*

Gut bei der *Zahnungsdiarrhoe*, wenn zugleich Hirnsymptome vorhanden sind. *Hat starkes Verlangen, die Gaumen bei der Zahnung aufeinanderzupressen* (Phyt). Podo hat Zahneindrücke auf der Zunge (wie Merc, aber bei Merc werden gewöhnlich die Stühle unter Anstrengung und Schmerzen entleert). **Diarrhoen sind** schlimmer morgens, **in heißem Wetter,** bei der Zahnung.

Sie hat viele Beschwerden in der Schwangerschaft. Uterusprolaps, besonders nach Anstrengung, durch Überheben, nach der Entbindung. Hat auch eine **starke Beziehung zu den Ovarien:** zB. Schmerz im rechten Ovar, welcher meist den Oberschenkel dieser Seite hinabläuft (Lil-t), manchmal zusammen mit Taubheitsgefühlen.

Bei Ovarialtumoren, wenn folgendes Symptom vorhanden ist: Uterusschmerz und vom rechten Ovar ausgehende Darmgeräusche entlang des Colon ascendens. Hat schmerzhafte Leberregion. Brennende Zunge.

< früh morgens, **bei heißem Wetter**, **bei der Zahnung.**

Kurze Zusammenfassung

Geschwätzigkeit im Fieber. Fieberdelirium. Nächtliches Zähneknirrschen. Diarrhoemittel. Stühle stinkend, explosionsartig. Windabgänge bei Stuhl. Rektumprolaps bei Stuhl. Schmerzlose Stühle. Bauchschmerzen schlimmer durch Zusammenkrümmen bzw. Vornüberbeugen, Bauchlage bessert. Zahnungsdiarrhoen. Das Kind preßt beim Zahnen die Gaumen aufeinander. Diarrhoen in heißem Wetter. Ovarienbezug: Der Schmerz strahlt in die Oberschenkel aus. < früh morgens, bei heißem Wetter, bei der Zahnung.

Psorinum = Psor

(Krätzenosode) Material gewonnen aus eitrigen Krätzebläschen.

Geschwächte Patienten. Funktionsminderung nach akuten Erkrankungen.

Hat **Abneigung gegen Waschen** (Sulph). Fühlt sich einsam und verlassen, ohne Hoffnung. Qualvolle Unruhe, es ist ihm buchstäblich alles zu viel. Alles ist dunkel,

er ist sehr verzweifelt: **Sieht alles pessimistisch!** Trost bessert nicht!. Beim Gehen denkt er laufend an unangenehme Dinge. Ist zaghaft und hat Mangel an Entscheidungskraft. Die Stimmung kann umschlagen, wird dann reizbar, oder depressiv.
Ist fröhlich, guten Mutes, wenn er obstipiert ist. Suizidneigung. Hat *fixe Ideen, ein Gefühl als wäre der Kopf vom Körper getrennt.* **Zwangsvorstellungen.** *Gedächtnisstörungen, Verwirrung,* erkennt z.B. sein Zimmer nicht wieder.
Hat Angst vor dem Tod; **Angst zu versagen.** Religiöser Wahn. Furcht davor, daß etwas Schlimmes passieren wird. *Furcht vor Unglück oder Unheil. Hat Erwartungsspannungen.* **Allgemeine Angstgefühle.** *Gewisensängste, als hätte er ein Verbrechen begangen.*

Beschwerden infolge von Gefühlserregungen. Vor Ausbruch einer Krankheit völliges Wohlbefinden.

Psor hat **große Furcht vor Armut, sorgt sich sehr darum. Große Verunsicherung, was finanzielle Probleme angeht.**

Psor ist das Mittel, wo Leiden **große Hoffnungslosigkeit bzw. Verzweiflung** hervorrufen, so z. B. *große Verzweiflung wegen eines dauernden heftigen Hautjuckens. Oder er ist traurig wegen des Juckreizes.*
Ist ruhelos vor und bei Sturm. Psor verhält sich bei juckenden Hauteruptionen gereizt, eigensinnig, terrorisiert seine Umgebung, ist egoistisch. Spricht laut im Schlaf, besonders bei Kindern.

Psor ist schmuddlig. Stinkt, auch wenn er sich gerade gewaschen hat. Ist Sulph-ähnlich. Verzögerte Rekonvaleszenz.
Schwäche schon bei kleinster Anstrengung. Schwäche nach akuten Leiden. Fühlt sich besser bei Obstipation oder nach kurzem Schlaf.

Die Haut sieht aus, als hätte er sich nicht gewaschen. Alles stinkt (die Ausscheidungen, der Atem). **Großer Hautbezug!** Die Haut ist rauh, schuppig und **stark juckend.** Juckende Hautausschläge jeglicher Art. Wäßriges Sekret aus diversen Hauteruptionen. Die Haut ist evtl. fettig und ölig, rotfleckig.
Prädilektionsstellen: Behaarter Kopf, hinter den Ohren, an den Nasenflügel, auf dem Nasenrücken, auf den Augenlidern, im Gesicht, an den Beinen, hat Geschwüre über der Tibia, auf Hand- und Fußrücken. *Hautausschläge, die nicht abheilen wollen, die sich immer weiter ausbreiten. Ausschläge vermehrt im Winter. Hautjucken besonders ausgeprägt in der Bettwärme, kratzt sich bis es blutet.*

Hat schmerzhaft entzündete Warzen in den Achselhöhlen.

Beschwerden nach unterdrückten Hautausschlägen.

Hat verdickte Augenlider, Tränenfluß, rote Schleimhäute (abstoßend im Aussehen und im Geruch).

Ist sehr kälteempfindlich, sehr zugluftempfindlich, läuft im Sommer mit einer Pelzmütze, um den Kopf zu schützen. **Erkältet sich leicht, erhohlt sich schwer.** Jede Woche eine Erkältung mit Schwellung des Zahnfleisches. *Chronisch wiederkehrende Mandelentzündung.* Ist sehr, **sehr fröstlig.**

Hat viel Hunger.
Periodische Kopfschmerzen mit Hunger. Wind bessert den Katarrh, aber nicht die Kopfschmerzen. Kann nicht außer Haus gehen mit bloßem Kopf, ohne Kopfschmerzen zu bekommen, er hüllt den Kopf dick ein. Er bekommt Kopfschmerzen nach dem geringsten Luftzug. Im Schlaf der Zugluft ausgesetzt, erwacht er mit Kopfschmerzen. Kopfschmerzen bessern sich, wenn gegessen wird.

Hat ausgeprägte Neigung zu stinkenden Schweißen.

Weiterhin: Asthma. Heuschnupfen. Blutungen aus dem Rektum. Schwäche der Sexualorgane. Schläft mit ausgebreiteten Armen. Rheuma mit Verrenkungsgefühl der Gelenke besser durch Bewegung. Hat fleckweisen Haarausfall. Obstipation bei kleinen Kindern.
Psor. folgt gut auf Sulph. Wegen der Ähnlichkeit zu einigen anderen Polychresten, am stärksten zu Sulph, verschreibt man dieses Mittel leider erst nach mitunter etlichen vorangegangenen anderen Arzneien. Wenn gut ausgewählte Mittel nicht wirken.

< in frischer Luft, Baden, Bettwärme, Berührung von Wolle, wenn die Arme an den Rumpf gepresst werden, beim Aufrichten des Körpers, oft beim Essen, **Kälte, Zugluft**

> nach dem Essen, Wärme-Hitze, beim Niederliegen.

Kurze Zusammenfassung

Sieht alles pessimistisch. Abneigung gegen Waschen. Hat fixe Ideen. Verwirrung. Zwangsvorstellungen. Sehr viele Ängste. Furcht vor Armut (!), vor finanziellem Verlust, immer wieder Geldsorgen deswegen. Hoffnungslosigkeit, Verzweiflung, zB. bei unerträglichem Hautjucken. Schwäche! Sehr kälte- und zugluftempfindlich. Erkältet sich leicht, ständig Anginen. Ist sehr fröstlig. Hat viel Hunger. Leiden nach unterdrückten Hautausschlägen. Großer Hautbezug, rötliche Flecken auf der Haut, Hautausschläge aller Art, juckend, schlimmer in Bettwärme. < Kälte, Zugluft. > nach Essen, Hitze, Wärme.

Fall 49

28-jährige Frau wurde nach unterdrücktem Jucken melancholisch, magerte ab, hatte Gliederschwäche, blaß-erdfarbige Erscheinung. Hitzewallungen und Herzklopfen verhindern den Schlaf, Schlaf kommt gegen Morgen, würde gerne bis mittags im Bett bleiben. Abneigung gegen Arbeit, Gleichgültigkeit, Weinen; sucht die Einsamkeit, hat Verzweiflung an der Genesung, sie ist reizbar und vergeßlich. Psor war das Mittel.

(Aus: Analytical Repertory of the Symptoms of Mind - C. Hering)

Die **Kausa** ist klar: Nach unterdrücktem Jucken (finden wir leider nicht im Repertorium), das sollte zur Arznei passen.
Was ist sonst auffällig? Ungewöhnliche Symptome im Sinne des § 153 lassen sich nicht erkennen.
Hahnemann sagt, der Gemütszustand gibt als Zeichen von bestimmter Eigenheit am meisten Ausschlag für das richtige Mittel (§ 211). Bezogen auf diesen Fall: Die Verzweiflung an der Genesung!

Die anderen Gemütssymptome (mit vielen Arzneien in den jeweiligen Rubriken) sind wegen ihrer Allgemeinheit nicht so hochrangig. Abmagerung, Gliederschwäche sind ganz schlechte Symptome, mit diesen läßt sich absolut nichts anfangen (haben 1000 andere Mittel auch, keine Individualisierung möglich).
Aber: Hitzewallungen verhindern den Schlaf – nur Psor und Puls (beide 2-wertig). „Verzweiflung an der Genesung" und „Hitzewallungen verhindern den Schlaf" hat nur **Psor.** Schaut man sich Psor an, so erkennen wir das Mittel deutlich wieder. Es ist neben Sulph **die** Arznei, an die zuerst gedacht werden muß bei Folgen von unterdrückten Hautgeschichten, seien es irgendwelche Ausschläge oder nur Jucken.

Pulsatilla pratensis = Puls

Familie Ranunculaceae (Küchenschelle). Tinktur der ganzen Pflanze zur Zeit der Blüte (Frühling, Herbst).

Ist überwiegend ein **Frauenmittel. Frau oder weiblicher Typ.** *Sanft, traurig,* **weint leicht. Weint beim Erzählen von ihrer Krankheit.** Weint gerne um etwas. *Hat Verlangen nach Zuspruch, nach Trost.* Trost tut ihr gut. Schmollt leicht. Will schwanger werden. Angst vor dem anderen Geschlecht, aber auch Haß auf Männer.
Will eine Beziehung, Alleinsein tut ihr nicht gut. Ist geizig! Kommt immer zu spät (Calc, Plat, Sil). Braucht und liebt Zärtlichkeiten. Ist sehr *mitfühlend* (Phos). **Beeinflußbar.** Liebes Wesen! Kann auch sehr zickig sein, dann aber wieder sanft, lieb. **Typisch ist die Wechselhaftigkeit, die Veränderlichkeit der Symptome,** im Gemüt wie in körperlichen Beschwerden; unbeständiges Verhalten. Kann sich nicht entscheiden.
Puls-Fälle scheinen oft völlig unklar, verwirrend, weil ständig wechselhafte Symptome zugegen sind. Das ist aber für Puls sehr charakteristisch! Sie paßt sich gerne an. Ist unkompliziert, **nachgiebig. Unterwürfig.** Puls ist sehr sinnlich. **Sehr schüchtern.** Ist wählerisch, anspruchsvoll.
Hat Furcht vor dem Alleinsein, in einer Menschenmenge, vor drohender Krankheit, vor Geistern, vor Geisteskrankheit, vor Armut (Bry, Psor), Furcht zu ersticken nachts, überhaupt kann Puls lebenslang Furcht haben.

Die Kinder brauchen viel Aufmerksamkeit, sie sind ebenso wechselhaft, weinerlich. Die Kinder reiben sich ständig die Augen.

Beschwerden infolge von Gefühlserregungen, Eifersucht, Enttäuschung, Demütigung, Kränkung (Nat-m), **Schreck** (Acon, Op), nach wissenschaftlichem Mißerfolg, nach sexuellen Ausschweifungen. *Leiden nach unterdrückter Gonorrhoe.*

Sie liebt die Natur, geht gerne spazieren, **ist sehr gerne an der frischen Luft.** Sanfte Bewegung tut gut. Hat Schwindel auf hochgelegenen Orten.

Fröstelt bei Schmerzen. *Folgen von durchnäßten Füßen.* **Hat wandernde, sich abwechselnde Symptome.**
Puls leidet unter der Hitze, kann dabei aber auch fröstlig sein. Fröstelt vor den Menses, bei Schmerzen.

Puls hat eine große Affinität zum Hormonsystem (bringt den weiblichen Zyklus durcheinander), zu allen Schleimhäuten (Katarrhe), zum venösen System (Varizen).
Die Absonderungen bei Puls sind in der Regel zäh und mild.

Abneigung gegen Fett, gegen Milch. **Fett verschlimmert,** rasch verdorbener Magen nach Fettem. Typisch ist auch die **Durstlosigkeit,** evtl. bei trockenem Mund, kann aber Durst gegen 2 Uhr p.m. haben.

P

Asthma bei Kindern. Erkältungen mit milden Absonderungen. *Husten beim Liegen, muß sich Aufsetzen, Husten beim Betreten eines warmen Raumes.*

Beschwerden in der Pubertät.

Menses: Ist spät, spärlich oder bleibt aus. Amenorrhoe nach durchnäßten Füßen. Mädchen oder Frauen, die seit den ersten Menses unter heftigen Dysmenorrhoen leiden, deren Regel meist verspätet ist, und die ihre Menarche auch erst in späteren Jahren als erwartet bekamen. Sie ist niedergeschlagen vor den Menses.
Verstärkt Akne in der Pubertät. Knoten in der Brust. Hat zurückgehende oder *total ausbleibende Milchsekretion.*

Rheumatische Herzbeschwerden. **Rheuma**, hier wieder typisch: Die Schmerzen wechseln laufend die Stelle. Schmerzen schlimmer durch Hängenlassen der Glieder.

Weiteres: Parotitis metastasiert zu Hoden oder Mamma. *Bauchschmerzen besser durch Zusammenkrümmen* (Coloc). Venöse Kongestionen. Entzündete Stellen sind bläulich verfärbt (Lach). *Brennende Fußsohlen, muß sie aus dem Bett strecken, um sie zu kühlen* (Med, Sulph). Geschwollene Handvenen. Unwillkürlicher Urinabgang nach dem Lachen, Niesen (Caust). Hämorrhoiden. Alle Schleimhäute können Katarrhe aufweisen (Verdauungstrakt, Urogenitaltrakt, Atmungstrakt), Ohrenschmerzen besser durch kalte Anwendungen (Merc). *Schläft mit den Armen über dem Kopf.*
Die Verordnung dieses Mittels erfolgt besonders nach Gemüts- und Allgemeinsymptom-Charakteristika.

< **Hitze, in warmem Zimmer,** vor Gewitter, **fette Speisen,** abends und nachts
> **Bewegung, frische Luft, kalte äußere Anwendung, Zuspruch und Trost.**

Kurze Zusammenfassung

Weinerlich, sanftes Wesen, lieber Typ, weibliches Wesen, meist Frauen. Typisch ist die wechelhafte Stimmung, die Veränderlichkeit der Symptome (z.B. kein Stuhl gleicht dem anderen, wandernde Gelenkschmerzen). Nachgiebig, schüchtern. Liebt frische Luft, auch wenn ihr kalt ist. Folgen von Durchnässung, von durchnäßten Füßen. Hitze wird nicht vertragen. Durstlos. Abneigung und Verschlimmerung von Fett. Die Absonderungen sind zäh und mild. Affinität zu allen Schleimhäuten, zu den Ohren. Asthma bei Kindern. Rheumamittel bei wandernden Gelenkschmerzen. Mensesstörungen, Menses zu spät, spärlich, schmerzhaft, oder unterdrückt. Seit den ersten verspäteten

Menses Dysmenorhhoen. < abends, nachts, Hitze, Fett. > Bewegung, frische Luft, kalte Anwendungen, Trost.

Fall 50

Einer 34-jährige Frau, die seit ca. 1 Jahr bei mir in der Behandlung war, konnte ich bisher noch nicht helfen. Im großen und ganzen zeigte sie über ein Jahr ein gleiches Symptomenbild, wie auch bei dem letzten, folgenden Follow up:

Jedes Mal, wenn sie mir gegenüber saß, erlebte ich eine ungeheure Geschwätzigkeit. Sie redete und redete überstürzt, ununterbrochen – aber sie ließ mich auch ausreden. Sie ist sehr nervös. „Alles macht mich vollkommen fertig, ich bin überhaupt nicht belastbar, alles wirft mich sofort aus der Bahn." „Ich habe zu überhaupt nichts mehr Lust". Sie will keine Verantwortung für nichts mehr übernehmen.

Von Beruf ist sie Krankenschwester. Sie schrie mich fast an: „Ich fühle mich so gedemütigt durch den Job."

Dann schluchzte sie herzzerreißend. Kurz darauf lachte sie wieder. (Dieses abwechselnde Lachen und Weinen ist typisch für sie, wenn auch der Wechsel nicht immer so abrupt stattfindet).

Immer wieder auffallend ist ihr Redefluß (Lach hatte sie schon in verschiedenen Potenzen bekommen – ohne Erfolg).

Auf Nachfrage, was sie denn demütigt im Beruf, erklärt sie, das ginge schon über Jahre (war mir bis zu diesem Zeitpunkt neu).

Ja, sie wäre so entsetzlich nachgiebig, deshalb müsse sie immer alle „Dreckarbeiten" machen, die sonst niemand macht. Ihre Stimmungen wechseln ständig, von einer Minute auf die andere, oder sie verfolgt in Gedanken über eine Woche eine Idee, in der nächsten Woche ist dann das Thema gestorben, da ist's wieder etwas anderes.

Sie ist sehr, sehr impulsiv, eine plötzliche Idee wird sofort in die Tat umgesetzt.

Weiterhin: Immer wieder erwähnte sie, daß sie Angst davor habe verrückt zu werden (sie merkt, daß irgendetwas nicht mit ihr stimmt). Ständig hat sie auch Furcht davor, daß irgendwas schlimmes passiert. „Wenn einer gut zu mir ist, da überschlage ich mich, ich bin so'n Fähnchen im Wind" (mit dieser Äußerung gibt sie einen Hinweis auf die Arznei, die sie braucht). Sie betont immer wieder ein ganz starkes Verlangen nach Zärtlichkeit, nach der Nähe ihres Partners, der aber hat immer wieder andere Liebschaften und ist sonst emotional mehr verschlossen ihr gegenüber. Sie weint jetzt häufiger beim Erzählen über ihren Leidensdruck.

Vor den Menses, schon zwei Tage vorher, sie muß weinen, weinen und weinen, völlig ohne Grund.

Durst: Morgens nach dem Aufstehen sehr stark, auch nachts, tagsüber denkt sie nicht dran. Sie ißt gerne Speck, sie mag Sahne, sogar pur. hat aber Ekel vor fettem Fleisch, fetter Wurst, Schmalz (sie schüttelt sich). Sehr gerne Schokolade.

Was sie körperlich immer wieder hat und was sie stört, das ist ein fast beständig juckender Vaginalfluor.

Die Mutter hat viele Warzen, sie ist übernervös (die Patientin: Die Nervosität habe ich von meiner Mutter geerbt).

(Eigener Fall)

P

Dieser Fall war für mich äußerst schwer. Wenn man das Mittel dann gefunden hat, dann findet man immer eine Erklärung dafür, weshalb gerade dieses und kein anderes Mittel richtig ist. Im Vordergrund stand für mich immer diese enorme Geschwätzigkeit, die einem sofort ins Auge sprang. Daran wollte ich nicht vorübergehen. Erst als alle „geschwätzigen" Arzneien, die ich für in Frage kommend hielt, absolut nichts bewirkt hatten, ließ ich mich von anderen Punkten leiten.

Was fällt an diesem Falle denn besonders auf?

Das Wechselhafte! Man denkt bei wechselhafter Stimmung sofort an Puls, aber Vorsicht, im Repertorium stehen fast 150 Mittel (!), welches denn von ihnen?

Denkt man an Puls, dann sollte einem in diesem Zusammenhang sofort einfallen die Abneigung gegen Fett und die Durstlosigkeit.

Unsere Patientin ißt gerne Speck (= Fett, für Puls untypisch), andererseits äußert sie sonst eine Abneigung dagegen. Das Symptom läßt sich nicht verwerten, es hebt sich auf.

Grundsätzlich gilt: Was wir an Symptomen für eine Arznei nicht vorliegen haben, spricht nicht gegen sie, was aber an Symptomen vorliegt, das muß für die Arznei sprechen!!

Symptome: Beschwerden infolge von Kränkung. Die Nachgiebigkeit (unter der sie leidet). Abneigung gegen alles. Das Impulsive (Gedanken werden auf der Stelle in die Tat umgesetzt). Furcht vor Wahnsinn. Das Weinen, wenn sie von ihren Beschwerden erzählt. Das Weinen, das mit Lachen abwechselt. Das leichte Weinen. Das verstärkte Weinen vor den Menses. Der Durst morgens und nachts (erstaunlicherweise sind das Puls-Symptome bei sonst typischer Durstlosigkeit). Das Verlangen nach Schokolade. Das Jucken der Genitalien wegen der Leukorrhoe.

Hier kommt allerhöchstrangig Puls zum Vorschein, als einziges Mittel auf Platz 1. Auf Platz 2 folgen nur Nat-m und Sep.

Puls-Gabe in Q 3 einmalig.

Erstes Follow up nach vier Wochen: Sie ist ruhig, ausgeglichen, nichts von Geschwätzigkeit mehr zu sehen (!! Puls steht nicht in der Riesenrubrik der geschwätzigen Mittel!!). Sie selbst stellt das fest und sagt, sie freue sich darüber, es war wie ein Rededrang, den sie nicht stoppen konnte. Das Gerede hätte ihr in ihrem Leben immer Energie abgezogen, das ist jetzt anders. Nun kann sie sachlicher mit den Leuten sprechen und ihre Tatkraft in sinnvolle Dinge einbringen. Die juckende Leukorrhoe ist unverändert!

Was tun? Natürlich warten!! In keinem Falle die Arznei wiederholen. Jede fortschreitende Besserung verbietet strengstens die Wiederholung des Mittels (siehe Organon § 246).

Der Patientin habe ich nach 5 Monaten Puls in einer Q 6-Potenz wiederholt, als ihre Gechwätzigkeit wieder durchbrach. Der Fluor hatte sich bis dahin nicht gebessert.

Erst nach einem weiteren Jahr, als sie seelisch relativ stabil war (keine wiederkehrende Geschwätzigkeit, keine auffällige Wechselhaftigkeit im Gemüt), zeigte sie eine deutliche Sep-Symptomatik. Erst nach Sep verschwand ihr die Leukorrhoe. Übrigens: Unter Puls machte ihr der Fluor nicht viel aus.

Fall 51

Ina, 9 Jahre alt, kommt mit ihrer Mutter zur Anamnese. Problem: Sie hat Asthma. Seit etwa einem Jahr ist sie ständig erkältet. Es beginnt immer mit Schnupfen, dann bekommt sie Fieber, danach eine Halsentzündung, und schließlich eine Bronchitis. Die asthmatische Atemnot stellt sich ein, wenn sie bronchitische Symptome entwickelt. Die Erkältungen (und somit auch die Asthmaanfälle) kommen ca. alle zwei bis drei Wochen. Im letzten halben Jahr hatte sie zwei Mal eine Pneumonie.

Die Asthmaanfälle hat sie eigenartigerweise immer nur nachts, auch wenn tagsüber die bronchitischen Symptome sehr ausgeprägt sind. Man kann auch auf Asthmaanfälle warten, wenn sie sich verkühlt hat, auch wenn es noch keine Erkältungserscheinungen gibt.

Das Mädchen hat selten Langeweile, sie kann sich gut beschäftigen. Typisch ist, lt. Mutter, ihr Harmoniebedürftnis.Sie ist bei einem Zwist in der Familie oder unter Freunden immer die Erste, die den Konflikt beseitigen will. Sie schmust gerne, sucht den Körperkontakt (Zu den Eltern, zu guten Freunden). Insgesamt ist Ina sehr schüchtern. Sie braucht lange, um sich Menschen zu nähern, sie sieht sich lange den Menschen an, dem sie sich dann anvertraut. Dann aber kann sie sehr ausgelassen sein. Sie wirkt ruhig und lieb und gewinnend. Sie antwortet wenig, aber sehr überlegt.

Lt. Mutter weint sie sehr schnell bei kleinsten Unstimmigkeiten.

Sehr auffällig: Morgens müssen ihre Haare exakt liegen. Sie bringt viel Zeit vor dem Spiegel zu. Außerdem legt sie großen Wert auf ihr Äußeres, wie sie gekleidet ist. Es kann schon vorkommen, sie will nicht in die Schule gehen, wenn sie nicht so gekleidet ist, wie sie es sich vorstellt. Dann gibt es Ärger zu Hause.

Ebenso sehr typisch: Sie hat große Erwartungsspannungen vor irgendeinem besonderen Ereignis (z.B. vor ihrem Geburtstag, vor Weihnachten, vor Klassenarbeiten).

Als Kleinkind bekam Ina über ein 3/4 Jahr täglich Aconit, Spongia und Rumex als sogenannte Krupp-Prophylaxe (!!), obwohl keinerlei Anzeichen dafür bestanden hatten.

Sie hat ein riesiges Verlangen nach Süßem, sie ißt gerne Nudeln. Großer Ekel besteht vor allem Fetten. Durst: Weder übermäßig noch gar nicht.

Die Erkältungen, die Bronchitis, immer einhergehend mit Husten. Der Husten ist immer schlimmer im Liegen, Hochliegen (mit fünf Kissen darunter) bessert. Sie hat eine große Schwäche beim Husten.

Sie hatte bis zu vor drei Jahren Warzen an der Fußsohle; die verschwanden aber von allein. Manchmal hat sie einen flüssigen Stuhl.

An Impfungen bekam sie alle üblichen, ohne nennenswerte Auffälligkeiten.

Die Mutter hat chronische Rückenbeschwerden, Der Vater hat eine essentielle Hypertonie.

Mehr Fakten waren nicht zu eruieren.

(Eigener Fall)

Eine Kausa sehe ich nicht. Ebenso fehlen hier ungewöhnliche Symptome im Sinne des § 153. Aber es gibt doch einige gute Symptome, die das Mädchen charakterisieren.

P

In jedem Falle muß die Hauptbeschwerde berücksichtigt werden: Asthma bei Kindern, die chronische Bronchitis.
Alle Symptome, die der Fall bietet (Symptome, die sich repertorisieren lassen): Hauptbeschwerde (s.o.), die Eitelkeit, das leichte Weinen, das Nägelkauen, die Erwartungsspannungen, die Schwäche beim Husten, die Verschlimmerung durch Vollmond, die Abneigung gegen Fettes, das Verlangen nach Süßem, Asthma nach Verkühlung, Asthma nachts, Warzen an der Fußsohle, Husten schlimmer im Liegen und Husten besser in Kopfhochlage. Repertorisation aller Symptome als Übersicht: Puls führt allein auf Platz 1 (30/12), gefolgt auf Platz 2 von Lyc (19/10) und Sulph (19/10).

P

Wenn ich nun die für das Mädchen mehr typischen Symptome herausgreife, dann erhalten wir eine Repertorisation, die für uns doch wertvoller ist:

Typischere Symptome: Asthma bei Kindern. Chronische Bronchitis. Eitelkeit (das halte ich für das beste Symptom bei einem Kind im Alter von neun Jahren). Vollmond verschlimmert. Asthma nur nachts. Asthma durch Verkühlung. Husten besser in Kopfhochlage.
„Erwartungsspannungen" und „Husten schlimmer im Liegen" habe ich nicht verwendet, da diese Rubriken zu groß sind.
Hiernach führt klar Puls mit 15/6 an erster Stelle, gefolgt von zwei Mitteln auf dem zweiten Platz (Nux-v 5/ 5 und Sulph mit 8/5)

Das Heilmittel war **Puls.** Der schmusige, sanfte und liebenswerte Charakter paßt sehr gut dazu.

In der Repertorisation aller Symptome tauchte Puls schon als erstes Mittel auf, gefolgt von Lyc und Sulph auf Platz zwei. Das ist aber selten so, daß die gleichen Mittel bei der Symptomenreduktion (=Verwendung der mehr typischen, wenigen Symptome) in der gleichen Rangreihenfolge wieder auftauchen. Man sieht, nach der Repertorisation der doch mehr charakterisierenden Symptome gab es hier eine Verschiebung in der Reihenfolge: Puls gefolgt von Nux-v und Sulph. Lyc taucht hier erst auf dem vierten Platz auf.

Pyrogenium = Pyrog

Pyrogen. Pyrexin (Fleischfäulnis-Nosode). Extrakt aus Rindfleisch, das 2–3 Wochen in der Sonne gestanden hat.

Bei Leiden ernsteren Charakters.
Geschwätzig. Ruhelos. Muß sich ständig bewegen, um den Schmerz an den Stellen zu lindern (Arn, Eup-per). Ist voller Angst und Wahnsinnsgedanken. Gefühl von Armen und Beinen eingedeckt zu sein. *Das Bett wird als zu hart empfunden* (Arn). *Die aufliegenden Teile fühlen sich schmerzhaft und zerschlagen an* (Bapt).

Ist eine große Arznei bei septischen Zuständen, *mit intensiver Ruhelosigkeit.* Auch bei chronischen Leiden, die ihren Ursprung in septischen Prozessen haben.

Hat große Hitze mit profusem Schweiß, aber der *Schweiß senkt das Fieber nicht.*

Alle Ausscheidungen stinken schrecklich.
Die Zunge ist dick, schlaff, rein, glatt wie lackiert, feuerrot, trocken, rissig. Sprechen sehr schwierig.
Diarrhoe durch Sepsis bedingt.

Septisches Fieber; drohender Herzfehler dabei. Bei Purperalfieber. Bei Typhus. **Sie hört immer ihr Herz schlagen, überall.** Herzklopfen. Gefühl als sei das Herz zu voll.
Hat **Knochenschmerzen.**

Schneller Dekubitus.

< Kälte, Flatusabgang, nachts
> durch Bewegung, Hitze, Druck.

Kurze Zusammenfassung

Schlimme septische Zustände, mit Ruhelosigkeit wegen des Zerschlagenheitsschmerzes. Schweiß senkt das Fieber nicht. Ausscheidungen stinken schrecklich. Knochenschmerzen. Rascher Dekubitus. < Kälte. > Bewegung, Hitze, Druck.

Ranunculus bulbosus = Ran-b

Familie Ranunculaceae. (Knolliger Hahnenfuß). Aus der ganzen Pflanze wird eine Tinktur bereitet.

Ist reizbar. Hat Furcht vor Geistern. Evt. bei respektvollen Menschen („wird erledigt, Herr Dr.“).

Empfindlich gegen frische Luft und Berührung. Ist sehr empfindlich gegen Bewegung (Bry) *und gegen Kälte, naßkaltes Wetter* (Dulc). *Empfindlich gegen regnerisches und stürmisches Wetter* (Rhod).
Das Mittel wirkt mehr links.

Beschwerden nach Schreck und Ärger. **Folgen von Alkoholabusus.** Nicht selten bei Trinkern. Delirium tremens.

Schluckauf nach alkoholischen Getränken (Ran-b ist im Repertorium das einzige Mittel 3-wertig!).

Wirkt besonders auf die Thoraxwände, sonst überwiegend auf Haut und Muskeln.

Wenn der überhitzte Patient der Kälte ausgesetzt wird, bekommt er Fieber, Pleuraschmerzen oder eine Pneumonie mit Zerschlagenheitsgefühl in den Brustmuskeln. Thorakale Schmerzen werden mehr zum Abdomen hin gefühlt. *Gefühl von Adhäsionen in der Brust.* **Pleuraadhäsionen.** *Brustschmerzen bei Berührung, beim sich im Bett Umdrehen.* **Hat Schmerzen in der Abdomenseite beim Einatmen.**

Kalter Luftzug verursacht Schmerzen in vielen Körperteilen. Hat stechende und brennende Schmerzen (evtl. von der Wirbelsäule ausstrahlend.

Ran-b ist ein **wertvolles Rheumamittel, vor allem wenn die Brustmuskulatur betroffen ist. Hat Schmerzen in der Pleura und den Rippenmuskeln.** Schmerzen von der Pleura in Brust strahlend. Bei Pneumonie. Heftiges Zerschlagenheitsgefühl der Brust. Interkostalrheuma! **Interkostalneuralgien bei Herpes zoster.** Hat *Frösteln in der Brust beim Gehen* in frischer Luft. Stiche zwischen den Skapulae schlimmer bei Inhalation oder beim Gehen.

Nach Kälteeinfluß bekommt er Kopfschmerzen, Rheuma, Neuralgien der Brust, der Wirbelsäule und der Ovarien sowie Schwindel.

Schmerzen in der Stirn und in den Augäpfeln. Supraorbitaler Herpes zoster mit bläulichschwarzen Bläschen, hohem Fieber und ungewöhnlich heftigen Schmerzen. Als ob was über die Kopfhaut kriecht. Druckschmerz in der Stirn von innen nach außen. Sehstörungen.
Die *Schmerzen über dem rechten Auge besser beim Stehen und beim Laufen.* Herpes der Cornea.

Heftiges Brennen und Jucken der Haut. *Herpes zoster, bläuliche Bläschen.* Jucken in den Palmarflächen. Hat hornige Haut (Ant-c). Die Fingerspitzen und Handflächen sind rissig.

Abends wird alles schlimmer: Kopfschmerzen, Ohrenschmerzen, Nasensymptome, Fieber, Rippenschmerzen, Atemnot, Brust- und Herzbeklemmung, Herzklopfen, Zittern, Frösteln.

Weiteres: Brennender Schmerz unter der linken Skapula bei Näharbeiten.

< abends, bei jedem *Wetterwechsel besonders von warm nach kalt*, Bewegung, Berührung, **feuchtes und stürmisches Wetter,** Kälte

> warme Anwendungen, warmes Wetter, Ruhe.

Kurze Zusammenfassung

Empfindlich gegen frische Luft, Kälte, Berührung, naßkaltes Wetter, Sturm. Nicht selten bei Alkoholikern. Schluckauf nach Alkohol. Wirkt besonders auf den Thorax (!), die Haut und die Muskeln. Pleuritis, Pleuraadhäsionen, Pneumonie. Interkostalherpes- oder Neuralgien. Seitliche Abdomenschmerzen bei Inspiration. Supraorbitalneuralgien rechts, das Mittel wirkt sonst mehr links. Herpes zoster mit bläulichen Bläschen. < abends, Bewegung, Berührung, Nässe, Kälte, Sturm. > Ruhe, Wärme.

Rheum palmatum = Rheum

Familie Polygonaceae (Rhabarber). Tinktur aus der getrockneten Wurzel.

Ist ungeduldig und ungestüm. Weinerlich. Die Kinder sind erregt, launisch und reizbar; oder sie schreien und werfen sich die ganze Nacht umher.
Blasses Gesicht.

Hauptindikation: **Saure Stühle** (Calc, Hep, Mag-c).

Hat Koliken um den Nabel herum; Koliken wenn er ausgekleidet ist. Oft findet sich heftiger Schmerz vor dem Stuhl, kolikartig, nach dem Stuhl Tenesmus.
Koliken und Diarrhoen bei Kindern. Koliken ausgelöst oder schlimmer sofort nach Abdecken schon eines Körperteiles, wie z.B. einen Arm oder ein Bein, schlimmer im Stehen, durch Stuhlgang nicht gebessert. Zusammenkrümmen bessert die Kolikschmerzen.

Nicht nur die Stühle sind sauer, **das ganze Kind riecht sauer, egal wie oft es gebadet wird!**

Koliken und Diarrhoen bei der Zahnung (Mag-c).

Weiteres: Hat kühlen Gesichtsschweiß (Verat), besonders um Mund und Nase herum. Viel Speichelfluß. Kältegefühl in den Zähnen. Schwierige Zahnung, das Kind ist ruhelos und reizbar dabei (Cham). Hat Tic's (der Lider, der Lippen, der Finger). Hat Verlangen sich zu strecken, verschlimmert aber.

< Auskleiden, nachts, Essen, im Sommer, bei der Zahnung
> Wärme, Zudecken.

Kurze Zusammenfassung

Diarrhoen bei Kindern. Zahnungsdiarrhoen. Typisch: Saure Stühle. Ganzes Kind riecht sauer. Schreien und Unruhe wegen der heftig kolikartigen Abdomenschmerzen. < Auskleiden, bei der Zahnung. > Wärme, Zudecken.

Rhus toxicodendron = Rhus-t

Familie Anacardiaceae (Giftsumach). Verwendet werden die frisch beblätterten jungen Triebe.

Ist ängstlich, traurig, neigt zum Weinen. Leicht reizbar. Kann sich schlecht entspannen. Es dreht sich viel um die Arbeit. Leiden infolge von Geldverlust.
Hat diverse für Rhus-t typische Träume: Von großer Anstrengung wie z.B. Rudern, Schwimmen, harter Arbeit bei seiner täglichen Beschäftigung, vom Umherstreifen über Felder.
Hat starke Angst vor dem Tod. Fixe Ideen, z.B. daß er vergiftet wird (Hyos). Bei abergläubigen Menschen.

Getrübtes Bewußtsein mit einer *Zunge, die an der Spitze einen dreieckigen, roten Fleck zeigt* (ein Rhus-t-Leitsymptom), oder eine halbseitig belegte Zunge; dieser Zustand kann auftreten bei der Rhur, bei Scharlach, Diphterie, im Fieber, bei Pneumonie, Peritonitis, usw. Mildes Delirium mit Murmeln (heftiges Delirium: Bell, Hyos, Op, Stram).

Große Unruhe, beständiges Wechseln der Lage. Ruhelose Kinder.

Rhus-t ist sehr kälteempfindlich, spürt den geringsten Luftzug, besonders verschlimmert sich der Halsbereich. **Beschwerden infolge von feuchter Kälte** (Dulc)**, nach Durchnässung, nach Überanstrengung bzw. Verrenkung.**

Typisch ist die Lahmheit, die Steifheit.

Hat besondere Wirkung auf die Muskeln, die Gelenke, Bänder, Haut, Schleimhäute (hier besonders im Magen-Darm-Trakt), die Nerven. Muskeln, Bänder und-oder Gelenke sind schmerzhaft und steif; Folgen von Überanstrengung oder bei Rheuma, Folgen von Kälte, Feuchtigkeit. Folgen von Verrenkungen. **Lahmheit, Steifheit oder Schmerzen in Ruhe oder bei Bewegungsbeginn nach der Ruhe, besser durch fortgesetzte Bewegung.** (Bry hat umgekehrte Modalitäten: Schlimmer durch Bewegung und besser in Ruhe).

Taube Arme wenn er drauf liegt.

Lumbago, eines der besten Mittel (wenn die Symptome passen!), *Liegen auf einer harten Unterlage bessert* (Nat-m). Ischias linksseitig!

Bei **Erkältungskrankheiten. Husten, wenn die Hände unter der Bettdecke hervorgeholt werden.** *Halsschmerzen besser durch warme Getränke.*

Die Hauteruptionen sind blasig! Erysipel mit Blasen. Herpes zoster. Herpes an der Lippe oder Nase. Ekzeme mit Bläschenbildung, mit heftigem Brennen und Jucken, Kratzen lindert nicht. Hat insgesamt viele juckende und brennende Hauteruptionen. Schmerzende und juckende Ausschläge. Hautausschläge im Winter.
Hautausschläge abwechselnd mit Dysenterie oder Asthma.
Diarrhoe mit ziehenden Schmerzen die Beine herunter.

R

Weiteres: Drüsenschwellungen: Parotitis, schmerzhafte Nackendrüsen, submaxillar und inguinal. Diverse Augensymptome. Kopfschmerzen als ob ein Brett oder Gummiband fest die Stirn umspannt. Nasenbluten nachts. Wenn er Urin läßt, muß er aufstoßen. Starker Speichelfluß im Schlaf (Merc). Orchitis. Zahneindrücke in der Zunge. Knacken der Kiefergelenke beim Kauen.
Symptome links oben und rechts unten. Kälte in den gelähmten Gliedern.

< Ruhe, kaltes, feuchtes Wetter, Wetterwechsel, vor Gewitter, nachts, Zugluft, Liegen auf schmerzhafter Seite
> *durch Bewegung*, körperliche Anstrengung, warmes und trockenes Wetter, warme Auflagen.

Kurze Zusammenfassung

Große Unruhe. Ruhelose Kinder. Beschwerden infolge von feuchter Kälte, Kälte, Überanstrengung, Verrenkungen. Hat besondere Affinität zu Muskeln, Gelenken, Bändern, Haut, Schleimhäuten. Lahmheit-Steifheit-Schmerzen schlimmer in Ruhe, am Anfang der Bewegung, durch Kälte und besser bei fortgesetzter Bewegung bzw. durch Wärme. Rheuma- und Verletzungsmittel. Beschwerden durch Verheben. Lumbago besser durch Liegen auf harter Unterlage. Hautausschläge mit Bläschen; brennende und juckende Eruptionen. < Ruhe, Bewegungsbeginn, Kälte, feuchtes Wetter, Wetterwechsel. > Wärme, fortgesetzte Bewegung.

Fall 52 (Fortsetzung des Ars-Patienten mit seinen ehemaligen Ängsten)

Etwa ein 3/4 Jahr nach Gabe der ersten Ars-Arznei, die Ängste sind inzwischen überhaupt kein Thema mehr, kommt der Patient wieder wegen seiner inzwischen wieder stark aufgetretenen Gelenkbeschwerden, was zu erwarten war!
Gelenkschmerzen hat er schon seit seinem 25. Lebensjahr, es wurde immer schlimmer.
Der Status jetzt: Stichartige Schmerzen im linken Handgelenk, sind ständig da, bei bestimmten Bewegungen (meist Drehbewegungen). Rechtes Schultergelenk schmerzt beim Schwimmen ganz schlimm, zeitweise auch die linke Schulter. Nackenschmerzen besonders schlimm abends und morgens nach dem Aufstehen. Unter dem rechten Schulterblatt ziehende Schmerzen. Ab und zu Schmerzen in beiden

Ellenbogen. Die Endglieder der Finger der linken Hand schmerzen ständig, sobald sie bewegt werden.
„Alle Schmerzen hängen bestimmt mit dem feuchtkalten Wetter zusammen" (schlimmer im Herbst und im Frühjahr).
Es schmerzen die Gelenke, nicht die Muskeln.
Gestern wieder einen kleinen Unterzuckerungsanfall gehabt, hatte er seit einem 3/4 Jahr nicht mehr. Er friert leicht.
In absoluter Ruhe keine Schmerzen.

Nach Repertorisation der Symptome führt Bry, gefolgt von Lyc an zweiter Stelle, obwohl Bry nicht durch alle Rubriken geht.
Ich gab **Bry** in C 200, weil doch sehr viele Charakteristika für das Mittel zu sprechen schienen: Die Besserung in Ruhe, die Verschlimmerung bei Bewegung, die Kälteempfindlichkeit. Danach besserte sich der Zustand mehr oder weniger gut, um dann wiederzukehren. Ich verabfolgte dann Bry in steigenden Q-Potenzen, mit dem gleichen Erfolg, bis ich für einige Zeit mit jeglicher Arzneigabe aufhörte, da sich das Symptomenbild veränderte. 5 Monate später zeigte sich dann ein geändertes und beständiges Symptomenbild:

Hat wandernde Gelenkschmerzen, mal tut dieses Gelenk stark weh, dann wieder ein anderes.
Hat öfters Knacken in verschiedenen Gelenken. In den letzten fünf Jahren verdicken immer mehr die Fingerendgelenke (hatte ich bis dahin nicht wahrgenommen).
Generelle Steifheit morgens, besonders im Schultern und Lendenbereich, immer besser durch Wärme (Dusche).
Hat sich eine harte Matratze gekauft, weil die Rückenschmerzen hier besser sind, hatte heftige Rückenschmerzen beim Liegen auf weicher Unterlage.
Der Arm schmerzt, wenn er ihn auf die kalte Tischplatte legt (Wärme bessert).
Gundsätzlich sind die Gelenkschmerzen besser durch Wärme und schlimmer durch Kälte, feuchte Kälte verschlimmert besonders (immer schlimmer im Frühjahr und Herbst).
Die Nackenschmerzen sind morgens nach dem Aufstehen ganz schlimm. Er geht sehr gerne spazieren, merkt hier eigentlich überhaupt keine Schmerzen.
Schulterschmerzen bei bestimmten Drehbewegungen. Schmerzen auf der Rückseite der Hand, der Sehnen hier, sehr oft.
Er ist sehr verfroren. Liebt immer mehr Milch, trinkt jetzt jeden Tag mindestens einen Liter, das Verlangen hat in den letzten zwei Monaten stark zugenommen.
Seit ca. 20 Jahren ist er nach dem Mittagessen sehr müde (hatte er zuvor noch nie erzählt).

(Eigener Fall)

R

Neu ist, jetzt bessern sich die Schmerzen durch Bewegung, die Sehnenschmerzen auf den Handrücken, das Gelenkknacken, die wandernden Gelenkschmerzen, besser durch harte Unterlage, die Gier nach Milch.
Symptome, die sich repertorisieren lassen: Schläfrig nach dem Mittagessen, Verlangen Milch, kaltfeuchtes Wetter sowie Frühling und Herbst verschlimmern, wandernde Gelenkschmerzen, Knacken

der Gelenke, Schwellung der Fingergelenke, Steifheit der Lendengegend und der Schulter, Rückenschmerzen besser durch Liegen auf harter Unterlage, Gelenkschmerzen durch Kälteexposition, Zervikalschmerz morgens, Schmerzen der Handrückseite, Schmerzen der Sehnen.

Man muß nicht alle Symptome repertorisieren, um auf das richtige Mittel zu kommen. Die vielen Symptome verwirren nur. **Wichtig sind besonders** die Modalitäten (Bewegung bessert – das war vorher andersrum, Wärme bessert), das hochrangige Lokalsymptom (da durch Modalität näher beschrieben) Rückenschmerz besser durch Liegen auf harter Unterlage, die veränderte Nahrungsmodalität Gier nach Milch sowie der Angriffspunkt unserer Arznei, der sich im Symptom widerspiegelt „Schmerzen der Sehnen" (unter Allgemeinsymptome).

Rhus-t war das Mittel. Es dauerte noch annähernd ein Jahr, bis der Fall vollständig im wahrsten Sinne des Wortes geheilt war! Ich fing hier mit einer C 200 an und ging dann auf Q-Potenzen über.

Die Erfahrung zeigt, daß Fälle, die unterdrückt wurden, oder auch solche, die lange Zeit unter allopathischer Medizin gelaufen sind, in der Behandlung hartnäckig sind, daß man mitunter nicht nur eines (wie hier Bry), sondern mehrere Zwischenmittel benötigt, bis das richtige Arzneimittel oben „leuchtet".

R

Rumex crispus = Rumx

Familie Polygonaceae (Knöterich, Krauser Ampher). Essenz aus der frischen Wurzel.

Niedergeschlagen, ernst, reizbar, gleichgültig gegen seine Umgebung. Große Mattigkeit und Ungehagen. Ruhelos.

Hat große Empfindlichkeit gegen kalte Luft.

Die Husten- und Hautsymptome sind schlimmer durch Aufdecken, oder wenn man sich der Luft aussetzt.

Rumx wirkt besonders an den Atmungsorganen, an der Haut, an den Därmen, schließlich noch an den Gelenken (hier sind vor allem die Fußgelenke betroffen).

Alles Kalte affiziert die Gelenke, besonders die Fußgelenke.

Die Schleimhäute von Rachen, Trachea und Därmen sind trocken, empfindlich, klebrig und brennen.

Wenn er sich auskleidet, oder aber wenn der Körper der Luft ausgesetzt wird, bekommt er starkes Hautjucken, schlimmer an den unteren Gliedern.

Hat brennende und stechende Schmerzen in der linken Brust, schlimmer durch tiefe Inspiration. *Husten: Trocken, unaufhörlich, ermüdend und erschöpfend, ausgelöst durch einen Kitzel in der Kehle, oder durch Kitzeln unter dem Sternum.* **Jeder Atemzug von kalter Luft verursacht Kitzeln in der Kehle und ruft Husten hervor. Husten schlimmer oder verursacht bei jeder unregelmäßigen Atmung** (tieferes oder schnelleres Atmen). Husten ausgelöst durch Druck oder schon

Berühren der Kehle. *Deckt den Mund ab, um die kalte Luft abzuhalten, dann bessert sich der Husten.* Husten ausgelöst durch Raumwechsel bzw. Wechsel von warm nach kalt, oder von kalt nach warm.

Oft Gefühl von Rohheit-Wundsein in den Atemwegen, als wäre die Haut abgezogen (Caust). Affiziert wird mehr die linke Lungenseite. Schmerzen in der linken Brustseite nach dem Essen. Husten mit stechendem Schmerz durch die linke Lunge, unter der linken Brustwarze.

Abdomen: Typisch ist die Diarrhoe, die früh am Morgen aus dem Bett treibt (Sulph). Die Rumx-Diarrhoe kommt nach einem Katarrh und ist gewöhnlich von Rumx-Husten begleitet.

Hat Schmerzen in der Magengrube zusammen mit Schmerzen in der linken Brustseite. Als ob etwas Hartes in der Magenhöhle ist (Abies-n).

Verträgt Fleisch nicht (Aufstoßen, Hautjucken).

Hat Völlegefühl und Druck in der Halsgegend, beim Schlucken abwärtssteigend, danach steigt dieses Völlegefühl wieder hoch in den Hals.

Weiteres: Unfreiwilliger Urinabgang beim Husten. Manchmal fünf bis zehn Minuten andauernde Hustenanfälle. Schmerzen im rechten Ovar zum Rücken ziehend. Geschwollene Lymphknoten.

< Einatmen kalter Luft, abends, nachts, früh am Morgen, Liegen auf linker Seite, Aufdecken, Ausziehen, sich frischer Luft aussetzen, Temperaturwechsel, Druck auf die Kehle, Reden, tiefes Einatmen und unregelmäßiges Atmen, bei und nach dem Essen

> Mundabdecken, Einhüllen, Wärme, Liegen auf rechter Seite.

Kurze Zusammenfassung

Wirkt besonders am Atemtrakt, der Haut, den Därmen, und auch an Gelenken. Alles Kalte affiziert die Gelenke (bes. die Fußgelenke). Husten durch Kitzel in Kehle oder Trachea, Kitzel unter dem Sternum. Jeder Atemzug von kalter Luft verursacht Kitzeln, Husten. Husten ausgelöst oder schlimmer bei jeder unregelmäßigen Atmung. Deckt den Mund ab um kalte Luft fernzuhalten, Husten wird dann besser. Husten durch plötzlichen Temperaturwechsel. Diarrhoe, die morgens aus dem Bett treibt, kombiniert mit Rumx-Husten. Hautjucken beim Auskleiden. < Einatmen von kalter Luft, tiefes Einatmen, in frischer Luft, Liegen auf linker Seite. > Mundabdecken, Wärme.

Ruta graveolens = Ruta

Familie Rutaceae (Weinraute). Aus der gesamten, frischen Pflenze wird eine Tinktur hergestellt.

Verzweiflung. Gleichgültigkeit. Melancholisch mehr am Abend. Unzufriedenheit. Nimmt nicht gerne Argumente an. Neigung zu Widersprüchen. Streitsüchtig, reizbar. Lebensüberdruß (mehr abends). Kooperiert nicht gerne. Wenn Ruta geistig nicht mehr folgen kann, wird er trotzig. Angst in der Hitze, bei Fieber, evtl.

Todesängste. Angst vor dem Tod. In panischen Angstzuständen ist das Gemüt wie gelähmt, gesellige Gespräche beseitigen Angst und die geistige Blockade. *Angst um 23 Uhr.* Furcht vor Schlangen, vor Krebs, vor Wasser, vor Herzkrankheiten. Agora- und Klaustrophobie. Hat Abneigung gegen geistige Arbeit. Schuldgefühle, als hätte er etwas schlimmes getan.

Gefühl von Müdigkeit und Schwäche. Schnell müde besonders abends.
Hat Ruhelosigkeit der Glieder. Schwindel, der in Angst übergeht.

Angriffspunkte: *Periost, Gelenke, (besonders die Handgelenke sind betroffen), Augen und Rektum.*

Zerschlagenheitsgefühl, Lähmungsgefühl im ganzen Körper, schlimmer in den Extremitäten und den Gelenken (Arn). *Alle Körperteile, auf denen er liegt, schmerzen wie zerschlagen.* Wechselt gerne und häufig die Lage (Rhus-t).

R

Hat Schmerzen und **Lahmheit besonders im Handgelenk** und Fußgelenk. Schmerzen im Handgelenk schlimmer bei kaltem, feuchtem Wetter und besser durch Bewegung (Rhus-t). Wirkt auch besonders gut **bei Überanstrengung der Beugesehnen,** auch hier wieder vorwiegend auf das das Handgelenk.

Hat Lahmheit nach Verstauchungen. **Mittel bei Verstauchungen, Zerrungen, Luxationen und Frakturen.**

Die Oberschenkel schmerzen beim Ausstrecken der Glieder.

Hat wunde Sehnen. Schmerzen in der Achillessehne. Ruta hat **kleine Knötchen auf den Sehnen,** besonders betroffen sind die Sehnen des Handgelenkes. **Sehnenkontrakturen** (z.B. Dupuytren'sche Kontraktur). Exostosen. Knoten, Exostosen nach Stoß.

Rückensteifheit. Dorsalschmerzen nehmen die Atmung. Fühlt sich beim Sitzen steif, muß umhergehen (Rhus-t). *Die Rückenschmerzen werden besser durch Liegen auf dem Rücken,* das ist ein starker Hinweis auf Ruta.

Überanstrengung der Augen durch Studieren, Nähen usw. Kopfschmerzen nach Überanstrengung der Augen. Die ermüdeten Augen schmerzen, oder sie brennen wie Feuer, sie **fühlen sich heiß an.** Die *Augen sind rot, heiß und schmerzhaft* beim Fixieren kleiner Gegenstände, kleiner Schrift. Er zwinkert oft, um besser sehen zu können.

Rektumprolaps schlimmer beim Bücken, Heben oder bei Stuhlgang. *Hat schwierigen Stuhl, der nur mit Anstrengung kommt. Rektum-Ca.* Verstopfung abwechselnd mit Stuhl von schaumigem Schleim. Öfters Fehlgeburten, besonders im 6., 7. Monat.

Weiteres: Geschwollene Zunge, die den ganzen Mund ausfüllt. Symptomen-Trias: Bradycardie, kontrahierte Pupillen, starker Speichelfluß.

< Kälte, kaltes Wetter, Feuchtigkeit, Anstrengung, beim Liegen, bei Berührung.

Kurze Zusammenfassung

Verzweifelt, ängstlich. Lebensüberdruß. Gefühl von Müdigkeit, Schwäche. Ruhelosigkeit. Zerschlagenheitsgefühle. Angriffspunkte besonders: Periost, Gelenke (bes. Hand), Augen und Rektum. Bei Verstauchungen, Zerrungen, Luxationen, Frakturen. Bei Überanstrengung der Beugesehnen. Hat kleine Knötchen auf den Sehnen. Sehnenkontrakturen. Rückenschmerzen besser durch Liegen auf dem Rücken. Nach Überanstrengung der Augen (Schmerzen, auch Kopfschmerzen). Rektumprolaps. Schwieriger Stuhl. Bei Rektum-Ca. < Anstrengung, Kälte, Liegen, Berührung.

Sabadilla officinalis = Sabad

Schoenocaulum officinale. Sabadilla officinale. Familie Liliaceae (Läusekörner, Sabadillsamen, Läusesamen). Verwendung finden die reifen Samen.

Nervös, schüchtern, sehr schreckhaft. *Hat irrige Vorstellungen von sich selbst,* glaubt z.B. daß er krank ist, daß sie schwanger ist, daß sie ein Ca hat usw. Glaubt daß sein Körper verwelke. Sieht Wahnbilder, hat Sinnestäuschungen. Viele fixe Ideen.

Affiziert werden besonders die Schleimhäute der Nase und die Tränendrüsen. Großes **Heuschnupfenmittel.**

Sabad ist auffallend **durstlos** (Puls). oder hat bei Angina viel Durst. Hat Heißhunger nach Süßem und nach stärkehaltigen Speisen. **Verlangen nach heißen Speisen und Getränken** (Lyc). Evtl. Abneigung gegen Speisen, besonders gegen Fleisch, Saures, Kaffee und Knoblauch – oder: Krankhafter Heißhunger bzw. Ekel vor Nahrung.
Süßlicher Mundgeschmack. Zunge wie verbrannt.

Viel Frösteln. Ist zittrig. **Sehr empfindlich gegen Kälte, kalte Speisen und Getränke.**

Die Beschwerden wandern von rechts nach links, aber Halssymptome umgekehrt (Lach, aber Lach will Kaltes, Sabad Heißes essen oder trinken). Will warm eingehüllt sein.

Hat rote, brennende Augenlider, starken Tränenfluß.
Krampfiges Niesen mit heftig laufender Nase; wunde Nase, mit Brennen, verstopfte Nase. Schnupfen besser durch Einatmen von warmer Luft. *Schnupfen mit Stirnkopfschmerzen, Augenröte und viel Tränenfluß.*
Wunder Hals, beginnend auf der linken Seite (Lach), warme Speisen und Getränke bessern. Hat ständig Halskatarrhe. **Trockener Rachen.**

Kopfschmerzen mit kaltem Stirnschweiß (Verat).

Viele Heuschnupfenkranke sind empfindlich gegen Blumengerüche, Gerüche überhaupt. Erkältungen im Juni, Heufieber im August.

Weiteres: Hat Ascariden, Bandwürmer, oder andere Würmer (dabei evtl. Nymphomanie oder Krampfsymptome). Halbseitige Kopfschmerzen bei Bandwürmern. Diarrhoe bei Kindern mit ständig schneidenden Schmerzen. Sabad hat deformierte, verhornte und verdickte Nägel.

< Kälte und kalte Speisen und Getränke, Vollmond

> warmes Einhüllen, warme Speisen und Getränke.

Kurze Zusammenfassung

Nervös. Irrige Vorstellungen über sich. Große Affinität zu Schleimhäuten von Nase, Tränendrüsen und Rachen. Heuschnupfenmittel. Symptome von rechts nach links (Hals umgekehrt). Verlangen nach heißen Speisen und Getränken (bessern), Abneigung gegen kalte. Ist kälteempfindlich. Heftiges Niesen mit laufender Nase. Schnupfen mit Stirnkopfschmerz, roten Augen und Tränenfluß. Rachen ist trocken. Auch bei Wurmleiden (mit nervösen Symptomen).

< Kälte, kalte Speisen und Getränke.
> Wärme, warme Speisen und Getränke.

Sabina = Sabin

Juniperus sabina L. Familie Cupressaceae (Sadebaum). Verwendet werden die frischen Zweigspitzen mit Blättern.

Reagiert überempfindlich auf Musik. Hypochondrisch. Hysterisch. Will Fenster geöffnet haben.

Das Mittel affiziert besonders den Uterus. Ist ein gutes Mittel bei der *Gicht*. Bei chronischen Frauenbeschwerden.

Ist eines der Hauptmittel bei profusen Blutungen aus den weiblichen Geschlechtsorganen (Abort, nach der Geburt). **Diese Blutungen treten anfallsweise auf und sind schlimmer durch Bewegung** (Sec). Das **Blut ist meist hell,** oder dunkel, geronnen, oder evtl. teils klumpig, teils flüssig, die Klumpen sind schwarz. **Bei Blutungen, wo das Blut flüssig und klumpig zusammen ist. Zu frühe, zu reichliche und zu langandauernde Menses.** Metrorrhagien im Klimakterium.

Blutungen mit Schmerzen im Rücken, die in die Schamgegend ausstrahlen. *Schmerzen von der Sakralgegend ins Schambein ziehend. Schmerzen von unten nach oben durch die Vagina schiessend.* Wenn die Rückenschmerzen in die Schamgegend ziehen, dann heilt Sabin evtl. einen drohenden Abort, diverse Mensesstörungen sowie Uterusblutungen aller Art.
Dysmenorrhoe besser durch Wärme und flaches ausgestrecktes Liegen.
Entzündungen von Ovar oder Uterus nach Abort.
Die Schmerzen beginnen im Rücken und ziehen ringförmig nach vorn und enden in Uteruskrämpfen. Metrorrhagien mit Kreuzschmerzen und Zerschlagenheitsgefühl der Oberschenkelvorderseiten. Schmerzen vom Uterus in Oberschenkel strahlend.

Wenn sich die Plazenta nicht löst. Abort, besonders im dritten Monat. *Sabin hat heftige Pulsationen* (Kreos).

Gichtige Anschwellungen der Handgelenke, ebenso der Zehengelenke. Bei solchen Schwellungen im Zusammenhang mit profusem Blutfluß aus den Genitalien ist Sabin oder Caul sehr, sehr wahrscheinlich das Mittel.

Weiteres: Gnorrhoe. Sykotische Auswüchse. Schmerzhafte Eichel. Schmerzhafte Vorhaut, die sich nicht zurückstreifen läßt. Arthritis. Gicht.

Hellrot blutende Hämorrhoiden, die Rückenschmerzen hervorrufen. Fersenentzündungen bei plethorischen Frauen.

< durch die geringste Bewegung, Hitze, Berührung
> im Freien, Druck.

Kurze Zusammenfassung

Überempfindlich bei Musik. Affiziert besonders den Uterus. Auch bei der Gicht, Arthritis. Profuse Uterusblutungen schlimmer durch die geringste Bewegung. Das Blut ist meist hell, anfallsartige Blutungen, oder wo man flüssiges Blut zusammen mit dunklen Klumpen findet. Bei Blutungen Schmerzen vom Rücken ins Genitale strahlend. Schmerzen von unten durch die Vagina nach oben schießend. Dysmenorrhoen besser durch Wärme und flaches Liegen. Hat Pulsationen. < geringste Bewegung, Berührung, Hitze. > in frischer Luft, Druck.

Sambucus nigra = Samb

Familie Caprifoliaceae (Holunder). Tinktur aus frischen Blättern und Blüten.

Er sieht beim Schließen der Augen imaginäre Dinge. *Ist dauernd mürrisch,* sehr leicht erschreckt. Fürchtet Unbedecktsein.

Nach Schreck folgen Atemnotanfälle.

Hauptangriffspunkt: Die Atmungsorgane.

Samb ist eines der **Hauptmittel beim Schnupfen kleiner Kinder.** *Trockener Schnupfen mit völlig verstopfter Nase, das Kind muß durch den Mund atmen, besonders bei Säuglingen.* **Trockener Schnupfen von Säuglingen, die Nase ist trocken und vollständig verstopft, behindert Atmen und Trinken.** Oder auch verstopfte Nase mit dickem, zähem Schleim (Kalibi).

Asthma, die Anfälle kommen plötzlich in der Nacht, das Kind wir blau und ringt nach Atem und scheint fast zu sterben, schläft dann wieder ein, um mit einem neuem Atemnotanfall zu erwachen. *Häufiges Erwachen, wie durch Schreck, mit Angst, Zittern, Dyspnoe, als ob er ersticken wollte.*

Nächtliche Atemnotanfälle mit großer Ruhelosigkeit. Atemnotanfälle nach Mitternacht. Kann bei Atemnotanfällen kein Sputum abhusten. Die **Erstickungsanfälle erinnern an schlimmste Krupp-Anfälle.**

Nach Schock-Schreck sieht man Atemnotanfälle mit gedunsenem Gesicht.
Weiteres: Katarrhische Kopfschmerzen bei Kindern. Profuser Schweiß begleitet viele Leiden. *Hat trockene Hitze während des Schlafes und profusen Schweiß beim Wachsein.* Typisch ist die Wassersucht, ödematose Schwellungen verschiedener Körperteile, besonders aber der Füße und Beine. Die Hände werden blau. Die Füße sind eiskalt. Hat abdominelle Koliken. Profuser Urin mit trockener Hitze der Haut. Häufiges Urinieren mit spärlichem Urin. Akute Nephritis.

< Ruhe, Schlaf, nach Essen von Früchten
> Bewegung, aufrechtes Sitzen im Bett.

Kurze Zusammenfassung

Ist mürrisch. Hauptangriff: Atmungsorgane. Schnupfen kleiner Kinder, bei Säuglingen, trocken, Nase total zu, behindert Atmen und Trinken. Asthmaanfälle plötzlich in der Nacht, heftigst, Kind wird blau und scheint fast zu sterben, schläft dann wieder ein, um mit neuem Atemnotanfall zu erwachen. Atemnotanfälle nach Schreck, mit gedunsenem, blauem Gesicht. Hat profuse Schweiße. < Ruhe, Schlaf. > Bewegung.

Sanguinaria canadensis = Sang

Familie Papaveraceae. (Blutwurzel). Verwendet wird der getrocknete, im Herbst gesammelte Wurzelstock mit Wurzeln.

Eine Arznei mit großer Schleimhautaffinität, besonders der Atemwege. Das Mittel hat Zirkulationsstörungen, so z.B. Hitzewallungen im Klimakterium (Lach, Sep). Sang wirkt vorwiegend rechts!

Hat brennende Empfindungen, wie von heißem Wasser.
Rote und brennende Wangen. Sie hat **Hitzewallungen** mit *heißbrennenden Handflächen und Fußsohlen,* besonders *im Klimakterium,* oft dabei umschriebene Röte der Wangen. Plötzliche Gesichtsröte.

Nasenpolypen. Bekommt vom Rosengeruch Schnupfen.

Lockerer Husten mit übelriechendem Auswurf, Auswurf und Atem riechen selbst für den Kranken übel. *Husten mit Schmerz hinter dem Sternum,* oft nach einer Bronchitis oder Pneumonie. Auch bei Keuchhusten. Husten kehrt bei jeder neuen Erkältung wieder. Husten nach überstandener Grippe, nach Keuchhusten. Husten schlimmer nachts beim Hinlegen. Husten ausgelöst durch Kitzeln hinter dem Sternum. *Er muß nach dem Husten aufstoßen. Abgang von Blähungen bessert den Husten.*

Pneumonie mit starker Atemnot und umschriebener Röte der Wangen. Atemnot mit Zusammenschnüren der Brust, mit brennenden Empfindungen in der Brust. Asthma mit Magenproblemen.

Charakteristisch ist das plötzliche Verschwinden von katarrhischen Erscheinungen gefolgt von Diarrhoen.

Großes Migränemittel. Der **Schmerz beginnt im Hinterkopf, dehnt sich über den Kopf aus und setzt sich über dem rechten Auge fest** (Spig links), mit Übelkeit und Erbrechen; dabei Verlangen nach einem dunklen Zimmer und dem Bedürftnis nach völlig ruhiger Lage. Erweiterte Temporalvenen bei Kopfschmerzen. *Rechtsseitige Kopfschmerzen im Klimakterium* (Lach links).

Kopfschmerzen mit Erbrechen. An Sang sollte man denken, wenn die Kopfschmerzen zusammen mit einer Gastritis auftreten, wobei Erbrechen die Kopfschmerzen lindert (aber das Erbrechen wird schlimmer). Kopfschmerzen nach Hungern.

Rechtsseitiger Nacken- oder Schulterschmerz, der in den Kopf ausstrahlt und der sich rechts festsetzt. Hat rheumatischen Schmerz im rechten Arm und in rechter Schulter schlimmer zur Nacht im Bett, kann den Arm nicht heben. *Schulterschmerz beim Umdrehen im Bett.*

Weiteres: Die Schmerzen beginnen und enden allmählich (Plat, Stann).

< Süßigkeiten, rechts, Bewegung, Berührung

> saure Speisen und Getränke, Schlaf, Dunkelheit.

Kurze Zusammenfassung

Rechtswirkendes Mittel. Brennende Empfindungen. Große Affinität zu Schleimhäuten. Katarrhe, Entzündungen der Atemorgane. Husten-Keuchhusten. Husten mit Schmerz unter dem Sternum. Diarrhoen nach Katarrhen. Husten nach überstandener Grippe, nach Pneumonie. Husten kehrt bei jedem Infekt wieder. Migräne rechts, der Schmerz kommt vom Occiput und strahlt über den Kopf bis in rechte Hälfte bzw. setzt sich über dem rechtem Auge fest. Klimakteriumskopfschmerz rechts. Rheuma der rechten Schulter, des rechten Armes. Schulter schmerzt beim Drehen im Bett. Zirkulationsstörungen (Hitzewallungen im Klimax, Wangenröte). < Süßes, Bewegung, Berührung. > Schlaf.

Sarsaparilla officinalis = Sars

Smilax officinalis. Familie Liliaceae (Stechwinde, aus wilder Lakritze). Verwendung findet die getrocknete Wurzel.

Er ist leicht beleidigt. Schüchtern. Niedergeschlagenheit und Angst durch Schmerzen. Er hat auch verzweifelte und düstere Stimmung ohne ersichtlichen Grund.

Das Mittel ist gut geeignet bei dünnen, gebrechlichen, runzligen, alt aussehenden Personen, besonders aber bei Kindern mit vergrößertem Abdomen. Das **Gesicht sieht aus wie bei alten Leute.** Ist oft dunkelhaarig.

Bei oder nach einer Gonorrhoe (GO), auch nach unterdrückter GO, nach Lues, nach Impfung. Mittel wirkt mehr rechts (Lyc).

Abgemagerte Teile schrumpeln zusammen.

Hat qualvolle Nierenneuralgien. Die Schmerzen ziehen von rechter Niere abwärts. Die **Nierenkoliken erstrecken sich in den rechten Ureter.** Nierenkolik mit *Griesabgang*und Bildung von Blasensteinen. Nierensteine. *Weißer Sand im Urin,* mit spärlich-schleimigem oder flockigem Harn (Lyc hat roten Sand im Urin).

Chronisches Rheuma bei den genannten Harnsymptomen, nach unterdrückter Gonorrhoe, durch feuchtes Wetter, nach Arbeiten in kaltem Wasser.

Hat heftige Schmerzen in der Harnröhre am Ende der Entleerung, fast uner-

S

träglich, dabei besteht oft Blasentenesmus. **Mittel bei der Zystitis.** *Von der Blase ausgehendes Frösteln nach der Miktion.* Der Urin tröpfelt im Sitzen, das *Urinlassen ist oft nur im Stehen möglich.* Die Kinder schreien vor und bei der Miktion.

Hat abdominelle Koliken und Rückenschmerzen zur gleichen Zeit.

Abmagerung, es magert besonders der Hals ab (Nat-m, Lyc), die Haut liegt in Falten. Hat abendliche Stirnschweiße.

Weiteres: Nächtliche Knochenschmerzen sieht man; die Schmerzen schießen in verschiedene Richtungen und sind begleitet von Depression und Angst. Kopfschmerzen oder Periostschmerzen nach unterdrückter Gonorrhoe. Hat **Risse auf Händen und Füßen,** besonders an den Fingern und den Zehenrändern, mit starker Abmagerung. Brennen in den Fingern und den seitlichen Zehen. Ekzeme zusammen mit Furunkeln. Mund: Aphten, starker Speichelfluß. Eingezogene Brustwarzen. Dysmenorrhoe. Sehr schlimme, wunde Gichtknoten. Juckende Hauterscheinungen nach heißem Wetter und nach Impfung, Das Kind kann Jucken nicht ertragen (Psor). Als ob Salz in die Wunde geschüttet wurde. Herpes genitalis. Blutiger Samen. Brennen des ganzen Körpers. Ataxie, Schwindel. Angst mit Zittern der Füße.

< nachts, Feuchtigkeit, am Ende der Miktion, Gähnen, im Frühling, vor der Menses, Bewegung, unterdrückte GO, Treppe hoch- bzw. runtersteigen

> Stehen, Nacken und Brust aufdecken.

Kurze Zusammenfassung

Arznei besonders der Nierenkolik und der Zystitis. Periost- bzw. Knochenschmerzen bei oder nach GO, nach Syphilis. Abmagerung, bes. am Nacken, die Haut liegt in Falten. Alt aussehend. Nierenkolik rechts, Schmerzen strahlen in den rechten Ureter aus. Weißer Sand im Urin. Nieren- oder Blasensteine. Heftige Urethraschmerzen am Ende der Miktion. Urinlassen evtl. nur im Stehen möglich. Von der Blase ausgehendes Frösteln. Chron. Rheuma nach unterdrückter GO. Risse an Händen und Füßen. < nachts, Feuchtigkeit, Bewegung. > Stehen.

Secale cornutum = Sec

Familie Pyrenomycetae. (Getrocknetes Mutterkorn des Roggens). Verwendet wird die Dauerform des auf Roggenkorn schmarotzenden Pilzes (Claviceps purpurea).

Hat Ars-ähnliche Symptome. Viele Ängste.

Paßt hauptsächlich auf schwache, magere, knochige, kachektische Frauen mit schlaffer Muskelfaser, die zu passiven Blutungen neigen. Blutungen evtl. aus allen Körperöffnungen. Bei alten schwachen Personen.

Hat eingesunkene Augen mit blauen Rändern. Eingefallenes, blasses Gesicht. Haare grau, fallen aus.

Heißhunger mit **Abmagerung** findet sich (Iod). Verlangen nach Saurem. Unstillbarer Durst.

Große Abneigung gegen Hitze. Alle Leiden werden durch Kälte gebessert. Große Kälte der Körperoberfläche, aber Kranke vertragen das Zudecken nicht (Camph). Kalte Körperoberfläche mit dem Gefühl von Brennen.

Zunge: Trocken, rissig, klebrig, kalt. Blutungen aus der Zunge, als ob Tinte austritt.

Cholera. Kollapsneigung. Die Stühle sind olivgrün, eitrig, blutig, mit Eiseskälte und Intoleranz von Kleidern (Camph). Hat unwillkürliche Stühle. *Stühle mit großer Erschöpfung.*

Uterusblutungen, von Sickerblutungen bis zu massiven Metrorrhagien ist alles möglich. Sickerblutungen sind dünnwässrig-schwarz, schlimmer bei geringster Bewegung. Blutungen nach der Geburt. Drohender Abort im dritten Monat. Hat eine bräunliche, stinkende Leukorrhoe. Auch ein Mittel bei schwachen Wehen. *Ohnmacht bei den Wehen. Menses: Reichlich, langandauernd, dunkles Blut.*

Motorische Ataxie. *Taubheitsgefühl,* Kribbeln und Lähmungen der Extremitäten. Hat heftige Schmerzen in den Fingerspitzen. Hat Brennen in den Füßen und Wadenkrämpfe (Sulph). Eiseskälte der Extremitäten. Kann überhaupt überall heftige Krämpfe haben.

Brennen in allen Körperteilen, als ob Funken draufgefallen wären.
Trockene Haut. Trockene Gangrän. Ameisenlaufen der Haut, oder die Haut juckt, als ob Mäuse darüber liefen. *Schwarze Blasen* bei trockener und runzliger Haut besser durch Kälte; bei Brandwunden. *Bläuliche oder schwarze Flecken* der Haut. *Gängränöse Entzündungen*; diabetische Gängrän, Altersgängrän.

Weiteres: Exophthalmus. Nasenbluten. Kleine Wunden bluten stark und lange.

< durch Hitze, warmes Einhüllen
> Kälte, Aufdecken, reiben, Ausstrecken der Glieder.

Kurze Zusammenfassung

Schwache, magere Menschen, alt aussehend. Schlaffe Muskeln. Abmagerung. Blutungsneigung. Abneigung gegen Hitze, Kälte bessert alle Leiden. Erschöpfende Stühle. Viel brennende Empfindungen. Gängränneigung. Trockene Haut; schwarze Blasen; blaue Flecken. Mittel bei der Geburt (die Wehen fehlen), bei passiven Uterusblutungen (geringste Bewegung <), bei Cholera, bei Brandwunden (schwarze Blasen bei trockener, runzliger Haut). < Hitze, Einhüllen. > Kälte.

Fall 53

Patientin, 80 Jahre alt, klagte über heftige Schmerzen in der Ferse und den Zehen. Man findet an der Plantarfläche der Ferse einen schwarzen Fleck in der Grösse eines Centimestücks; die Zehen sind livid, blau, kalt; es wüthen in denselben brennende Schmerzen. Der Fuß ist geschwollen, das Gehen unmöglich. Der 14-tägige Gebrauch von Ars 6 in Verbindung mit roborirender (stärkender) *Diät ohne Erfolg; die schwarze Stelle an der Ferse ist gangränos zerfallen; die Zehen sind noch livider verfärbt; die brennenden Schmerzen bestehen fort. Sec brachte vollständige Heilung in 6 Wochen zustande.*

(Aus AHZ 1882 Bd. 105 No 16)

Wir haben wenige und gute Symptome. Bei diesem Krankheitszustand denkt man besonders an Ars und Sec, beide Mittel haben ein ähnliches Wirkungsspektrum. Wir repertorisieren folgende **Symptome** (im letzten Jahrhundert gab es noch nicht die Repertorien, wie wir sie heute kennen. Für uns eine große Hilfe): Haut, Farbe, schwarzer Fleck (schwarzer Fleck Fußsohle nicht im Repertorium); senile Gangrän, blaue Zehen, kalte Zehen, brennende Schmerzen der Zehen.
Sec ist Mittel Nr. 1, geht durch alle Rubriken, gefolgt von Ars (einziges Mittel auf Platz 2). Ars ist nicht aufgeführt unter blaue und kalte Zehen. Sec erfüllt auch vollständig die Bedingung, die zu erfüllen ist lt. § 3 Organon: An einem Fall zu erkennen was zu heilen ist, welches wir in einer unserer Arzneien wiederfinden wollen.

Selenium = Sel

(das Element Selen, Se)

Sehr vergeßlich, träumt jedoch von dem, was er vergessen hat. Hat *laszive Gedanken mit Impotenz.* Geistige Arbeit erschöpft. Ist extrem traurig.
Hat ein unwiderstehliches Verlangen nach Reizmitteln, betrinkt sich gern, fühlt sich aber danach schlimmer. **Unwiderstehliche Sucht nach Alkohol.** Frauen haben besonders *vor den Menses ein starkes Alkoholverlangen.*

Ist oft angezeigt bei älteren Männern, besonders bei jenen mit Prostatabeschwerden und Impotenz.

Große **Schwäche schlimmer durch Hitze.** Ist schnell erschöpft. Ist so schlapp, daß er sofort nach der geringsten Arbeit erschöpft ist. Die Schwäche kann Folge sein von erschöpfenden Krankheiten (z.B. nach Typhus) oder von Samenergüssen. Schwäche nach einer Antibiotikabehandlung bei akutem Leiden. **Schwäche bei anhaltendem Fieber.** *Schwäche schlimmer nach dem Koitus.* Sel hat's mit der Schwäche, Schwäche, Schwäche!!!

Tee verschlimmert alle Beschwerden. Hat Abmagerung bei länger bestehender Schwäche, besonders im Gesicht, an den Händen und den Oberschenkeln.
Kann Hitze überhaupt nicht vertragen, bei sehr schlimmen Krankheitszuständen auch keine Kälte und keine Zugluft.

Bei Leiden alter Menschen. Frühzeitiges Altern.

Haarausfall, nicht nur am Kopf. **Die Haare schmerzen bei Berührung.**

Hat Schwäche der Stimmorgane (Stann), das wundert nun niemanden mehr bei diesem Schwächemittel. Er wird müde, wenn er viel reden muß. *Heiserkeit.*

Heftig *stechende Schmerzen über dem linken Auge* sind schlimmer beim Laufen in der Sonne, durch Gerüche und Tee. *Kopfschmerzen bei Trinkern,* nach Ausschweifungen.

Hat eine vergrößerte Leber mit feinem Ausschlag über der Leberregion.

Sel hat einen starken Geschlechtstrieb, ist aber körperlich impotent. *Schwäche der*

S

männlichen Geschlechtsorgane, hat **schwache Erektionen,** die Ejakulation beim Koitus kommt zu schnell, er ist anschließend verdrießlich und schwach. Hydrozele. **Prostatasekret fließt beim Sitzen, im Schlaf, im Gehen oder beim Stuhlgang heraus.**

Unwillkürliches Harnträufeln beim Gehen, nach dem Urinieren oder nach dem Stuhlgang (Sars hat Harnträufeln beim Sitzen). Roter Sand im Urin (Lyc).

Obstipation. Die Stuhlmenge ist ungeheuer groß, kann nur mechanisch entleert werden.

Es finden sich Pulsationen in allen Gefäßen, sie verhindern den Schlaf. Pulsationen besonders im Abdomen nach dem Essen.

Hautjucken: Besonders um die Handgelenke herum, zwischen den Fingern. Akne.

Weiteres: Der Schweiß verfärbt die Wäsche gelb. Fühlt sich nach dem Mittagsschlaf schlechter.

< nach Schlaf, *in heißem Wetter*, Zugluft, Koitus, *Tee*, Zucker, salziger Nahrung, von Limonade

\> Einatmen von kalter Luft, kaltes Wasser im Munde halten.

Kurze Zusammenfassung

Schwächemittel! Schwäche durch Hitze, nach Koitus, nach erschöpfenden Krankheiten. Ist rasch erschöpft. Alkoholverlangen stark. Alkoholverlangen bei Frauen vor der Regel. Kann Hitze nicht vertragen. Mehr bei älteren Menschen; oder bei vorzeitig gealterten Menschen. Haarausfall. Schwache Stimme. Schwäche der Geschlechtsorgane. Prostatasekret fließt unwillkürlich. Erektionsschwäche mit Sexverlangen. Abmagerung mit Schwäche. Schmerz über dem linkem Auge. Pulsationen im Körper. < Hitze, Tee.

Senega = Seneg

Polygala Senega. Familie Polygalaceae. (Senegawurzel, Schlangenwurzel). Verwendung findet die getrocknete Wurzel.

Leiden nach Demütigung, Kränkung.

Große körperliche und geistige Erschöpfung. **Große Schwäche, die aus der Brust zu kommen scheint.**
Das Mittel wirkt in allen Altersgruppen, besonders gut aber bei alten Menschen.

Nach Operationen kommt es zur Bronchitis bei alten Menschen. Bei fettleibigen Kindern.

Besonders affiziert sind der Atemtrakt und die Augen.

Heiserkeit- Bronchitis (mit viel Schleim), *Pneumonie. Schleim kann aus der Brust kaum abgehustet werden* (Ant-t). *Typisch ist das viele Schleimrasseln und die schwierige Atmung* (Ant-t). Hat ein Gefühl als wäre der Thorax zu eng. Hat bohrende Schmerzen in der Herzgegend. Klagt über pressenden Schmerz auf der Brust beim Atmen, beim Husten und bei jeder Bewegung. Schmerzen finden sich unter dem Sternum beim schnellen Gehen.

Bei einfachem Halsschmerz, oder wenn sich gleichzeitig rheumatische Komplikationen finden. Heiserkeit mit trockenem Rachen, Schmerzen beim Sprechen. **Besonders gut bei plötzlicher Aphonie und wenn zusätzlich eine Schleimansammlung in der Brust zu finden ist, die sich schwer auswerfen läßt. Bronchitis alter Menschen, wenn Reizhusten besteht und der Schleim besonders haftend ist.**

Hat ständig Übelkeit (Ip).

Iritis, Diplopie. Als ob die Augäpfel zu groß sind. *Brennen in den Augen beim Lesen oder Schreiben.* Blepharitis.

< abends, nachts, in Ruhe, in frischer Luft, Einatmen von kalter Luft, Berührung, Druck

> durch Bewegung, Schweiß, Kopf nach hinten beugen.

Kurze Zusammenfassung

Affiziert besonders den Atemtrakt und die Augen. Wirkt gut bei alten Menschen. Schwäche, die aus der Brust kommt. Heiserkeit, Bronchitis, Pneumonie. Dyspnoe mit viel Schleimrasseln. Aphonie mit Schleim in der Brust, der nicht rauskommt. Bronchitis alter Menchen mit Reizhusten und zähem Schleim. Iritis. Brennen der Augen durch Lesen. < Ruhe, Einatmen von kalter Luft, Berührung, Druck. > Bewegung.

Sepia officinalis = Sep

Familie Cephalopodae (Tintenfisch). Verwendet wird der Inhalt des Tintenbeutels des im Mittelmeer, Nordsee und Atlantik lebenden Tintenfisches.

Ist überwiegend ein Frauenmittel. Maskuliner, herber Frauentyp, oft mit viel Pigment in Haut und Haaren, evtl. mit leichtem Bartflaum, wenig Busen, schönen Augen. Sep hat einen ausgeprägten Ehrlichkeits- bzw. Gerechtigkeitssinn! Hat Verlangen nach Perfektion. Blick nicht selten abschätzend.

Ist geizig. Verschlossen. Empfindet Freude bei Donner und Blitz (Carc. Phos hat Ängste). Schreckliche Dinge ergreifen sie tief (Calc). *Weint beim Erzählen von ihrer Krankheit* (Puls), weint ohne Grund. Arbeitswut vor den Menses.

Die Idee von Sep ist der Stillstand, körperliche Funktionen wie auch geistig-emotionale stehen still. So kommt es typischerweise bei Sep zu dem *Gefühl, alles, aber auch alles ist zu viel.* Ist dann gleichgültig gegen ihre Pflichten. **Gleichgültig gegen ihre beruflichen Arbeiten. Ist gleichgültig gegen ihre Kinder,** *gegen Personen, die sie liebt. Fühlt sich von ihrer Familie entfremdet.* Alle gehen ihr dann auf die Nerven. Reizbar. Verträgt keinen Widerspruch. *Zorn bei Widerspruch.* Sie ist in dieser Phase überempfindlich gegen alle möglichen Sinneseindrücke. *Schwäche,* kann sich kaum zu etwas aufraffen. Trost verschlimmert. Quälende Gedanken, alles dreht sich im Kreis. Sieht alles schwarz.

Diese für Sep so charakteristischen Symptome können sich über viele Jahre entwickeln, oder auch relativ plötzlich.

Folgen von Säfteverlusten, von sexuellen Ausschweifungen, Leiden infolge von Erregung, Wut, Schreck, nach Verlust des sonst gewohnten Ehrgeizes, **Beschwerden nach Abort, nach der Geburt, im Klimakterium. Leiden durch Masturbation.**
Beschwerden nach Durchnässung.

Sep ist das **Hauptmittel gegen sexuelle Abneigung.** Oft nach Abort, nach der Geburt, im Klimakterium. Sep mag eine tiefe und ehrliche Beziehung, auch in sexueller Hinsicht. Typisch für Sep ist die Treue (wieder die Ehrlichkeit)! Sep ist eigentlich verschlossen, ähnlich Nat-m sucht es die Tiefe in zwischenmenschlichen Beziehungen, um sich nicht verletzlich zu machen.
In der Phase des Stillstandes, wenn also die sehr typische Sep-Pathologie zutage tritt, sieht man keinerlei Gefühlsregungen mehr. Sie wirkt kalt.
Eine ganz typische und ausgeprägte Modalität ist: **Besser durch Bewegung.** So bewirkt geistige Beschäftigung, Ablenkung, eine Besserung des Zustandes. Auf körperlicher Ebene bessert sich fast alles, wenn die Patientin sich kräftig bewegt.

Bei Kindern sieht man kaum das vom Gemüt sonst so ausgeprägte Sep-Bild, aber man kann evtl. eruieren, daß sie unter Ungerechtigkeiten der Eltern, der Lehrer leiden.
Sep tanzt gerne, **Tanzen bessert.** Ist aber empfindlich gegen Musik, Musik verschlimmert.

Das Mittel wirkt vermehrt links.

Ist schlank. Hat schmutzigfahle Haut mit gelben Flecken im Gesicht (auch sind gelbe Hautflecken woanders möglich). *Gelbe oder gelbbraune „Sattelnase“.*

Schweißneigung. Stinkende Schweiße, besonders unter den Achseln und in den Kniekehlen. *Hitzewallungen, besonders im Klimakterium.* Hitzeüberlaufen mit Schweiß und Schwäche. Bei Sep ist die hormonelle Steuerung gestört (z.B. nach der Geburt Abneigung gegen Sex, Schwinden der Brüste, Zuyklusstörungen).

Hauptwirkung: Unterleib und Becken. Unterleibsverhärtung mit schmerzhaftem Steifheitsgefühl. *Gefühl von Abwärtsdrängen, als wolle der Inhalt des Unterleibes aus der Vagina herausfallen, Kranke pressen deshalb die überkreuzten Beine zusammen.* **Uterusprolaps.**

Menses: Beginn mit Koliken, unregelmäßige Regel, oft verspätet und spärlich, mit herabdrängendem Gefühl. Die Mensesschmerzen strahlen in Richtung Wirbelsäule aus, dabei Frösteln und Schwere- oder Fremdkörpergefühl. Bei Regeleintritt wird die Zunge rein. Hat **viel Fluor**, reichlich, läuft evtl. die Beine herab (Alum). Trockene Vagina. Der **Koitus ist schmerzhaft.** *Fluor bei kleinen Mädchen.* Beim Uterusprolaps findet sich ständiger Harndrang. Der Urethrameatus ist morgens verklebt.

Im Magen ein schmerzhaftes Leeregefühl, *Magenleere nicht gebessert durch Essen,* fühlt sich sterbenselend. Speisen scheinen versalzen zu sein.
Widerwille gegen Milch. Fett und Milch werden nicht vertragen. Übelkeit beim Ansehen oder beim Geruch von Speisen

(Ars, Colch). Mag Saures, aber Saures inaktiviert die Arznei!! (Saures muß neben den anderen obligatorischen Substanzen strengstens vermiedern werden).

Morgendliches Galleerbrechen. Übelkeit beim Fahren. Rektumprolaps. *Gefühl, als ob eine Kugel oder ein Fremdkörper im Rektum sitzt.* Klumpengefühl im Rektum nicht besser nach dem Stuhlgang. Vergrößerter Bauch. Der Bauch ist empfindlich gegen Kleiderdruck (Lach).

Sep hat *Ekzeme in fast allen Gelenkfalten.* Relativ oft benötigtes Mittel bei der Neurodermitis.

Weiteres: Augenentzündungen. Lähmung der Oberlider, Ptosis (Caust, Gels). Sieht sich bewegende schwarze Flecken vor den Augen. Schwellungen unter den Augen morgens. Schwindel beim Augenschließen. Gesichtsakne, Mitesser, Sommersprossen.
Insuffiziente Leber, Leberstörungen. Atonische Obstipation. Stühle unzureichend, hart, knotig. Rektumschmerzen während und lange nach dem Stuhlgang. Halsbekleidung zu eng, muß sie lockern. Kloßgefühl im Hals. Hat meist milde und grünlich-schleimige Absonderungen. Schweiß durch Schmerzen. Im Winter rissige Hände (Petr).

< morgens, abends, vor und bei den Menses, in der Schwangerschaft, Kälte, Ruhe, Neu- und Vollmond, am Meer

> nachmittags, **Bewegung**, ausgedehnte Tätigkeit.

Kurze Zusammenfassung

Meist bei Frauen. Eingriff in das hormonelle System. Ehrlichkeits- und gerechtigkeitsliebend. Weint beim Erzählen von ihrer Krankheit. Stase! Emotionslos. Gleichgültigkeit gegen liebe Freunde und Familienmitglieder. Alles ist zu viel. Erschöpfung. Reizbar. Folgen von Säfteverlusten, sexuellen Ausschweifungen, Erregung, Zorn, nach Abort. Leiden in oder ab der Schwangerschaft. Im Klimakterium. Aversion gegen Sex. Bewegung bessert! Gelbe Flecken auf der Haut (z.B. Sattelnase). Hauptwirkung Unterleib. Uterusprolaps, preßt die Beine zusammen. Schmerzhafter Koitus. Viel Fluor. Magenleere. Gefühl als ob eine Kugel im Rektum sitzt. Ekzeme in den Gelenkfalten. < morgens, abends, vor und bei den Menses, in der Schwangerschaft, Ruhe, Kälte. > Bewegung.

Fall 54

Frau Ingrid X., kam Juli 1989 in die Praxis. Sie ist im vierten Monat schwanger. „Mir geht's nicht gut, weil die Plazenta vor dem Muttermund liegt". Sie hat Blutungen bei Bewegung, die besser im Liegen und im Sitzen sind. „Ich kotze ein Mal pro Tag, dabei hellrotes Blut". Erbrechen und Übelkeit meist zwischen 18 und 19 Uhr, aber auch morgens nach dem Aufstehen und nach Essen.
Sie hat ein starkes Verlangen nach frischer Luft, jetzt reißt sie dauernd das Fenster auf. Ekel vor Fleisch, Brot und Fett.
„Ich liege im Bett und heule". „Ich brauche jetzt Leute, ich rufe viele Leute an, ich bin so gespalten, andererseits bin ich auch gerne allein". Sie weint oft unwillkürlich, das ist auffällig.

(Eigener Fall)

Spontan dachte ich an Puls. Auch ist Puls nicht selten irgendwann in der Schwangerschaft indiziert.
Symptome: Weinen in der Schwangerschaft, unwillkürliches Weinen, Verlangen nach Gesellschaft, Ekel vor Fett, vor Fleisch, vor Brot, Metrorrhagie schlimmer durch Bewegung, Metrorragie in der Schwangerschaft, Bluterbrechen in der Schwangerschaft, Verlangen nach frischer Luft.
Das Mittel war **Sep.** Sep C 200 ließ in den nächsten Wochen die Plazenta weg vom Muttermund wandern.

Besonderes Symptom (i.S. des § 153!!) Bluterbrechen in der Schwangerschaft (nur Sep 2-wertig!).
Rubrik Plazenta praevia (Syn, Rep): Erig, Ip, Nux-v, Sabin, Sep, Verat (alles 2-wertige Mittel – um diese Problematik geht es, die Arznei sollte in dieser Rubrik sein!).
Zwei Wochen nach der Arznei kann sie wieder laufen, hatte nur noch ein Mal Bluterbrechen. Es geht ihr gut! Fortsetzung des Falles unter Lyc.

Fall 55

Inge ist 7 Jahre alt. Das Problem: Neurodermitis und multiple Warzen.
Die Warzen fingen an, sich vor einem Jahr zu bilden, zuerst auf dem Oberbauch zwischen dem Nabel und dem Rippenanatz links, dann in den Ellenbeugen (< links), später auch in den Kniekehlen, in Augennähe, unter den Achseln. Auf dem Bauch hat sie schätzungsweise 200 Warzen, dicht beieinanderstehend, in der linken Armbeuge vielleicht 50 Stück. Es sind richtige „Huppel“. An den übrigen befallenen Stellen finden sich „nur wenige“ Warzen geballt, zwischen fünf bis zehn Stück jeweils.
Einige Monate nach dem Auftreten der Warzen entwickelte Inge ein endogenes Ekzem, das heftig blühte und entzündlich rote und juckende Stellen in den Ellenbeugen (hier sehr augedehnt), Kniekehlen und auf den Oberschenkeln zeigte.
Inge ist ein selbstbewußtes, eigensinniges Kind. Sie ist sehr anlehnungsbedürftig und schmust gerne. Wenn aber etwas nicht nach ihrem Kopf geht, dann bekommt sie heftige Wutanfälle (!) – genauso lieb kann sie sein.
Sie hat ein vereinnehmendes Wesen, sie wirkt teilweise aufdringlich. Ihren Freunden gegenüber ist sie überaus bestimmend, herrschsüchtig. Wenn sich aber jemand etwas getan hat, dann hilft sie gerne.
Mit vier Jahren wollte sie schreiben lernen aus eigenem Antrieb. Noch vor Schulbeginn konnte sie perfekt schreiben und lesen.
Frage an die Eltern nach etwas Besonderem: Typisch ist, und das kommt leider häufiger vor, in ihren Wutanfällen zittert Inge am ganzen Körper!
Sie tanzt überaus gerne, ist auf eigenes Drängen jetzt in einer Ballettgruppe. Sie hat auch sonst einen ausgeprägten Bewegungsdrang: Sie treibt viel Sport, fährt gerne Fahrrad, schwimmt gerne.
Inge konnte schon früh deutlich sprechen. Mit 1 1/2 Jahren hatte sie schon einen großen Wortschatz.
Schon immer reagierte sie allergisch auf Orangensaft (mit schuppiger, roter Haut). Sie bekam die üblichen Impfungen ohne auffällige Befindensänderungen.

S

Inge hat vermehrt Körperwärme, sie friert nicht leicht. Sie trinkt wenig und ißt gerne Erdbeeren, sie mag leidenschaftlich gerne Saures (!).
Typisch ist Übelkeit beim Fahren im Auto, diese stellt sich regelmäßig ein. Bei Vollmond schläft sie unruhig.
Inge ist schlank und hat hellblonde, dünne Haare. Die Zahnung setzte schon sehr früh ein, aber sie bekam erst spät Haare. Bis ca. 1 1/2 Jahren hatte sie einen dollen Milchschorf. Vor zwei Jahren im Sommer, da bekam sie plötzlich Nasenbluten ohne erkennbaren Grund.
In der Familie gab es gehäuft Hautleiden und orthopädische Erkrankungen.
(Eigener Fall)

S

Eine Kausa für das chronische Leiden ist nicht zu sehen. Gibt es denn ein auffälliges Symptom im Sinne des § 153 Organon? Aber ja doch. Der Zorn zusammen mit Zittern des ganzen Körpers. Stellen Sie sich verschiedene Menschen im Zorn vor, wie diese erscheinen. Da gibt es einige, die schlagen um sich, andere wirken äußerlich ganz ruhig, sind aber innerlich sehr aufgewühlt, wieder andere brüllen, oder weinen usw, usw. Dieses Mädchen zittert am ganzen Körper. Das ist so bei ihr, warum das aber so ist, darauf finden wir keine vernünftige Erklärung. Dieses besondere Symptom gewinnt obendrein an Wert, weil es relativ beständig ist, weil es häufig vorkommt und für das Mädchen charakteristisch ist.
Alle Symptome, die sich repertorisieren lassen: Zorn mit Zittern. Eigensinnige Kinder. Herrschsüchtigkeit. Zorn durch Widerspruch. Tanzen. Verlangen nach Bewegung. Verlangen nach Saurem. Vollmond verschlimmert (unruhiger Schlaf). Warzen auf dem Abdomen, in Ellenbogen, im Gesicht. Hautausschläge in Ellenbogen, in Kniekehlen, am Oberschenkel. Übelkeit beim Fahren im Wagen.

Wir repertorisieren aber nur die typischen, wenigen Symptome, die „hart“ und beständig sind:

- Zorn mit Zittern (§ 153-Symptom, s.o.)
- Tanzen (das ist bei dem Mädchen stark ausgeprägt)
- Verlangen nach Saurem (das ist ebenfalls stark ausgeprägt)
- Warzen auf dem Bauch (hier begann es, hier sind die meisten)
- Hautausschläge in Ellenbeuge (hier begann es, hier ist's am ausgeprägtesten)
- Übelkeit beim Fahren im Wagen (ist immer und ausgeprägt vorhanden).

Nur Sep (11/6) führt gefolgt auf Platz zwei von vielen Mitteln in sehr niedriger Wertigkeit.

Können wir Sep auch vertreten? Natürlich. Das Tanzen, der Bewegungsdrang, das Verlangen nach Saurem, die Ausschläge in den Gelenkfalten, das sind alles typische Sep-Merkmale.
Sep in steigenden Q-Potenzen (nie in die fortschreitende Besserung hinein geben, siehe § 246 Organon) ließ das Ekzem und die Warzen völlig verschwinden nach einem 3/4 Jahr.

Übrigens: Saures muß strengstens verboten werden, da es Sep inaktiviert.

Silicea terra = Sil

(Kieselerde, Kieselsäure, SiO_2)

Denkt nicht gern. Ist niedergeschlagen, weint jeden Abend. Weint, wenn man freundlich mit ihm spricht (Lyc wenn man ihm dankt). Träumt, daß ihm schwindlig ist.

Oft bei **schweißköpfigen Kindern** mit vermindertem Stoffwechsel. Ist schwächlich, hat zarte, blasse Haut, die Muskeln sind schlaff. Abgemagerte Glieder, eingesunkene Augen, hageres Gesicht, alt aussehend. Nimmt an Größe und Kraft nicht zu. Lernt evtl. erst spät Laufen. Daumenlutschen bei Kindern, Nägelbeißen.

Es handelt sich in der Regel um **nachgiebige Menschen.** Ist intelligent, beeinflußbar. Will sich nicht auseinandersetzen, gibt deshalb lieber nach. Mutlos, empfindlich, verzagt, aber ein sehr liebes Wesen! (Sil ist ja auch ein großes Komplementär zu Puls!). Kann sich schlecht durchsetzen. **Ist schüchtern, besonders beim Auftreten in der Öffentlichkeit.** In Prüfungen, ,,er geht auf Zehenspitzen", traut sich nicht, obwohl sehr gut gelernt. *Hat Angst vor Nadeln und vor spitzen Gegenständen.* (Spig).

Typisch ist die **geistige Erschöpfung nach geistiger Überanstrengung.**

Leiden infolge von Erwartungsspannungen, von geistiger Überanstrengung, von Schreck, nach sexuellen Ekzessen. Folgen von Pockenimpfungen.

Ist sehr kälteempfindlich. Hat Mangel an Lebenswärme; *erkältet sich leicht,* besonders mit bloßem Kopf oder mit bloßen Füßen.

Abneigung gegen Milch, Muttermilch. Verlangen nach Unverdaulichem. Hat Verlangen nach Sand (Tarent).

Dickbauch bei Kindern, **sie sind obstipiert. Kinder drücken auf dem Klo und pressen, der Stuhl tritt aber nur teilweise hervor und schlüft dann wieder zurück.**
Die Stühle sind veränderlich in Farbe und Konsistenz (Puls). Diarrhoen besonders bei der Zahnung und auch in heißem Sommerwetter. Obstipation schlimmer vor und bei der Regel.

Entzündungen, die in Eiterungen übergehen. **Chronische Eiterungen, Abszesse,** auch tiefgelegene werden eröffnet (aber nur beim Sil-Bild (!!), es gibt noch reichlich anderer Mittel). *Sil paßt für Prozesse, nachdem der Eiterfluß stattgefunden hat, bzw. wo sich schon Eiter gebildet hat* (Hep, wenn sich Eiter zu bilden beginnt oder sich eben gerade erst gebildet hat).

Chronische Sinusitis.

Hat oft Fissuren (Nit-ac). *Hat mißgebildete Nägel* (Graph).
Lymphknotenschwellungen. Zysten. Harte Tumoren. Warzen. Ekzeme.

Sil schwitzt viel, hat besonders Occipital- und Fußschweiße. Die *Schweiße* sind widerlich, *oft scharf* (die Socken werden zerfressen). Die *Schweiße lassen sich sehr leicht unterdrücken,* z.B. Fußschweiße durch Kaltwerden der Füße (in der Homöopathie spricht man dann von Unterdrückung, wenn später aufgrund dieser Unterdrückung das Geschehen auf ein tieferes Leiden verlagert wird).

Kopfschmerzen beginnen in der Cervicalregion, ziehen über den ganzen Kopf und setzen sich über den Augen fest (Gels). Kopfschmerzen nach Zugluft oder Kälte, nach unterdrücktem Schweiß, nach Koitus, bei geistiger Anstrengung. Oft Stirnkopfschmerzen (die aber vom Nacken kommen.) Kopfschmerzen besser durch warme Auflagen.

Weiteres: Der Kopf ist sehr kälteempfindlich. Striktur des Tränenkanals. Risse in den Mundwinkeln. Schwieriges Zahnen, verspätetes Zahnen. Zahnwurzelabszeß. Panaritium. Hautgeschwüre. Fisteln. Knochenfisten. Hämangiome. Narbenkeloide. Wiederaufbrechen alter Narben. Wunden heilen langsam. Vitiligo. Rachitis. Ätzende Absonderungen. Fluor gußweise, scharf, oder unterdrückt. Ist in der Regel ein Vielschwitzer, aber es findet sich auch trockene Haut mit der Unfähigkeit zu schwitzen. Ekzeme am Occiput. Konvulsionen bei Neumond. Kinder lassen überallhin Urin und Stuhl (Sulph).

S

< morgens, durch Kälte, beim Entblößen, bei der Regel, bei Licht und Geräuschen, bei Neu- und Vollmond
> durch Wärme, Kopfeinhüllen.

Kurze Zusammenfassung

Schwächlich, zarte und blasse Haut, Schlaffe Muskeln. Sehr intelligent. Nachgiebig, beeinflußbar. Schüchtern. Sanftes Wesen. Beschwerden nach geistiger Überanstrengung, infolge von Erwartungsspannungen, nach Pockenimpfungen, nach Kälte und nach Zugluft. Angst vor spitzen Gegenständen. Sehr kälteempfindlich, erkältet sich oft. Abneigung gegen Milch. Schweißneigung, besonders sind das Occiput und die Füße betroffen. Obstipation, Stuhl kommt mit großer Mühe und schlüpft dann wieder zurück. Eiterneigung. Abszesse. Fisteln. Harte Tumoren. Mißgebildete Nägel. Chronische Sinusitis. Hat scharfe Absonderungen. Schweiße lassen sich leicht unterdrücken. Kopfschmerzen vom Nakken kommend über den Kopf, setzen sich über den Augen fest. < Kälte, entblößen. > Wärme, Kopfeinhüllen.

Fall 56

Eine 39-jährige Sekretärin hat einen seit sechs Tagen bestehenden Abszeß in den Schamhaaren, der mittlerweile den Durchmesser von ca. 8 cm aufwies. Die Hausärztin wollte ihn aufschneiden und sie anschließend mit Antibiotika entlassen.
Die Patientin hatte eine fürchterliche Angst vor Nadeln und vor Messern. Das Aufschneiden kam für sie erst mal überhaupt nicht in Frage. So kam sie zu mir.
Es bestand eine übergroße Schmerzempfindlichkeit, besonders bei Berührung, es sticht dann heftig (sonst sind es mehr Druckschmerzen mit immer wieder einschießenden Schmerzen). Auf der affizierten Stelle durfte absolut nichts aufliegen, sonst ginge sie in die Luft, wie sie sagte. Der Abszeß, obwohl er so groß war, schien mir immer noch nicht vollends ausgebildet, man sah nirgends eine gelbliche Verfärbung als Zeichen einer Eiteransammlung, alles war hochgradig rot und entzündet.
Wegen der überstarken Schmerzempfindlichkeit und wegen der Annahme, daß der Abszeß sich noch im Entwicklungsprozeß

der Eiterbildung befände, gab ich ***Hep*** *M einmalig. Das war am Nachmittag.*
Am folgenden Tag um die Mittagszeit waren die Schmerzen weitgehend zurückgegangen, d.h. sie waren noch dauerhaft da, aber das Stechen war verschwunden und die Intensität war deutlich geringer. Wieder erwähnte die Patientin ihre Furcht vor Nadeln und Messern, sie wollte es möglichst nicht schneiden lassen, obwohl mir schien, sie traute nun der Homöopathie nicht mehr. Für sie war nicht allzu viel Positives passiert nach der Hep-Gabe (womit sie auch Recht hätte). Der Abszeß sah unverändert aus, man sah keine Abschwellung und keinen Hinweis darauf, daß nun bald Eiter austreten wollte. Gabe: ***Sil*** *Q 1 einmalig.*

(Eigener Fall)

Zu repertorisierende Symptome: Furcht vor Nadeln. Abszeß der Bauchdecken.
Nur zwei Mittel kommen in die nähere Wahl: Sil (4/2) und Merc (2/2).
Das typischere Mittel ist Sil, das auch eine höhere Wertigkeit aufwies. Nur im Falle des Versagens hätte ich Merc gegeben, vorausgesetzt neue andere Symptome hätten mir eine andere Arznei angezeigt.
Sil heilte den Fall. Zuerst öffnete sich der Abszeß am Abend der Einnahme, dann eiterte es eine Woche lang ununterbrochen, dann verschloß sich schließlich die Wunde.

Spigelia anthelmia = Spig

S

Familie Loganiaceae. (Wurmkraut). Verwendung findet das getrocknete Kraut.

Ruhelos, ängstlich. Sitzt in Gedanken versunken; starrt Gegenstände an. Ist leicht beleidigt. Düstere und suizidale Stimmung. Hat Furcht vor Nadeln und spitzen Gegenständen (Sil).

Die geringste Körperbewegung verursacht Frösteln (Nux-v).
Das Mittel wirkt mehr links.

Hat vier auffällige Angriffspunkte: **1)** Herz, **2)** linkes Gesicht, linker Kopf (Neuralgien), **3)** Viele Augensymptome, **4)** Darm bei Wurmleiden.

Typisch: Ungestüme Herztätigkeit, oft schon für das Auge durch die Kleider sichtbar. Die Herztöne sind schon einige Zentimeter über der Brust hörbar. Gutes Mittel bei akuten und chronischen Herzleiden, auch mit Klappenfehlern, wo die Herztöne lautblasend sind und Anfälle von heftigem Herzklopfen auftreten. *Herzklpofen schlimmer beim Vorbeugen der Brust.* Bei den genannten Herzbeschwerden kann der Kranke oft nur auf der rechten Seite liegen (Phos, Nat-m), oder aber er liegt mit dem Kopf sehr hoch, die geringste Bewegung verschlimmert. **Brustschmerzen und Atemnot besser durch Liegen auf der rechten Seite oder durch Kopfhochlage.** Hat *heftige pektanginöse Beschwerden.* Rheumatische Herzleiden.

Kopfschmerzen, meist einseitig, beginnend am Hinterkopf, setzten sich über dem linken Auge fest! (Sang rechts). Kopfschmerzen schlimmer durch die geringste Erschütterung oder den geringsten Lärm. *Kopf- und Augenschmerzen der linken Seite durch Überanstrengung der Augen* (Ruta). Kopfschmerzen oder Neuralgien steigern sich mit Sonnenaufgang und nehmen ab bei Sonnenuntergang.
Hat periodisch auftretende **Trigeminusneuralgien links.**

Krampfige, spastische Augenbewegungen; Lidzucken. Supraorbitalneuralgien. Die *Augenschmerzen links ziehen in die Stirnhöhlen.* Iritis; Ptosis; oft auch Affektionen der Sklera; affiziertes Auge tränt leicht. Kältegefühl in den Augen. Ziliarneuralgie, die Schmerzen (evtl. stechend) laufen zum Hinterkopf oder sie drücken nach außen, *als ob die Augäpfel für die Augenhöhle zu groß wären.* Paralysen der Oberlider.

Helminthiasis: Dabei Tachycardie und heftiges Herzklopfen, evtl. kombiniert mit Strabismus, Spasmen der Gesichtsmuskulatur, Blässe, bläulichen Ringen um die Augen.
Hat Übelkeit mit Koliken um den Nabel herum. Übelkeit jeden Morgen nach dem Frühstück. Heißhunger mit Übelkeit und Durst. Hat Verlangen nach alkoholischen Getränken. Bei abdominellen Leiden, bei Helminthiasis, da stottert er, er wiederholt die ersten Silben drei oder vier Mal.

Hat Fieber ohne Durst bei trockenem Mund.

Weiteres: Schwindel wenn er einen Punkt fixiert oder abwärts blickt.

< durch Bewegung, Berührung, Geräusche
> Druck, **Liegen auf der rechten Seite,** bei hochgelagertem Kopf.

Kurze Zusammenfassung

Furcht vor Nadeln oder spitzen Gegenständen. Linksmittel. Angriff: Herz (ungestüme mit bloßem Auge sichtbare Herzaktionen), linkes Gesicht, linker Kopf (Neuralgien), Augen links (z.B. Augenschmerzen ziehen in Stirnhöhle links; Augenschmerzen links durch Überanstrengung), bei Wurmleiden (oft zusammen mit Herz- und zusätzlich Augen-Gesichtssymptomen).
< Berührung. > Druck, Liegen auf der rechten Seite.

Fall 57

Eine 39-jährige Patientin kommt wegen migräneartigen Kopfschmerzen, die sie seit der Pubertät mindestens sechs Mal im Jahr hat, wie auch gerade jetzt.
Der Schmerz ist immer in der linken Schläfe lokalisiert, es ist ein punktförmiger Schmerz (fingerkuppengroß), mehr drückend, der zum linken Auge zieht.
Sie hat jetzt gerade Urlaub und sagt, ihr graulte es vor der Arbeit, sie ärgert sich, weil sie jetzt im Urlaub wegen dieser Migräne so viel Zeit „verplempert".
Die Kopfschmerzen sind schlimmer durch jede noch so geringste Erschütterung. Meist bessert Wärme.
Sie hat seit der Pubertät fast regelmäßig bei den Menses heftiges Herzklopfen, das macht ihr Sorgen. Früher, vielleicht bis vor fünf Jahren, da hatte sie oft Gesichtsneuralgien, immer links, entweder hatte

sie diese linksseitigen Kopfschmerzen oder diese linksseitige Gesichtsneuralgie, nie beides zusammen.
Auf Nachfrage, sie war etwa neun Jahre alt, da hatte sie Würmer, die waren „sehr hartnäckig“.

(Eigener Fall)

Repertorisierte Symptome: Schmerzen in kleinen Flecken (unter Allgemeinsymptome), Kopfschmerzen Schläfe links, Schläfenkopfschmerz erstreckt sich zum Auge, Schläfenkopfschmerz drückend links, Kopfschmerz schlimmer durch Erschütterung, Herzklopfen bei Menses, Gesichtsschmerzen links
Hiernach führt Phos, auf dem zweiten Platz sieht man Sil und Spig.
Das Auffällige an diesem Fall ist, die Schläfenkopfschmerzen finden sich immer nur links! Dieses Symptom hat Phos nicht, aber Sil und Spig.
Den linksseitigen Gesichtsschmerz hat wiederum nicht Sil, wohl aber Phos und Spig.
Wofür entscheiden wir uns?
Die typische Lokalisation der beständigen linksseitigen Schläfenkopfschmerzen wie auch die jahrelangen linksseitigen Gesichtsschmerzen sollten durch unsere Arznei abgedeckt werden.
Diese Bedingung wird von den drei zur Auswahl kommenden Mittel nur von Spig erfüllt.
Das interessante Symptom „Schläfenkopfschmerz erstreckt sich zum Auge“ wird nur von Phos abgedeckt, aber Spig steht 3-wertig unter der Rubrik „Augenschmerzen links, Phos ist hier nicht vertreten. Unter „drückender Schläfenkopfschmerz links“ ist keines unser drei zur Wahl stehenden Mitteln vertreten, das soll uns aber nicht weiter stören, denn unter „drückendem Schläfenkopfschmerz“ finden wir Spig wieder.
Würmer hat Spig, aber nicht Phos.
Insgesamt kann man sagen, von den drei obenan stehenden Mitteln erfüllt Spig am meisten die Bedingungen, Wurmleiden in der Vergangenheit, Herzaffektionen, linksseitige Kopfschmerzen.
Spig war das Mittel. Eine einzige Gabe einer M-Potenz brachte die Kopfschmerzen für immer zum Verschwinden. (Nachdem die Migräne beseitigt war, lief die Patientin ausgezeichnet unter Nat-m, welches ihr eigentliches Mittel war).

S

Spongia tosta = Spong

Euspongia officinalis. Familie Porifera. (Gerösteter Meerschwamm, Badeschwamm). Verwendung findet das Skelett der Tiere; Tinktur aus dem Röstprodukt.

Oft indiziert bei Frauen und Kindern. *Meist bei Hellhaarigen, mit schlaffen Geweben, blasse Erscheinung.*

Ist vorwiegend eine Arznei, die an den Atemwegsorganen wirkt sowie am Herzen; Herzbeschwerden mit Atemstörungen.

Angst und Furcht. Jede seelische Erregung verschlimmert Husten. Angst mit schwieriger Atmung. Anfallsweise qualvolle Angst. *Bei den Leiden hat sie viele*

Ängste. (weil die Beschwerden so schlimm sind). Empfindung, als ob das Leiden tödlich enden wird.

Plötzliche Schwäche, nachdem sie sich draußen bewegt. Schwäche nach Anstrengung. Erschöpfung des Körpers nach geringster Anstrengung, mit Blutandrang zum Thorax und zum Gesicht.

Affiziert wird zuerst der Kehlkopf, dehnt sich von dort aus in die Trachea, die Bronchien, die Lungen.
Chronische Atemwegsaffektionen: Wundheitsgefühl, Brennen, Rohheit und Schwere in der Brust. Der wunde Hals ist schlimmer nach dem Essen süßer Sachen. Husten ist schlimmer durch kalte Luft, Sprechen, Singen, Schlucken. Große Empfindlichkeit des Halses, Schlucken ist schmerzhaft.
Husten besser durch Essen und Trinken warmer Dinge. **Ißt ständig etwas, weil dadurch der Husten gebessert wird.**
Hustenauslöser auch: Trinken von Milch, Bier oder Schnaps, von kaltem oder heißem Tee, von kaltem Wasser.

S

Krupphusten: Der Husten ist trocken und zischend, oder *klingt wie eine Säge, die durch kieniges Holz saust,* jeder Hustenstoß einem Sägestoß entsprechend. Krupp oft nach Einfluß von trockenem, kaltem Wind (Acon). Krupp meist abends, mit hohem Fieber, Erregtheit und Angst. **Krupp schlimmer vor Mitternacht.**

Husten und Erstickungsanfälle beim Erwachen aus dem Schlaf. Schläft sich in den Anfall hinein (Lach). Oft auch *Husten schlimmer abends.* Hat bei Röteln pfeifenden und schmerzhaften Husten.

Kann nicht mit dem Kopf niedrig liegen. Struma mit Erstickungsgefühl nach dem Schlaf.

Herz: *Klappenfehler* (gewöhnlich Mitralklappenfehler). *Erwacht aus dem Schlaf mit Erstickungsgefühl und Angst*, mit heftig lautem Husten, großer Unruhe, Erregung. *Angina pectoris mit Zusammenschnüren in der Brust, mit Hitze, Atemnot, Schwäche und Angstschweiß.* Rheumatische Endokarditis. **Anfälle von Beklemmung und Herzschmerzen schlimmer beim Liegen mit tiefen Kopf.** *Heftiges Herzklopfen mit Schmerzen, schnappt nach Luft.*. Erwacht plötzlich nach Mitternacht mit Erstickungsgefühlen und mit großer Aufruhr, mit viel Angst (evtl. mit Blutkongestionen zur Brust; evtl. vor den Menses). Dyspnoe mit Herzklopfen.

Weiteres: Gichtleiden.

< nach Schlaf, in trockenem, kaltem Wind, Anstrengung, *vor Mitternacht,* bei tiefliegendem Kopf, durch Schweiße, kalte Getränke

> Ruhe (außer Atemwegserkrankungen), *warme Speisen und Getränke.*

Kurze Zusammenfassung

Oft bei Kindern und Frauen. Wirkt besonders an Atemwegsorganen und am Herzen. Viele Ängste bei den Leiden. Wunder Hals, Schlucken schwierig. Husten-Krupphusten schlimmer abends oder vor Mitternacht, oder erwacht aus dem Schlaf mit Erstickungsanfällen. Essen und Trinken warmer Dinge bessert Husten-Atemnot. Husten klingt evtl. wie eine Säge, die durch kieniges Holz saust! Herzklappenfehler; rheumatische Endokarditis. Erwacht aus dem Schlaf mit Herzklopfen, Erstickungsgefühlen, Angst und Unruhe.

Angina pectoris. < nach Schlaf, Anstrengung, vor Mitternacht, kalte Getränke. > warme Speisen und Getränke.

Squilla maritima = Squil

Urginea maritima. Scilla maritima. Familie Liliaceae. (Meerzwiebel). Verwendung findet die frische rote Zwiebel.

Die Arznei wirkt langsam (Bry), Leiden, die nach mehreren Tagen ihr Maximum erreichen. Die Arznei wirkt vorwiegend auf die Atemwegsorgane, die Milz, das Herz, die Nieren.

Hat große Angst mit Furcht vor dem Tod. Er ärgert sich über Kleinigkeiten. Starrer Blick mit weit geöffneten Augen.

Ist sehr kälteempfindlich, Verlangen nach warmen Kleidern; aber eiskalte Hände und Füße bei warmem Körper sieht man ebenfalls.

Gut bei Husten zusammen mit Niesen, Augentränen und unfreiwilligem Urinabgang. Squil ist ein „explosives" Mittel, **heftiges Niesen, heftiger Husten, mit heftig unwillkürlich herausspritzendem Urin.** Morgens typischerweise lockerer und rasselnder Husten, ermüdend, mit viel Schleimauswurf, abends mehr trockener Husten. Morgens heftig auftretender Husten mit Seitenstichen bei jedem Hustenstoß und mit viel Auswurf. **Husten ausgelöst** durch tiefes Einatmen oder durch kalte Getränke, durch Anstrengung, durch Wechsel von warmer zu kalter Luft.

Reichliche Schleimhautsekretionen sind für Squil typisch. (Sputum, Tränen, usw.).

Reibt sich beim Husten-Niesen das Gesicht mit der Faust!

Hat *wundmachenden, scharfen Schnupfen.* Dyspnoe mit Stichen in der Brust beim Einatmen. *Ständiger Schleimauswurf.*

Bei **chronischer Bronchitis** und den genannten für Squil typischen Symptomen. Brustschmerzen schlimmer morgens. Besonders gut geeignet bei der Pleuritis oder Pneumonie nach Aderlaß.

Hat reichlich farblosen Harn mit häufigem Urindrang. Auch häufiger heißer aber spärlicher Urin mit Schwäche. Mittel bei Nierenerkrankungen und Wassersucht. Bei Herzbeschwerden mit reichlichem Urin und viel lockerem Bronchialschleim.

Squil-Symptomenfolge: Nach Aufhören der Harnflut stellen sich Brustsymptome ein, danach kommen dann evtl. Nierenstörungen. Verschwinden dann diese Beschwerden wieder, entwickelt sich eine Wassersucht mit evtl. generalisierten Schwellungen, verschwinden schließlich die Ödeme wieder, kommt es erneut zur Harnflut.

Hat *schmerzhafte Erkrankungen der Milz*; Stiche unter den freien Rippen links.

Weiteres: Hat evtl. auch unwillkürlichen Stuhlabgang beim Husten. Linkes Auge kleiner und die Lider weniger geöffnet als rechts. Als ob Augen in kaltem Wasser schwimmen. Schwarze Nägel. Spröde Nägel.

< früh morgens, Bewegung, körperliche Anstrengung, durch Inspiration, durch Aufdecken, Sichauskleiden
> Ruhe, warmes Einhüllen.

Kurze Zusammenfassung

Wirkt langsam. Angriff: Herz, Milz, besonders aber an Atemwegen und Nieren. Ist kälteempfindlich. Husten zusammen mit Augentränen und unfreiwilligem Urinabgang. Urin spritzt heftig heraus. Reibt sich beim Husten-Niesen das Gesicht. Wundmachender Schnupfen. Viel Schleimhautabsonderungen. Bei chronischer Bronchitis. Schmerzhafte Milz. Nierenstörungen mit Ödemen. Nieren-Herzstörungen mit typischen Squil-Atemwegsstörungen. < morgens, Anstrengung. > Ruhe, warmes Einhüllen.

Stannum metallicum = Stann

(Metallisches Zinn, Sn)

Gewöhnlich traurige, tränenreiche Frauen, ähnlich Puls (die Mittel sind komplementär). Sie ist besonders vor den Menses traurig und verzweifelt, Besserung augenblicklich mit Eintreten der Blutung. Das Gesicht ist blaß, eingefallen, mit dunklen Rändern um die Augen herum. Schwäche und Nervösität. Große Schwäche im Magen und insbesondere in der Brust.
Zunehmende Abneigung gegen jede Beschäftigung, jede Arbeit wird lästig, sie ist ständig müde. Kachexie.

Sprechen oder Befehlegeben verursacht Herzklopfen. **Eine Treppe hinunterzugehen ermüdet und schwächt mehr als sie hinaufzugehen.**

Typisch: Läßt sich auf einen Stuhl plumsen. Ist schmerzüberempfindlich. **Schmerzen kommen und verschwinden allmählich** (Plat). Schmerzen folgen der Nervenbahn.

Kranke schlafen oft mit einem ausgestreckten und mit einem angezogenen Bein.

Große Schwäche in der Brust, ist so schwach, daß er nicht sprechen kann. Ständig zunehmende Schwäche. Das Mittel wirkt mehr links.

Heiserkeit, wenn Kranker zu sprechen beginnt, wird er so schwach, daß er schweigen muß. Heiserkeit bis zum Stimmverlust. Husten beim Liegen auf der rechten Seite. Wundes Gefühl im Kehlkopf. Chronisch lockerer Husten mit gelbgrünem Auswurf, besonders morgens im Bett. Der *Auswurf ist süßlich* oder salzig *schmeckend. Bei chronischen Bronchial- oder Lungenleiden, wenn der Auswurf reichlich* und grau ist *und wenn er süßlich schmeckt!*

Hat hartnäckige Gastralgien. Gefühl von „Hinsein“, von Leere im Magen. Die Magenschmerzen strahlen in die Nabelgegend aus. Geruch von Speisen verursacht Erbrechen (Colch). Heftiger Druckschmerz im Magen und wundes Gefühl bei Berührung. Magenbeklemmungen bei hysterischen, phlegmatischen und schwachen Frauen. Hat Bauchschmerzen um den Nabel herum. Das Abdomen ist aufgebläht. Koliken und krampfige Schmerzen um den Nabel herum bessern sich durch Druck oder durch Zusammenkrümmen (Coloc).

Hat Vaginal- und Uterusprolaps. **Prolaps mit Schwäche** einhergehend und dem „Hinsein"-Gefühl im Magen (Sep). Uteruslageanomalien. Leukorrhoe. **Leukorrhoe mit Schwäche.**

An Stann denken, wenn sie früher unter heftigen Neuralgien gelitten hat, seit dem Aufhören dieser Schmerzen ist ein reichlicher, dicker gelber oder grünlicher Fluor da.

Vaginalschmerz erstreckt sich nach oben hoch und nach hinten zur Wirbelsäule. Bei beiden Geschlechtern sieht man *große sexuelle Erregbarkeit* mit wollüstigen Genitalempfindungen.
Hat verfrühte und reichliche Menses. *Menses mit großer Schwäche.*

Weiteres: Unerträglich heftige Kopfschmerzen, Kopfkongestionen, schmerzhaftes Konstriktionsgefühl um die Stirn und Schläfen, dabei Kaltwerden des übrigen Körpers – prompte Linderung der Kopfschmerzen durch Erbrechen. Fieber mit Hitze gegen 17 Uhr. Schwächende Schweiße meist morgens gegen 4 Uhr auftretend und nach Schimmel riechend, besonders an Kopf und Hals.
Hat Heißhunger tagsüber mit Appetitverlust am Abend. Hämoptysen. Spasmen. Lähmungen. Viele Neuralgien.

< beim Sprechen, Liegen auf rechter Seite, durch warme Getränke
> durch festen Druck, Auswurf.

Kurze Zusammenfassung

Hauptangriff Atemwegsorgane und Nerven. Bei Stann muß die deutliche Schwäche vorhanden sein. Schwäche beim Treppenabwärtsgehen. Große Schwäche der Stimme, beim Sprechen, Schwäche in der Brust, bis sie nichts mehr sagen kann. Viele Neuralgien. Schmerzen kommen und gehen allmählich ist für Stann ebenso typisch. Hat süßlichen Auswurf! Hinfälligkeitsgefühl im Magen. Abdomenschmerz besser durch Druck und Zusammenkrümmen. Menses mit Schwäche, Fluor mit Schwäche (besonders wenn sie früher anstelle des Fluors viele Neuralgien gehabt hat). < Beim Sprechen, Liegen auf rechter Seite, warme Getränke. > Druck.

Staphisagria = Staph

Delphinium staphisagria. Familie Ranunculaceae. (Stephanskörner, Läusepfeffer). Verwendet werden die getrockneten, reifen Samen.

Sensible und romantische Menschen. Er ist *sehr empfindlich gegen alle äußeren Eindrücke.* **Hat viele sexuelle Phantasien, die sich einfach aufdrängen.** Staph hat Furcht vor der Nähe eines potentiellen Partners, traut sich nicht seine Gefühle mitzuteilen. Wegen des starken Verlangens aber treibt es sie in die **Masturbation** (hier ein großes Mittel). Sorgt sich viel.
Die **emotionale Unterdrückung** ist nicht zu übersehen. Entschuldigt und verzeiht immer wieder, **staut Ärger und Kummer.**

Folgen von Zorn, unterdrücktem Ärger, von Kummer, *von enttäuschter Liebe,* **von Entrüstung,** *von Gefühlserregungen,* **von Enttäuschungen, Frustation, Kränkungen,** *sexuellen Exzessen, von ständigem Denken an sexuelle Dinge, von Tadel.* Beschwerden infolge von Verlegenheit.

Akute und besonders chronische Leiden, die ihren Ursprung im für Staph auffälligen Gemütssytem haben.

Staph fällt sehr ungerne jemandem mit einem Problem zur Last. Ist meist liebenswert. Er ist nachgiebig. Kann aber auch heftig zornig werden, zB über sich selbst, über seine Fehler. Man sieht gelegentlich wechselhafte Zustände (Ign, Puls). Hypochondrie.
Weint wenn angesprochen. (Med, Nat-m, Plat). *Schreckliche Dinge ergreifen sie sehr tief.*
Schlechtgelaunte Kinder. Die Kinder können sehr ärgerlich werden, wenn sie getadelt werden. Mißgelaunte Kinder verlangen Spielzeug und stoßen es dann zurück, oder sie werfen es durch die Gegend (Cham).

Nervöse Schwäche, als ob zu viel gearbeitet.

Staph wirkt sehr stark auf den Urogenitaltrakt, den Magen-Darm-Trakt, die Augen und die Haut.

Hat Verlangen nach Wein, Schnaps und *Tabak*, Brot und Milch. Milch verschlimmert.

Hat **rezidivierende Gerstenkörner,** die zu kleinen harten Stellen abheilen. Ektropium. Neigt insgesamt zu Verhärtungen (z.B. Ovarien, Testes). Lidrandentzündungen. Die Wimpern fallen aus.

Kopfschmerzen mit einem Gefühl, als sei der Kopf aus Holz (das gleiche Holzgefühl kann auch in anderen Organen bei Schmerzen auftreten).

Die Zähne sind schlecht, kariös. Am Zahnhals sieht man kleine schwarze Punkte, wie eine durchgezogene Linie. *Vorzeitige Karies bei Kindern* (Kreos). *Schwierige Zahnung.* Zahnschmerzen bei Wurzelkaries, verschlimmert durch kalte Getränke oder Einatmen von kalter Luft. Zahnschmerzen nach Zahnextraktion. Zahnschmerzen bei den Menses; durch Berührung (jedoch nicht beim Essenkauen). Nagende Zahnschmerzen, evtl. zu den Ohren strahlend.

Wunden heilen schlecht, sie eitern nicht, sie indurieren.

Hat **Gemütskoliken im Gastrointestinaltrakt** (z.B. Magen- oder Bauchschmerzen nach Ärger). Kalte Getränke rufen Diarrhoen hervor.

Typisch ist die **Zystitis junger Frauen nach dem ersten Geschlechtsverkehr** mit häufigem Urindrang und großer Reizung von Blase und Urethra. Sitzt wegen dieses beinahe Dauerdranges ewig auf dem Klo. Brennen in der Urethra bei und nach der Miktion.

Sie hat einen ständigen Juckreiz im Genitalsystem. *Überempfindliche Vagina.* Starkes sexuelles Verlangen, aber beim Partner oft impotent. *Nymphomanie.* Gestielte Genitalkondylome (Nit-ac, Thuj). Juckendes Gefühl in den Schamhaaren, als würden Würmer darin kriechen. Bei Frauen ist die genitale Überempfindlichkeit schlimmer im Sitzen.

Staph kann alle möglichen Hauterscheinungen hervorbringen. **Hat Hautjucken,**

wobei es nach Kratzen dann an anderer Stelle juckt. Die juckenden Hauterscheinungen sind schlimmer durch Ausziehen.

Folgen von Katheterismus, nach glatten Stichen, Folgen von OP's (besonders nach Bauch-OP's).

Weiteres: Einseitige Paralysen. Ganzer Körper schmerzt mit Schwäche. Schluckt beim Sprechen ständig. Arthritische Knötchenbildungen. Neuralgien. Zuckungen. Übelkeit und Bauchschmerzen nach Bauchoperation. Ist in der Nacht schlaflos und am Tage schläfrig.

< geringste Berührung affizierter Teile, nachts, nach dem Schlaf, Gähnen, Gemütserregungen (Zorn, Entrüstung, Kränkung), sexuelle Exzesse

\> Wärme, Ruhe, nach dem Frühstück.

Kurze Zusammenfassung

Sehr sensible, sanfte, sentimentale Menschen. Große Empfindlichkeit für äußere Eindrücke. Viele sexuelle Phantasien. Hemmungen in der Nähe des Partners. Masturbation. Starker Sexualdrang. Unterdrückt die Gefühle. Nachgiebig, verzeiht ständig. Kann auch heftige Wutanfälle haben. Folgen von Zorn, Ärger, Kummer, enttäuschter Liebe, Kränkungen. Nach Katheterismus, nach glatten Stichen, nach OP's. Starke Affinität zum Urogenitaltrakt, zum Magen-Darm-Trakt, zu den Augen und zur Haut. Zystitis nach dem ersten Koitus. Überempfindliches Genitalsystem. Gemütskoliken im Magen-Darm-Trakt. Nach Kratzen juckt's woanders. Gerstenkörner. Blepharitis. Vorzeitige Karies. Zähne mit schwarzen Streifen. < geringste Berührung, Kränkung, Zorn, Empörung, sexuelle Ekzesse. > Ruhe, Wärme.

Fall 58

59-jähriger Patient, zuletzt vor einem Jahr Lyc Q 9 bekommen, seitdem stabil gewesen, meldet sich wegen fast unerträglicher Brustbeklemmungen. Er ist von Beruf Lehrer.
Mit den Beklemmungen ging es los, als er sich fürchterlich geärgert hatte. Er schimpfe bei mir wie ein Rohrspatz, immer wieder empfand er's ungerecht, wie man ihn behandelt hatte. Er hat dafür ein feines Gespür. Er zeigte laufend auf mal die Stelle, dann wieder jene Stelle, wo die Beklemmungen sitzen, bis er mir nach vielleicht zehn Minuten sagte, was eigentlich los war. Er soll vor der Umkleidekabine der Turnhalle gestanden haben, um den 12–14-jährigen Mädchen beim Umkleiden zuzusehen. Dazu ist zu sagen, er ist bei den Schülern ein beliebter Lehrer und schon öfters hat man ihm aus Neid irgendwelche Sachen angehängt.
Das neue Ereignis liegt jetzt etwa 2 Wochen zurück, die Beklemmungen werden immer stärker, und er bringt diese Beschwerden in unmittelbaren Zusammenhang mit dem Ereignis.

(Eigener Fall)

Ich habe nur zwei Symptome repertorisiert. Leicht zu erraten die **Kausa:** Beschwerden infolge von Ärger. Es gibt aber eine noch bessere Rubrik: „Brustbeklemmung nach Ärger". In Verbindung mit „Kann Ungerechtigkeiten nicht ertragen" bleibt nur Staph übrig.

Er bekam von mir eine Staph M. Noch am selben Tag lösten sich seine Beklemmungen, die er nie wieder bekam.

Interessanterweise kamen aber ca. 14 Tage später wieder seine Magen-Darm-Beschwerden zurück, woraufhin er erneut von mir sein Lyc erhielt.

Stramonium = Stram

Datura Stramonium. Familie Solanaceae. (Stechapfel). Tinktur aus dem zur Zeit der beginnenden Blüte gesammeltem Kraut.

Die Arznei des Unbewußten. Man sieht ihm in die Augen und schaut in den tiefen Abgrund der Seele, es scheint unheimlich. Stram ist eines der gewalttätigsten Mittel in der Materia medica. Menschen, die in ihren Wahnvorstellungen in ihren Gewaltphasen übermenschliche Kräfte entwickeln können (Op). Liebt Musik, die etwas Dämonisches hat.

Normalerweise sieht man eher einen weichen und verträumten Typ, er kann aber in seinen Delirien oder in seiner Geisteskrankheit überaus heftig werden.

S

Zerreißt plötzlich Sachen (Bell, Verat), wirft mit Gegenständen (Staph, Tub), **zerstört Gegenstände, schlägt um sich** (Bell, Hyos, Nux-v). **Die Stram-Symptome sind sehr heftig.** Wutanfälle mit rotem Gesicht und weiten Pupillen.
Hat manische Zustände. *Religiöse Manie;* Jugendliche, die die ganze Zeit immer nur die Bibel lesen. Übertriebene Religiösität. Plötzliche Wutanfälle. Halluzinationen (sieht Geister, hört Stimmen, usw.). Heftiges Delirium. Große **Geschwätzigkeit** (Lach) *mit singen, lachen, Grimassen schneiden, pfeifen, beten, lästern.* Stottert, spricht mit Anstrengung. Erotische Geisteskrankheit. Verlangen nackt zu sein (Hyos). Starke sexuelle Erregung.

Glänzende Gegenstände reizen ihn, evtl. bis zu Wutanfällen, oder er bekommt Krämpfe dadurch.
Hat Angst vor Hunden (Bell, Chin, Tub), vor glänzenden Gegenständen, *vor dem Alleinsein, vor Flüssigkeiten, vor Wasser,* **im Dunkeln.** Kann in keinen Tunnel gehen! Hat *Verlangen nach Helligkeit.* Die Kranken mögen ungerne ohne Gesellschaft und ohne Licht sein. Es stellt sich eine ängstliche Unruhe ein, wenn er Wasser fließen hört.

Abneigung dagegen, Wasser zu trinken. Er schwankt in der Dunkelheit oder bei geschlossenen Augen.
Nymphomanie, besonders vor der Regel. Hat Ähnlichkeiten mit Bell und Hyos.

Verlangen nach Saurem, vor allem nach Zitrone (Bell). Der Hals und der Mund sind trocken, nicht gebessert durch Trinken.

Der innere Mund ist wie roh. Zungenlähmung. *Das Gesicht ist heiß und gerötet, die Hände und Füße sind kalt.* Ist um den Mund herum blaß. Bekommt Kopfschmerzen durch Hitze und Sonne. *Bei den Kopfschmerzen wird er wütend und rasend.* **Hat erweiterte und lichtstarre Pupillen,** hervortretende, glänzende Augen.

Bekommt Husten durch Blick ins Helle. Gefühl zu ersticken, wenn Wasser über den Kopf geschüttet wird. *Zusammenschnürung des Larynx und Ösophagus,* behindert das Schlucken besonders von Flüssigkeiten. Flüssigkeiten bringen ihn außer sich.

Nervenaffinität: Eine Seite ist gelähmt, die andere zuckt. Zuckungen. Chorea. Krämpfe mit kalten Schweißen und klarem Bewußtsein. M. Parkinson.
Stram hat *Schmerzlosigkeit normalerweise schmerzender Leiden* (Hell, Op).

Weiteres: Gefühl als wären bestimmte Körperteile vergrößert. Fährt plötzlich mit dem Kopf aus dem Kissen hoch. Meningitis. *Schmerz an linker Hüfte!*- Stühle locker, schwarz, stinken nach Aas. Unterdrückte Hautausschläge, oder Ausschläge kommen nicht hervor. Hat reichlichen Urin. Hat im Fieber kalte Extremitäten (Bell). Krämpfe im Fieber. Lähmungen. Metrorrhagie mit Geschwätzigkeit. Heftiger Schluckauf.

< Berührung, im Schlaf, Dunkelheit, beim Alleinsein, Anblick glänzender oder leuchtender Gegenstände, beim Schlucken, durch unterdrückte Gefühle
> durch Licht, Wärme, in Gesellschaft.

Kurze Zusammenfassung

Neigung zu großer Gewalttätigkeit. Schlagen, Zerstörungssucht. Die Symptome sind heftig. Wutanfälle mit starren, weiten Pupillen. Religiöse Manie. Geschwätzigkeit. Singt, lacht, pfeift, lästert, betet. Angst vor Hunden, in der Dunkelheit, vor dem Alleinsein. Wut bei Kopfschmerzen. Raserei bei glänzenden Gegenständen. Großes Hirn- und Nervenmittel: Lähmungen, Zuckungen, Krämpfe, Meningitis. Wahnvorstellungen. Schmerzlosigkeit normalerweise schmerzhafter Teile. Heißer Kopf und kalte Extremitäten. < Dunkelheit, glänzende Gegenstände, Alleinsein, beim Schlucken. > helles Licht, Gesellschaft.

S

Strontium carbonicum = Stront-c

Strontianit. (Strontiumcarbonat, $SrCO_3$).

Ist ruhelos zur Nacht. Angst und Unruhe. Gewissenängste, Schuldgefühle. Hat starke Vergeßlichkeit.

Große Kälteempfindlichkeit (Hep, Psor, Sil). Die Nahrung ist geschmacklos. Hat Abneigung gegen Fleisch. Verlangen nach Brot und Bier. Große Schwäche morgens. Lähmungsartige Schwäche. Abmagerung.

Folgen von Blutungen, nach OP's mit viel Sickerblutungen. Schock nach Operationen.

Es finden sich Knochenaffektionen, es ist mehr das Knochenmark betroffen. Nagendes Gefühl im Knochenmark. *Die meisten Schmerzen sitzen in den langen Knochen.*

Die Schmerzen beginnen langsam und vergehen langsam (Plat, Stann). Schmerzen und Jucken wechseln sich ab.

Drohender *Apoplex* mit heftigen Blutkongestionen zum Kopf. Arteriosklerose mit hohem Blutdruck, mit rotem Gesicht und mit pulsierenden Arterien.

Angina pectoris. Konstriktionsgefühle des Herzens. Sternumschmerzen.

Bekommt ein heißes, rotes Gesicht immer wenn er läuft. Rote Nase. Den Kopf warm einhüllen lindert die Kopfschmerzen, *kann nicht die geringste Zugluft ertragen.* Ziehender Schmerz vom Scheitel bis zum Oberkiefer, als würde der Kopf von innen überdehnt, schlimmer wenn der Kopf flach liegt und gebessert durch Hitze.

Hat Krämpfe in den Waden und Fußsohlen, besonders bei jenen Menschen, die unter kalten Füßen leiden.
Chronische Verrenkungen, *besonders der Sprunggelenke*, wenn Arn oder Ruta die Wirkung vermissen lassen. Gelenködeme. **Rheumatische Schmerzen** besonders in den Gelenken, schlimmer abends und nachts im Bett. Rheumaschmerz der rechten Schulter. Hat abends eiskalte Füße. *Knochenkaries und Knochenschwellungen, besonders ist der Femur betroffen.* Ischias mit Ödemen der Fußgelenke. Rheuma mit Diarrhoe.

Diarrhoen schlimmer zur Nacht, bessern sich gegen 3–4 Uhr morgens, *ständiger Stuhldrang, ist kaum vom Klo runter, da muß er schon wieder* (Merc). Obstipation. Harte und umfangreiche Stühle, die mit großer Mühe entleert werden; es folgen brennende Afterschmerzen nach dem Stuhl. Der After ist nach dem Stuhlgang heftig zusammengeschnürt.

Hat *sykotische Hautausschläge* im Gesicht oder an anderen Körperteilen; feuchte, juckende und brennende Ausschläge. Jucken wird verschlimmert sich durch Kratzen.

Das Mittel wirkt mehr rechts.

Weiteres: Hitzewallungen im Klimakterium. Mag sich bei Hitzewallungen nicht aufdecken. Metrorrhagien. Schmerzen beim Urinieren. Schwindel mit Kopfschmerzen und Nausea. Schwindel mit verdunkeltem Gesichtsfeld. Supraorbitalneuralgien. Ösophagusstenose. Zucken im Schlaf. Diverse Magenprobleme. Magenschmerzen besser durch Essen und schlimmer beim Gehen.

Schmerzen in der Brust durch Schluckauf. Muß nach dem Essen Rülpsen. Varikosis. Phlebitis. Hämorroiden.

< abends, *nachts,* auskleiden, in der Dunkelheit, Anstrengung, *Kälte,* **Gehen**, Ruhe, Wetterwechsel, durch Reiben, Berührung
> Licht, Wärme, warmes Einhüllen, Eintauchen in heißes Wasser.

Kurze Zusammenfassung

Ängstlich, ruhelos besonders nachts. Sehr kälteempfindlich. Folgen von Blutungen. Schock nach OP. Gut bei chronischen Verrenkungen, besonders der Fußgelenke. Waden- und Fußsohlenkrämpfe bei Menschen mit kalten Füßen. Rheuma schlimmer abends und nachts. Knochenkaries (bes. Femur betroffen). Diarrhoen schlimmer nachts mit ständigem Drang. Arteriosklerose. Angina pektoris. Hitzewallungen im Klimakterium. < nachts, Kälte, Gehen. > Wärme.

Sulphur = Sulph

(Schwefel, S)

Ein Riesenmittel. Es kann alle Krankheiten heilen, wenn der Typ auf Sulph paßt. Ist schlank, groß, mit Hängeschultern (Phos) und lascher Körperhaltung, oder gedrungener plethorischer Typ. Unreiner Hautteint, unangenehmer Körpergeruch. Stehen ist unbequem.

Hypochondrie nach unterdrückten Hautausschlägen. Abneigung gegen Menschen. Gleichgültig gegen sein Äußeres. Gleichgültig gegen jedes Vergnügen. Gleichgültig gegen seine geschäftlichen Dinge. Religiösität. Angst um das ewige Seelenheil. Ruhelosigkeit.

Planer oder Erfinder-Typ, der ständig beschäftigt ist mit irgendwelchen wichtigen Dingen. Verzettelt sich dabei, jede Nebensächlichkeit wird zur neuen Hauptsache.
Sammlertyp, sammelt kreuz und quer (Ars sammelt wertvolle, geschmackvolle Dinge). Das Sammeln sieht man auch schon bei Kindern, die allen Unrat zum Ärger der Eltern anschleppen (Fahrscheine, Steine, alte Flaschenkorken usw. usw).
Philosophiert gerne. Was Sulph interessiert, dem geht er nach, alles andere ist unwichtig. Typisch für Sulph ist *der egoistische Zug;* seine Sachen sind wichtig, seine Gedanken sind die besten usw.

Philosoph in Lumpen, wie Kent schreibt. Er diskutiert über seine Ideen, trägt dabei das Hemd, das er vor 20 Jahren zuletzt gewechselt hatte. *Hält seine abgetragenen Kleider für schön.* Wenn man wegen der heute besseren hygienischen Verhältnisse diesen „Schmuddeltypen" von Sulph auch kaum noch sieht, mit dem Waschen aber hat er's: *Abscheu vor Wasser,* oder er betupft morgens nur seine Achseln mit Wasser, weil gründliches Waschen ihm die Zeit raubt, ihn abhält von wichtigeren Dingen. *Kinder wehren sich dagegen gewaschen zu werden.*
Kinder stecken alles in den Mund!
Unordnung. Sulph umgiebt in der Regel ein Chaos. So war ich einmal im Zimmer eines Sulph-Professors, mit dem ich einen Gesprächstermin hatte. Hier türmten sich die Bücher vom Boden in Mannshöhe, ich gelangte nur im Slalomgang zu seinem Schreibtisch, der auch wieder Türme von Büchern und Stapel von Papieren enthielt. Ich mußte übrigens stehen, weil wegen der überfüllten Stühle kein Platz war. Sulph kann jetzt aufräumen, 20 Min. danach sieht es wieder aus wie zuvor. Schreibt viele Notizen auf Zettel.
Sulph interessiert nur seine Arbeit, was um ihn herum passiert, interessiert ihn nicht.
Hat großen Ekel vor Dreck, aber nur vor dem der anderen, den eigenen sieht er nicht. Es kann sein, daß er sich vor Ekel ständig die Hände wäscht (wie Syph, aber hier geschieht es mehr aus einem Zwang heraus).
Die Sulph-Polarität: Er kann auch sehr korrekt, *übergenau* sein, dann aber höchsten Grades (Ars).
Faulheit ist ein großer Zug von Sulph. So z.B. bei Studenten, die sich vor einer Prüfung nicht aufraffen können zu lernen, die am Schreibtisch sitzen vor ihren Büchern und die sich ständig ablenken, Comicbücher lesen anstelle zu arbeiten.

Sulph ist von sich sehr überzeugt.

Beschwerden infolge von Verlegenheit, Kränkung, wissenschaftlichem Mißerfolg, schlechten Nachrichten. **Nach Impfungen.** Leiden durch Masturbation.

Ist überempfindlich gegen Arzneien oder zeigt Reaktionsmangel.

Kann Hitze nicht ertragen. Er ist meist ein heißblütiger Typ.

Gefühl von Brennen (Ars, Phos) ist typisch, alle Körperteile können betroffen sein, zwischen den Schulterblättern (Lyc, Phos), an den Füßen. **Streckt die brennendheißen Füße aus dem Bett,** um sie zu kühlen (Med, Puls). Brennende Haut am ganzen Körper.

Sehr charakteristisch ist die **Hautaffinität.** Brennen und Jucken. Wollüstiges Jucken, nach Kratzen brennt die Haut. **Hautleiden jeglicher Art! Hautausschläge schlimmer durch Wasseranwendungen.**

S

Die Symptome treten oft nach einer Hautkrankheit oder nach Unterdrückung einer solchen auf. Sulph ist überhaupt **eines der wichtigsten Mittel als Folge von Unterdrückungen,** jeglicher Art; oder wenn gutgewählte Arzneien nicht wirken wollen (trotzdem müssen aber auch hier typische Sulph-Symptome vorhanden sein!).

Mag sehr **gerne Süßes,** hat *Verlangen nach Fett.* Trinkt gerne Alkohol. Der Appetit ist meist gut, ißt und trinkt viel. Ist „Allesfresser". *Durst auf große Mengen.*

Typisch sind die *stinkenden Ausscheidungen.* So rennt Sulph nach dem Stuhlgang schnellstens vom Klo, weil er seinen eigenen Gestank nicht ertragen kann.

Ausflüsse aus jeder Körperöffnung, wundmachend, scharf, rötend.

Alle Körperöffnungen sind rot, vor Blut strotzend. Hat örtliche Kongestionen, z.B. Atemwegsbeschwerden durch thorakale Kongestion, fühlt sich so beklemmt, daß er das Öffnen von Fenstern und Türen verlangt.
Herzschmerzen breiten sich zum Rücken hin aus. Herzklopfen.
Exsudate in serösen Höhlen. Gelenkschwellungen.

Obstipation, erfolgloser Stuhldrang, unzureichende Stühle, harte Stühle (Nux-v). *Der After ist wund.* **Diarrhoen, die frühmorgens aus dem Bett treiben.** Nach dem Stuhlgang hat er erneut Stuhldrang.

Hat *brennende Scheitelkopfschmerzen.* Kopfschmerzen wenn er sich entspannt (an arbeitsfreien Tagen). Kopfschmerzen wenn er nicht ißt (Lyc). Auf dem Scheitel stinkender, nässender und eiternder Ausschlag mit brennenden Krusten. Grützbeutel am Kopf. Milchschorf bei Kindern. Hitze auf dem Scheitel bei kalten Füßen sowie mit Hitzewallungen.

Leukorrhoe brennend und ätzend, besonders vor und nach der Regel. Klimakterische Beschwerden.

Erwacht oft in der Nacht, hat einen leichten Schlaf. Ist tagsüber schläfrig.

Weiteres: Schwerhörigkeit besonders für die menschliche Stimme (vorher überempfindliche Ohren gehabt). Ohrkatarrhe mit Schmerzen schlimmer nach dem Essen oder Naseputzen. Chronische Sinusitis. Hornhautentzündung mit Photophobie. Rezidivierende Gerstenkörner. Rote, entzündete und geschwollene Nase. Auschlag am Kinn, schmerzend. Aphten auf der Zunge. Warzen bei jungen Mädchen. Chronische Pyelitis oder Zystitis. **Höhenschwindel.** Hat wiederkehrende Beschwerden.

< abends, nach Mitternacht, 11 Uhr vormittags, in Bettwärme, feuchte Hitze, durch Stehen, Waschen

> Wärme bei trockenem Wetter, Ausscheidungen (Lach), Liegen auf rechter Seite.

Kurze Zusammenfassung

Ist groß, hat Hängeschultern, oder ist gedrungen und plethorisch. Unreine Haut. Plant viel und philosophiert gerne. Ungeordnete Sammellust. Unordnung. Ekel vor Dreck (bei anderen). Abscheu vor Wasser. Kinder wollen nicht gewaschen werden. Kinder stecken alles in den Mund. Evt. sehr Gewissenhaft in Kleinigkeiten. Faulheit. Beschwerden durch Verlegenheit, nach wissenschaftlichem Mißerfolg, nach Impfungen. Folgen von Unterdrückungen. Mag sehr gerne Süßes. Gerne Fett. Hat brennende Empfindungen. Streckt heißbrennende Füße aus dem Bett. Hautleiden jeder Art! Ausschläge schlimmer durch Wasseranwendungen. Brennen und Jucken der Haut. Stinkende und wundmachende Absonderungen. Röte der Körperöffnungen. Brennende Scheitelkopfschmerzen. Kopfschmerzen in Entspannungsphasen. Diarrhoen, die morgens aus dem Bett treiben. Höhenschwindel. < 11 Uhr vormittags, Bettwärme, Stehen, Waschen. > Wärme bei trockenem Wetter.

Fall 59

47-jähriger Filmproduzent, charmant, unterhaltsam, verwickelt mich sofort in ein Gespräch über die Künste im Leben, erzählt viel von seinen beruflichen Absichten in der Zukunft. Unentwegt plant er, sogar wenn er mit jemandem zum Essen ist. Immer hat er einen Notizblock dabei, weil ihm immer so viele interessante Dinge einfallen, die für seine Pläne wichtig sein könnten.
Nach ca. 1/2 Stunde kommt er zur Sache: Mittlerweile stören ihn die vielen Risse an Händen und Füßen, die er seit ca. fünf Jahren hat. Genauer: Risse an den Palmarflächen und zwischen den Fingern sowie Risse an den Fußsohlen und zwischen den Zehen. Die Haut ist an diesen Stellen sehr trocken.
Insgesamt ist er ein sehr heißblütiger Typ, er mag die Sonne nicht so sehr. Er schwitzt leicht. Hat leicht rötliches Gesicht, ist äußerst korrekt und pikobello-sauber gekleidet. Was auffällt, er trägt eine Hose mit 2 Bügelfalten im Abstand von etwa 1 cm. Darauf angesprochen sagt er, seit seine Frau nicht mehr lebt, müsse er halt alles selber machen; die Doppelbügelfalte schien ihn nicht sonderlich zu stören.
Schlaf jede Nacht nur vier bis fünf Stunden, auch an Wochenenden, weil er beruflich so beschäftigt ist. Er ist eine riesengroße Naschkatze (seine Worte), sogar zur Erstanamnese brachte er Pralinen für sich mit, von denen er auch mir ständig anbot. Mehr war nicht zu eruieren. (Eigener Fall)

Der Fall schien relativ einfach und war es dann auch (es kommt nicht selten vor, daß man an ein Mittel schon zu Beginn denkt

S

und sich dieses Mittel beim Repertorisieren dann bestätigt, aber es wirkt nicht, man hat etwas übersehen, das auf eine andere Arznei zeigen würde).

Symptome: Plant unentwegt, ist immer geschäftig, Verlangen Süßes, Risse an Palmarflächen und zwischen Fingern, Risse Fußsohlen und zwischen Zehen.

Drei Mittel stehen auf Platz Nummer 1: Ars, Sep und Sulph. Ars kann in diesem chronischen Fall getrost ausgeschlossen werden, da es ein überaus kaltblütiges Mittel ist.

Sulph war die Arznei, die auch langfristig half. Eine Kuriosität allerdings: Sulph C 200 wirkte sehr, sehr mäßig. Die Q 1-Potenz acht Wochen nach der C 200-Gabe ließ seine Haut auf Dauer geschmeidig werden (den Patienten hatte ich noch beinahe zwei Jahre in regelmäßigen follow up's gesehen, dann meldete er sich nicht mehr).

Sulph steht unter allen Rubriken, aber nicht unter „Risse Fußsohlen" und „Risse zwischen den Zehen". Das soll aber nicht stören, denn unter „Risse Füße" ist Sulph wieder vertreten. Die Beschwerden, deretwegen der Patient kam, lagen nur im somatischen Bereich. Viel wichtiger ist es, eine Arznei zu verordnen, die exakt auf das Wesen des Menschen paßt, wie in diesem Falle Sulph.

S

Fall 60

Herr Heinrich B., 31 Jahre alt, kommt Ende 1992 wegen chronischer Schwäche. Er hat Schwäche bei der geringsten Anstrengung. Er fühlt sich nie belastbar. Ist immer müde und schlapp.

Das alles war vor 1986 anders. Er liebte und liebt Strapazen. Machte regelmäßig zwei Mal am Tage einen 5000 m-Lauf. Er fuhr gerne in die Berge, weil er die höchsten Berge besteigen mußte, je schwieriger je schöner. Das geht jetzt nicht mehr.

1986 hatte er Pfeiffersches Drüsenfieber mit Abgeschlagenheit bei der kleinsten Anstrengung, Drüsenschwellungen, Herzrhythmusstörungen bei Myokarditis. Die Schwäche hielt über 2 Jahre an.

Von 1988 bis 1990 war er weitgehend beschwerdefrei. Dann wieder das Auftreten der infektiösen Mononukleose, es stellte sich wieder die Schwäche bei der geringsten Anstrengung ein, beim Treppensteigen hatte er immer Herzklopfen, er war immer müde, schlapp, er hat große Lust auf Sport, das ist aber unmöglich.

Vor sechs Wochen hatte er eine Varicocele operieren lassen.

Zum Gemüt: (Er antwortete auf Fragen spontan und fließend) Er hat Medizin studiert, das machte ihm von Anbeginn keinen Spaß. Jetzt geht es, weil er eine besondere Forschungsarbeit verrichtet.

Ich werde richtig aufgeregt, wenn ich das Gefühl habe, ich komme zu spät. So ist's mit allen Sachen. Ich bin überhaupt so'n kritischer Mensch, ich nehme mir alles zu Herzen, wenn mich einer kritisiert. Ich bin so'n nachdenklicher Typ. Mein Vater ließ alles ruhig angehen. Meine Mutter ist perfektionistisch, bis zum Exzeß. Ich habe den Perfektionismus von meiner Mutter. Ich mache alles 100%ig, suche Anerkennung von Vater, daß er sagt ich wäre toll. Ich bin sehr sehr nervös. Ehrgeiz und Perfektionismus, das meine ich mit Nervosität. Wenn ich arbeite, wie z.B. an

meiner Promotion, ich setzte mir keine Zeit, nein, ich arbeite bis alles fertig ist, ich will alles schnell fertig haben. Ich bin sehr ehrgeizig. Ich bin sehr ungeduldig.
Ich habe einen unheimlich schlechten Orientierungssinn (exakt wie meine Mutter), ich verfahre mich oft, weiß nicht welche Himmelsrichtung wir haben.
Das ärgert mich richtig: Ich finde nichts toller als Anerkennung im Beruf, obwohl ich weiß, daß es einen anderen Lebensinhalt-Sinn gibt. Das macht mich selber traurig, ich hatte im ganzen Studium kein Hobby, habe alle Zeit in Arbeit gesteckt. Essen machen ist für mich ein notwendiges Übel, obwohl ich gerne esse. Ich bin auch extrem, was das Nichtheizen anbetrifft, um mich herum wird ja geheizt (er wohnt in einer ofenbeheizten Wohnung). Meine Freunde würden bestätigen, daß ich in allem extrem bin, ich bin ein bißchen skuril.
Ich bin ein sparsamer Mensch. Er arbeitet, arbeitet, arbeitet ständig. Dauerbelastung macht mir Spaß. Ich bin zu gewissenhaft, muß viel auf einmal schaffen, es ist alles so kopfgesteuert, ich setze mich unter Druck.
Ich bin äußerst entscheidungsunwillig. Ich hab's leicht mit anderen Menschen, die finden mich alle nett.
Ich habe gemerkt, ganz klar denken kann ich nur vormittags, wenn ich besonders schwierige Sachen machen muß. Ich mache für alles ein System, für alles. So habe ich mit rationalen Gedanken acht Leute zum Essen eingeladen (wegen der Kontaktpflege). Ich mache alles extrem, ich gehe immer an meine Grenzen.
Mich ärgert, ich lese kaum Zeitungen, ich bin eher weltfremd, mich interessiert das alles gar nicht.
Er vergißt schnell Sachen, kommt deshalb oft in Peinlichkeiten, auch bei emotionalen Sachen, Namen werden sehr schnell vergessen.
Typisch: Wenn ich was will, dann ziehe ich es auf Biegen und Brechen durch, um mich herum lasse ich alles liegen, ist mir wurscht.
Wenn Sachen nicht funktionieren, z.B. in meiner Wohnung, da bin ich schnell ungehalten, ich mache sie dann kaputt – als Kind habe ich schnell was in die Ecke geschmissen.
Aber ich lache sehr schnell, Ärger wird schnell vergessen.
Frage nach Frieren: Nee, nee, im Gegenteil, ich friere noch lange nicht, wenn andere frieren. Kälte macht mir lange nicht so viel als wie erschlagende Hitze. Er ißt manchmal extrem viel Pfeffer, aus Spaß. Ich habe 'ne zeitlang versucht weniger zu schlafen, dann war ich morgens nicht so wach, konnte nicht denken. Hat Hämorrhoiden. Manchmal Stiche im After vor dem Stuhl. Immer wenn's mir nicht gut geht habe ich schweißige Füße. Schlaf mit halboffenen Augen, besonders bei Streß-Anstrengung. Wenn ich angestrengt arbeite, kriege ich unheimlich Blähungen, die stinken. Das ist streßbedingt. Die Schulmedizin konnte ihm nicht mehr helfen. (Eigener Fall)

Soweit der Fall des Patienten. Man kann an so viele Mittel denken: Med, wegen des Extremen. Ars, wegen der Gewissenhaftigkeit und der Schwäche. Nux-v, wegen der Arbeitswut, an Sulph den Arbeitswütigen, der alles um sich herum vergißt.
Fragen: Was gilt es zu heilen an dem Fall, das wir in einer unserer Arzneien wieder-

S

finden wollen (§ 3 Organon)? Gibt es eine Kausa? Finden sich ungewöhnliche, merkwürdige, vielleicht nicht erklärliche Symptome im Sinne des § 153 Organon?→ Ja.

Symptome (die man repertorisieren kann)**:** Beschwerden nach der Rekonvaleszenz, nach infektiösen Leiden ist Fakt (!) und gleichzeitig die Kausa und somit höchstrangig!

Sein Hauptanliegen muß berücksichtigt werden: Die Schwäche nach der geringsten Anstrengung.

Ungewöhnlich sind der schlechte Orientierungssinn (macht Fehler in Orten), den die Mutter auch schon hat (erbliche Disposition!!) sowie der Schlaf mit halboffenen Augen besonders nach Anstrengung, das läßt sich nicht so ohne weiteres erklären.

In Zusammenhang mit den Gemütssymptomen, die lt § 211 (Organon 6. Auflage) als Zeichen von besonderer individueller Eigenart den Kranken beschreiben (ehrgeizig, plant viel, schwaches Gedächtnis für Orte, Gedächtnisschwäche für Namen), ist **Sulph** das führende Mittel.

Zu der Beschwerde aus jüngster Vergangenheit, die Varicozele: Hat Sulph auch in seinem Arzneimittelbild, schade, daß der Patient sich hat operieren lassen.

Ein klassischer Sulph-Fall.

Suph heilte den Fall in zwei Monaten, der Patient war wieder auf Dauer voll belastbar.

Sulfuricum acidum = Sul-ac

S

(Schwefelsäure H_2SO_4)

Ist tieftraurig. Weinerlich. Nichts kann den Kranken zufriedenstellen, wird schnell ärgerlich und zornig.

Kann nichts schnell genug machen, nicht schnell genug essen oder arbeiten, beim Schreiben, alles muß sofort erledigt werden, auf der Stelle, am besten schon gestern. Ist so stark getrieben von Eile, zieht z.B. die Klospülung schon, bevor er angefangen hat Stuhl zu lassen. Er ist ständig in Eile. Sehr ungeduldig und hastig.

Hat einen leidenden Gesichtsausdruck. Sul-ac ist gehäuft bei älteren Menschen indiziert, hier wiederum vermehrt bei Frauen. Oft bei hellhaarigen Menschen.

Es besteht eine große Kälteempfindlichkeit. Hat Abneigung gegen Fisch. **Verlangen nach Alkohol, nach Schnaps.** Nach warmer Nahrung kaltes Schwitzen. Empfindung von innerlichem Zittern, nicht äußerlich sichtbar. Schwäche von Körper und Geist. Das Mittel wirkt mehr auf der rechten Seite.

Hat neuralgische Schmerzen, die sich langsam entwickeln und die plötzlich aufhören (Puls), z.B. neuralgische Gesichtsschmerzen.

Chronische Sinusitis.

Das Gehirn scheint lose zu sein und auf die Seite zu fallen, auf der er liegt.

Hat **Aphten und Geschwüre im Mund. Aphten bei Kindern.** Zahnfleischbluten. Hat überhaupt *Blutungen aus jeder Körperöffnung* (Das Blut ist meist schwarz). Ekchymosen.

Ist sehr nützlich bei Magenleiden von Schnapstrinkern (Carb-v, Nux-v). Beschwerden nach Schnapstrinken. Kältegefühl im Magen beim Wassertrinken, deshalb mixt er gerne Alkohol dazu. „Hinsein"-Gefühl im Magen, Magenschwäche. Chronisches Sodbrennen. **Viel Magensäure und saures Aufstoßen.**

Das Kind riecht überall sauer, sogar noch nach dem Baden. Kurzer hackender Husten bei Kindern. Lt. C. Hering: Wenn sich eine tiefsitzende Dyskrasie festsetzt und das Kind schwach und erschöpft ist, ohne andere Symptome.

Sul-ac *hat Tremor und Schwäche. Hitzewallungen im Klimakterium mit Schweiß.*

Nach Verletzungen neigen die Narben dazu gangränos zu werden. Verletzungen der Weichteile. Verletzungen mit Blutaustritt. Hat Schwäche nach Verletzungen.

Große Erschöpfung.

Fingerkrampf der Schreiber (besonders wenn es sich um hektische Menschen handelt, die blitzschnell schreiben).

Weiteres: Commotio cerebri mit kalter Haut und kaltem Schweiß. Deutliche Auf- und Abbewegungen des Kehlkopfes. Schluckauf nach Husten. Durchfälle nach kalten Getränken.

< im Schlaf, vormittags und abends, nach Essen, in frischer Luft, **Schnaps,** Geruch von Kaffee, durch extreme Hitze und extreme Kälte, in der Menopause

> Wärme, durch warme Getränke, Liegen auf affizierter Seite.

Kurze Zusammenfassung

Schwerpunkt der Anwendungen bei saurem Magen, bei Mundaphten sowie bei Ekchymosen. Große Hast, Eile, kann nichts schnell genug machen, ist ständig in Eile. Verlangen nach Alkohol, nach Schnaps. Magenleiden bei Schnapstrinkern. Wassertrinken verursacht Kälte im Magen, mixt deshalb Schnaps hinzu. Viel Magensäure. Tremor und Schwäche. Große Erschöpfung, Schwäche besonders im Magen gefühlt. Blutungen aus jeder Körperöffnung möglich. < nach Essen, Alkohol. > Wärme.

Symphytum officinale = Symph

Familie Boraginaceae (Beinwell, Wallwurz). Verwendet wird die frische, vor der Blüte gesammelte Wurzel.

Ist ein großes Verletzungsmittel. Verletzungen der Sehnen, Bänder, der Knochen, **bei Knochenbrüchen, wenn die Knochen nicht zusammenwachsen oder wenn die Frakturheilung sich immens verzögert. Fördert die Kallusbildung** (auch an Calc-p denken). Schmerzen an der Frakturstelle.

Verletzungen des Periosts oder bei Wunden, die sich bis zum Periost oder den Knochen erstrecken. Am Periost stechende Schmerzen oder Wundheitsschmerz. Periostschmerzen, nachdem die Fraktur geheilt ist.

Wirkt generell an den Gelenken. *Knieneuralgien nach Trauma*, auch wenn dieses schon sehr lange zurückliegt.

Phantomschmerzen nach Amputation.

Verletzungen des Augapfels durch Trauma, beim Lidschluß ein Gefühl von Erhabenheit. Wenn nach einem Schlag auf das Auge der Augapfel schmerzt. Augenschmerzen nachdem ein Fremdkörper ins Auge geflogen ist.

Weiteres: Pruritus ani. Mammaverhärtungen nach Stoß (wie Con). Gastralgien. Magen- und Duodenalgeschwüre. Neigung sich zu verheben. Knorpelerkrankungen (Arg-m).

< Berührung, Druck, Bewegung
> Wärme.

Kurze Zusammenfassung

Traumatische Verletzungen der Knochen, des Periosts und der Orbita verlangen nach Symph. < Berührung, Druck, Bewegung.

Syphilinum = Syph

Luesinum. Nosode hergestellt aus syphilitischen Geschwüren.

Schwäche des Gedächtnisses für länger zurückliegende Erlebnisse. Angst um die Gesundheit. Angst etwas vergessen zu haben, z.B. das Gas abzudrehen, kontrolliert laufend. Angst sich schmutzig zu machen und sich zu infizieren, daraus folgt Waschzwang, er *wäscht sich ständig die Hände* (wohlgemerkt „Zwang“, kein Ekel wie bei Sulph).
Furcht vor der Nacht. Wahnvorstellungen, er würde verrückt werden, oder er sei gelähmt. Angst um viele Dinge. Suizidneigung. Ängste werden besser abends; Depressionen sind schlimmer im Liegen. **Hat Verzweiflung an der Genesung.** Mag keine Gesellschaft. Vergeßlich, melancholisch, schwach.

Abmagerung. Ausgezeichnet hilfreich bei Kindern mit ererbter Syphilis (besonders bei der Hutchinson'schen Trias mit Keratitis, Taubheit und den typischen gezackten Zähnen). *Zwergwuchs.*

Abneigung gegen Fleisch. **Verlangen nach** starken Getränken, nach **Alkohol.** *Vererbte Trunksucht.*

Schlaflosigkeit. Hat heiße Blutwallungen. Hat stinkende Absonderungen.

Geschwürsneigung: Im Mund, in der Nase, an den Genitalien, auf der Haut. *Hat immer wiederkehrende Abszesse.*

Haarausfall. *Chronische Keratitis.* Augenschmerzen sind zur Nacht sehr heftig.

Starker Speichelfluß im Schlaf, näßt das Kopfkissen (Merc).

Karies der Knochen, der Nasenknochen, der Gehörknöchelchen.

Scharfe, wundmachende Leukorrhoe mit Ovarialschmerzen. Leukorrhoe bei kleinen Mädchen.

Hat wandernde Schmerzen in den Gelenken. Schultergelenksrheuma. Periostschmerzen schlimmer nachts. Schmerzhafte Muskeln sind zu harten Knoten

S

zusammengezogen. Besonders empfindliche Schienbeine (Kälte und Schmerzen).

Weiteres: Die Zunge zeigt Zahneindrücke (Merc). Schwellung der Oberlider. Lähmung des Augenmuskels obliquus superior. Halsschmerzen durch kalte Getränke. Chronische Kopfschmerzen. Knötchenbildungen im Genitaltrakt. Kryptorchismus.

- < *vom Sonnenuntergang bis zum Sonnenaufgang* (Colch), in Bettwärme, durch extreme Hitze oder Kälte, von feuchtwarmem Wetter, an der See, bei Gewitter
- > *langsame Bewegung,* tagsüber.

Kurze Zusammenfassung

Gedächtnisschwäche. Verzweiflung an der Genesung. Wäscht sich laufend die Hände. Ererbte Syphilis. Ererbter Alkoholismus. Zwergwuchs. Geschwürsneigung. Rezidivierende Abszesse. Chronische Keratitis. Karies der Knochen. Starker Speichelfluß im Schlaf. Wandernde Gelenkschmerzen. < von Sonnenuntergang bis zum Sonnenaufgang, Bettwärme. > langsame Bewegung.

Tabacum = Tab

Nicotiana Tabacum. Familie Solanaceae (Tabak). Verwendung finden die nicht fermentierten Blätter des echten Havannatabaks.

Hat Empfindung von großer Erbärmlichkeit. Er ist sehr verzweifelt, unzufrieden. Gleichgültig gegenüber dem Leben. Ängstlich-ruhelos. Vergeßlich. Die Ängste werden besser durch Weinen.

Hat Schwindel beim Öffnen der Augen. *Kälte, möchte aber aufgedeckt liegen* (Camph). *Hat kalten Schweiß.*

Konstriktionen in Hals, Brust, Blase, Rektum (Cact). *Angina pectoris mit plötzlicher Angst.* Schwieriges Atmen. Hat akute Herzdilatation, ausgelöst durch Schock oder heftige körperliche Anstrengung. Herzklopfen beim Liegen auf der linken Seite. Tachycardie; intermittierender Puls; schwacher und kaum wahrnehmbarer Puls. Herzschmerz strahlt vom Zentrum des Sternums in die Umgebung aus.

Übelkeit zum Sterben (wie bei erstem Nikotinabusus) mit viel Speichelfluß. *Muß erbrechen, wenn er sich bewegt. Erbrechen mit kaltem Schweiß.* Hat schreckliche Schwäche im Magen mit dem Gefühl von „Hinsein" und Übelkeit. *Seekrankheit.*

Weiteres: Fieberfrost mit kaltem Schweiß. Kaltes Abdomen, will es unbedeckt haben, auch bei der Cholera, bei Diarrhoen. Eiskalte Hände bei warmem Körper. Die Muskeln sind schlaff. Atrophie des N. opticus. Spuckt viel in der Schwangerschaft. Hat Lähmungen nach Apoplex. Plötzliche Erblindung ohne Ursache.

- < abends, Öffnen der Augen, extreme Hitze und extreme Kälte
- > frische Luft, Unbedecktsein.

Kurze Zusammenfassung

Erbrechen, größte Übelkeit, Eiseskälte, kalter Schweiß, intermittierender Puls, Kollaps. Angina pectoris mit Angst. Konstriktionen (Hals, Brust). Will trotz Kälte nicht bedeckt sein. > Unbedecktsein.

Tarentula cubensis = Tarent-c

Mygale cubensis. Arana peluda. Familie Arachnoideae (kubanische Tarantel). Tinktur aus der ganzen Spinne.

Sehr gut bei septischen Erkrankungen mit großer Erschöpfung (Ars, Bapt, Lach, Pyrog). *Agoniemittel. Bei Todesschmerzen.* Kent sagt, *wenn in den letzten Lebensstunden fürchterliche Schmerzen bei Kachexie* bestehen, dann kann Tarent-c die Schmerzen lindern und Ruhe kehrt ein.

Gedunsenes Gesicht.

Hat Schwindel nach Hitze und nach kaltem Schweiß.
Die affizierten Teile sind purpurrot und sie haben brennende und stechende Schmerzen (Apis).

Furunkel, Karbunkel, die schorfig aussehen und die entsetzlich brennen (Anthraci, Ars, Lach). Bösartige Geschwüre. Milzbrand. Purpurfarbene Gangrän. Pusteln, Eiterbeulen, Pest oder *Beulen in den Leisten mit sehr früher Erschöpfung.*

Weiteres: Der Schlaf ist ruhelos. Harter und wunder Magen. Urinretention, hat aber unfreiwilligen Harnabgang beim Husten. *Jucken besonders in den Geschlechtsteilen,* Jucken in der Nierenregion. Gedunsene, zittrige Hände; ruhelose Füße (Zinc).

< nachts, Anstrengung, durch kalte Getränke
> durch Rauchen.

Kurze Zusammenfassung

Septische Erkrankungen mit großer Erschöpfung. Agoniemittel, wenn in den letzten Lebensstunden heftige Schmerzen auftreten mit zusätzlicher Abmagerung. Furunkel, Karbunkel, schorfig, mit heftigem Brennen. Beulen in den Leisten mit rascher Erschöpfung. Jucken besonders in den Genitalien. < nachts, Anstrengung.

Tarentula hispanica = Tarent

Tarantula fasciiventris. Lycosa hispanica. Familie Arachnoideae (spanische Tarantel, Wolfsspinne). Tinktur aus der lebenden Spinne.

Extreme Ruhelosigkeit, kann in keiner Stellung ruhig bleiben, muß immer in Bewegung sein, obgleich Gehen alle Symptome verschlimmert. Hastig, eilig. Handelt immer schnell (Sul-ac). Er ist ungeduldig, **jeder soll sich beeilen.** Sehr nervöse Arznei. Streßsyndrom. Triebfeder ist eine übergroße Energie.

T

Ist außerordendlich **empfindlich für Eindrücke, besonders für rhythmische Musik.** Sie liebt sizilianische Volksmusik (Tarantella). Hat hier **Verlangen zu tanzen,** auf und ab zu springen. *Rhythmische Musik bessert das Befinden* (ein falscher Rhythmus jedoch verschlimmert). Beim Tanz harmonische Bewegungen.
Will nicht angefaßt werden. Beschwerden infolge von Wut, Erregung.
Plötzlicher Stimmungswechsel. Moralverlust, *Verlust des Schamgefühls.* (Hyos). Er ist reizbar, hat Neigung zu Gewalttätigkeiten (Nux-v, Stram); *schlägt* andere und sich selbst. *Zerreißt* im Zorn Kleider (Stram). *Ist streitsüchtig.* Zorn bei Widerspruch. Tarent hat destruktive Impulse. Ist unzufrieden. Hysterische Leiden. *Simuliert krankhafte Zustände.* Ist hinterlistig. Ständiges Klagen und **Drohen.**

Ist undankbar. Hat viele verrückte Ideen. Weint nach Trost. Hat Abneigung gegen Gesellschaft, möchte aber, daß jemand da ist (Ars). **Ist sexuell übererregt.**

Er ist im Schlaf ruhelos, wirft sich ständig hin und her.
Wirkt besonders auf die Nerven *und auf die weiblichen Geschlechtsorgane.*

Paßt besonders gut auch bei **choreatischen Beschwerden,** wo der ganze Körper oder der rechte Arm und das linke Bein betroffen sind (linker Arm und rechtes Bein = Agar). Zuckungen oder Muskelkrämpfe. Konstriktionsgefühle in verschiedenen Organen. **Zuckungen** werden durch Musik verschlimmert oder gebessert. *Lähmungen* beginnen mit Ameisenkribbeln und einem heftigen Occipitalschmerz, gefolgt von Taubheit des Körpers und von komplettem Verlust der motorischen Muskelkraft.

Tarent **will Sand essen** (Sil)! Hat *Verlangen nach Unverdaulichem.* Abneigung gegen Fleisch. Durst auf kaltes Wasser. Durst auf große Mengen.
Ist gegen Kälte empfindlich.

Große **Abneigung gegen die Farben grün, rot und schwarz.**

Kopfschmerzen schlimmer durch geringstes Geräusch, Berührung, helles Licht und besser durch das Reiben des Kopfes auf dem Kissen.

Gut bei ständigem Räuspern (Schleim), bei Heiserkeit, Stimmverlust, dabei sind Kehle und Trachea trocken und brennen.

Die Geschlechtsteile sind trocken und heiß, mit Jucken und extremem sexuellem Verlangen. *Nymphomanie.* Nymphomanie mit reflektorischer Chorea. Hat sehr empfindliche Ovarien. Uterusmyome. Metrorrhagien. Hyperämie und Hyperästhesie der weiblichen Genitalien. Hodentumoren. Masturbation.

Die geringste Berührung der Wirbelsäule verursacht Schmerzen in der Brust und Herzregion. Bei Herzleiden. Angina pectoris.

Hat einen lokalen Krampfschmerz, der in einen allgemeinen Schmerz übergeht.

Abszeßneigung (bläulich verfärbt mit Brennen). **Furunkelneigung.**

Weiteres: Viele Ängste. Hat viele Arten von Schwindel. Oft Abmagerung. Abwechselnd Hitze und Frösteln. Kinder stecken Finger in den Mund. Pulsieren der Karotiden (Bell). Fröstelt im Fieber, wenn die Hände herausgestreckt werden. Die Schmerzen beginnen plötzlich. Hat Peri-

T

odizität. Nervöse Schmerzanfälle im linken Ovar, Schmerzen scheinen das Herz anzugreifen, mit Atemnot und evtl. Ohnmacht. Bei Milzbrand. Schwieriges Laufen bei schwachen Beinen.

< Bewegung, Berührung, Geräusche, *unrhythmische Musik,* wenn er andere in Sorgen sieht

> frische Luft, **rhythmische Musik,** helle Farben, Reiben der leidenden Teile.

Kurze Zusammenfassung

Nervöse, hysterische Patienten, zu choreatischen Affektionen neigend. Extreme Ruhelosigkeit. Hast-Eile. Jeder soll sich beeilen. Neigung zu Gewalttätigkeiten. Zerreißt Dinge. Streitsüchtig. Droht viel. Rhythmische Musik bessert, tanzt gerne dazu. Simulant. Verlust des Schamgefühls, sexuelle Übererregbarkeit. Greift besonders Nerven und weibliches Genitale an. Abneigung gegen Grün, rot, schwarz. Verlangen nach Unverdaulichem, nach Sand. Ist kälteempfindlich. Ruheloser Schlaf. Abszeß- und Furunkelneigung (bläulich mit Brennen). Wirbelsäulenberührung ruft Schmerzen in den Brustorganen hervor. Schwäche. < unrhythmische Musik. > rhythmische Musik.

Taraxacum officinale = Tarax

Familie Compositae. (Löwenzahn). Verwendung findet die ganze Pflanze mit der Wurzel zu Beginn der Blüte gesammelt.

Murmelt ständig vor sich hin. Besonders bei Magen-Darm- und Leberbeschwerden geeignet, bei gastritischen Kopfschmerzen, bei Galleattacken mit der typischen **Landkartenzunge** und mit gelblicher Haut.

Die Zunge zeigt einen weißbelegten Film. Rohe, wunde Zunge, heilt ab mit roten, empfindlichen Flecken.

Der M. sternocleidomastoideus ist sehr schmerzhaft bei Berührung.

Vergrößerte und verhärtete Leber mit Ikterus. Hat scharfe Stiche in der linken Abdomenseite. Empfindung als würden im Darm Blasen zerplatzen. *Tympanitisches Abdomen.* Flatulenz. Hat schwierige Stuhlentleerung.

Reichlicher Urinabgang.

Sehr ruhelose Glieder. Die Glieder sind schmerzhaft bei Berührung. **Neuralgien der Knie gebessert durch Druck. Eiskalte Fingerspitzen.**

Fieber: Frösteln nach dem Essen schlimmer durch Trinken. Im Fieber sind die *Fingerspitzen extrem kalt. Hitze in den Zehen.* Bitterer Geschmack, ohne Durst.

Hat profuse Nachtschweiße. Schweiße beim Einschlafen.

Weiteres: Krampfige Schmerzen in verschiedenen Körperteilen. Empfindung von Hitze auf dem Scheitel.

< *in Ruhe,* beim Niederliegen, beim Sitzen, fettes Essen

> durch Berührung, Gehen, *Bewegung,* Laufen.

T

Kurze Zusammenfassung

Besonders bei Magen-Darm- und Leberbeschwerden. Landkartenzunge. M. sternocleido. ist sehr berührungsschmerzhaft. Vergrößerte und verhärtete Leber. Gasig aufgetriebener Bauch. Vermehrter Urinabgang. Neuralgien der Knie besser durch Druck. Nachtschweiße. Eiseskälte der Fingerspitzen. < Ruhe. > Bewegung.

Theridion curassavicum = Ther

Familie Arachnoideae (Orangenspinne, Curacaospinne). Tinktur aus der lebenden Spinne.

Angst um das Herz. Ist geschwätzig; Hat Neigung zu geistiger Arbeit. Heiterkeit. **Ist sehr geräuschempfindlich. Lärm dringt unangenehm in den Körper ein, besonders in die Zähne.**

Ist *nervös* erregt, besonders nachts. Nervöse Überempfindlichkeit. Die Zeit vergeht zu schnell. Sehr schreckhaft. Ist ruhelos, hat an nichts Gefallen. Mangel an Selbstvertrauen. Sehr hartnäckig, resolut. *Ist konstant nervös.*
Dualitätenempfindung wie Anac. *Hysterie in der Pubertät und im Klimakterium.* Hysterische arteriosklerotische Menschen mit schlechtem Schlaf.
Gefühl als könne man den Kopf abheben. Gefühl wie zerbrochen (Thuj), lockersein, wie unzusammenhängend.

M. Menière.

Die Kopfschmerzen sind schlimmer durch die geringste Bewegung und besser durch Trinken von warmem Wasser. Kopfschmerzen mit Übelkeit und Erbrechen. Der Kopf ist dick, schwer und benommen, schlimmer durch die geringste Bewegung. Klopfende Kopfschmerzen über dem linken Auge.

Brennende Zunge.

Ohnmacht bei Anstrengung. **Schwindel beim Augenschließen.** Schwindel mit Übelkeit und Erbrechen bei der geringsten Bewegung. *Jeder Lärm dringt in den Körper ein und ruft Übelkeit und Schwindel hervor.* Magen wie bei **Seekrankheit.** Seekrankheit bei nervösen Frauen.

Es findet sich große Schwäche. Schlafsucht. Morgens kalter Schweiß. Hat sexuelle Unzufriedenheit, will Sex, kann aber nicht.

Die Zähne sind sehr empfindlich gegen kaltes Wasser. *Jedes schrille Geräusch verursacht Zahnschmerzen.*

Stechende Schmerzen in oberer linker Brust, die sich zum Rücken hin ausdehnen. *Herzschmerzen mit Angst.*

Stark *schmerzempfindliche Wirbelsäule*, vermeidet beim Sitzen den Druck auf den Rücken, verschlimmert durch die geringste Erschütterung oder den geringsten Lärm.

Weiteres: Bei Sonnenstich. Druck hinter den Augen. Chronisch-übelriechender Nasenfluß. *Leberabszeß.* Hat ein drehendes Gefühl im Bauch. Schwäche nach jeder Anstrengung. Die Haut sticht überall. Hautjucken. Empfindliche Haut der Oberschenkel. Hat Migräne. Rachitis. Karies der Knochen. Nekrosen. Photophobie.

< Berührung, Druck, beim Fahren im Wagen (auf dem Schiff), geringste Bewegung, Erschütterung, beim Augenschließen, **durch Geräusche,** Koitus, Kälte, Liegen auf linker Seite
> Ruhe, Wärme.

Kurze Zusammenfassung

Ist sehr geräuschempfindlich. Lärm dringt unangenehm durch den Körper, besonders in die Zähne. Lärm verschlimmert alle Symptome. Konstant nervös. M. Menière. Schwindel beim Augenschließen, durch Lärm, bei Seekrankheit. Zahnschmerzen durch Lärm. Schmerzempfindliche Wirbelsäule schlimmer durch Druck. Bei Leberabszeß. < Bewegung, *Lärm.* > Ruhe, Wärme.

Thuja occidentalis = Thuj

Familie Coniferae (Lebensbaum). Verwendung finden die frischen Zweige mit Blättern, zu Beginn der Blüte gesammelt.

Hat ein überempfindliches Gefühlsleben. Ist *Übererregt, gerät in Zorn und Wut aus dem geringsten Anlaß.* Erwartet immer das Schlimmste, ist über alles und nichts aufgebracht. Weint oder zittert bei Musik. Niedergeschlagen. Ist ungeduldig, spricht überstürzt, *hastig.* Die Bewegungen sind rasch. Leicht reizbar.

Beschwerden bei Mondschein.

Abneigung gegen die Gegenwart Fremder. Hat Angst von entgegenkommenden Personen geschlagen zu werden (Arn). Ist sehr *korrekt in Kleinigkeiten* (Ars).

Hat fixe Ideen: Er sei aus Glas oder zerbrechlich; Gefühl als ob die Seele und der Körper getrennt seien; jemand steht neben ihm und hat Gewalt über ihn; Rumpf und Kopf seien getrennt; jemand verfolgt ihn; als ob die Füße beim Laufen nicht den Boden berühren, usw.
Starke Furcht vor Wind.

Hydrogene Konstitution, nasses, feuchtes Wetter verschlimmert.

Aussehen: Die Gesichtsfalten sind ausgeprägt, besonders zwischen den Augenbrauen. Lippen blaßblau mit weißem Oberrand, so als wurde Milch getrunken. Hat variköse Erweiterungen der feinen Nasenvenen. Die Haut zwischen den Nasenflügeln und Wangen ist entzündet. Knotige Verdickungen der Nasenflügel. Prominente Schläfenarterien. Die Venen auf den Handrücken treten stark hervor. *Variköse Venen unter der Zunge.* Varizen an den Beinen.

Hat Abneigung gegen Fleisch, Zwiebeln und Kartoffeln. Tabak, Bier, Fett, Säurehaltiges, Süßes, Tee, Wein und Zwiebeln werden nicht vertragen. Hat *großen Durst zur Nacht.* Verlangen nach kalten Speisen und Getränken.

Rasche Erschöpfung und Abmagerung. **Folgen von Impfungen.**

Thuj hat eine große Beziehung zu Haut- und Schleimhäuten, den Genitalien und

zu den Luftwegen. *Pathologische Wucherungen sind für Thuj typisch.*
Man sieht: Polypen, **Warzen, Kondylome,** Bläschen, Ekzeme, braune Hautflecken, Papeln, Knötchen, *Hämangiome,* hornige Mißbildungen, gestielte Leberflecken usw. usw. Die Nägel sind spröde und evtl. verkrüppelt.
Die Warzen können bluten oder nässen.

Hautausschläge finden sich oft nur auf den bedeckten Teilen. Während des Schlafes schwitzen nur die abgedeckten Teile.

Hat trockene, spröde Haare. Haarausfall. Die Kopfhaut ist schuppig. Kopfschmerz als würde ein Nagel in die linke Stirn geschlagen, gebessert durch Druck. Kopfschmerz nach Tee. Kopfschmerz ca. von 3 Uhr a.m. bis 15 Uhr. *Kopfschmerz wie von einem Nagel* (Ign) im Scheitel.

Oft sieht man Gerstenkörner (Staph). Schmerzhafte Skleritis mit violetter Röte. *Neugeborenenophthalmie.*

Kariöse Zahnwurzeln. Die Zunge ist belegt, **schmerzhafte Zungenspitze.** Zahnfleischeiterungen. Hat schmerzhafte und wunde weiße Blasen in der Nähe der Zungenwurzel.
Warzen im Gesicht.

Husten beim Essen. Husten durch Reiz in der Trachea schlimmer morgens. *Chronische Laryngitis.* Asthma bei Kindern (Puls). Kehlkopfwucherungen.

Obstipation mit harten, dunklen Knollen, große Stuhlmengen. Der *Stuhl schlüpft nach Anstrengung wieder zurück* (Sil). Beim Stuhlgang läuft die Nase. Wenn er Diarrhoen hat, dann reichlich-wässrig. Der *After ist rissig* (Nit-ac) und berührungsschmerzhaft. Viel Kollern im Leib. Flatulenz. Der *Bauch ist dick und aufgebläht.*

Gefühl als wäre etwas Lebendiges im Leib (Croc).

Entzündliche Blasenbeschwerden. **Folgen von unterdrückter Gonorrhoe. Anal- und Genitalkondylome.** Genitalpolypen. Schmerzen im linken Ovar und in linker Leiste. Ovarialschmerz zieht hinab ins Bein. Empfindliche Vagina. Gonorrhoe. Chronische Verhärtung der Hoden. Prostatahypertrophie. Prostatitis, *oft nach unterdrückter Gonorrhoe.*

Thuj hat Schweiße bei der geringsten Anstrengung. Die Schweiße stinken, besonders in der Genitalregion. *Schweiße im Schlaf.* Schwitzt allgemein, aber der Kopf ist ausgenommen.

Weiteres: Heftige Schmerzen in den Drüsen. Schwindel beim Augenschließen. Weiße Kopfschuppen. Zahnwurzelkaries. Unruhige Schlaflosigkeit ab 3 Uhr a.m. Rheumatische Arthritis nach unterdrückter Gonorrhoe. Starke Schwäche der Beine.

< *durch feuchte und kalte Luft,* 16 Uhr bis 4 Uhr
> durch Schweiß, Bewegung, Absonderungen, Wärme.

Kurze Zusammenfassung

Reizbar, ungeduldig, hastig, korrekt. Fixe Ideen (z.B. er ist zerbrechlich). Starke Venenzeichnung (Gesicht, Schläfen, Handrücken, Beine, unter der Zunge). Große Affinität zu Haut- und Schleimhäuten, Genitalien und Atemwegen. Sehr typisch sind pathologische Wucherungen: Warzen, Kondylome, Polypen, Hämangiome, Leberflecken usw, usw. Folgen von unterdrückter Gonorrhoe (GO). Nagelkopfschmerzen. Neugeborenenophthalmie. Schmerzhafte Zungenspitze. Chronische Laryngitis. Stuhl schlüpft wieder zurück. Blähbauch. Urogenitalstörungen, oft Folgen von unterdrückter GO. Folgen von Impfungen. Hat Hautausschläge nur an bedeckten Stellen. < feuchte, kalte Luft. > Wärme, Bewegung.

Tuberculinum bovinum = Tub

Tuberculinum Kochi. Tuberkelbazillen auf Rinderbouillon. Glycerinextrakt der reinen Kultur von humanen Tuberkelbazillen.

Launische Menschen. **Ständig unzufrieden,** mit allem, mit sich, weiß nicht worüber. Deshalb ist er sehr reizbar. *Ebenso resultiert aus dieser ständigen Unzufriedenheit das Verlangen nach Wechsel,* die *Lust zu verreisen*; es ist bei Tub mehr ein Trieb. Nichts kann Tub auf Dauer zufriedenstellen. Tub wechselt ständig, den Arzt, Zahnarzt, die Arbeitsstelle, die Freundin, den Freund usw, usw. Man sieht einen ständigen Symptomenwechsel (Puls), widersprüchliche Symptome (Ign). Hat Abneigung gegen bestimmte Personen.

Beschwerden infolge von geistiger Überanstrengung, *infolge von emotionaler Erregung. Mittel bei Reaktionsmangel.* (es müssen aber typische Tub-Symptome vorliegen!). Leiden in der Rekonvaleszenz, nach infektiösen Krankheiten.

Wechselhafte Laune. Hat den Wunsch Sachen zu zerbrechen, Zerstörungslust. Hat viel Energie, lebt extrem (Med). **Ist leicht beleidigt, nimmt alles übel.** *Ist boshaft, rachsüchtig.* Kinder erinnern an Cham, mit ihnen auszukommen ist sehr schwierig, sie tun das Gegenteil von dem, was von ihnen erwartet wird, auch hier ist deutlich zu sehen die Lust, Dinge zu zerstören. **Sehr eigensinnige Kinder.** *Die Kinder sind unruhig* und antworten auf alles mit „nein“. *Wutanfälle der Kinder, mit Schreien.*

Hat Angst vor Berührung, lt. Kent sind Tub-Kinder nicht zu behandeln bis zur Pubertät. Das kann man aber so nicht stehenlassen; zeigt sich bei einem Kind eine ausgeprägte Tub-Symptomatik, so wird Tub gegeben. Es spielt da nur eine geringe Rolle, ob das Kind kooperativ mitarbeitet.

Flucht viel (Anac, Nit-ac, Nux-v). Man sieht paranoide, schizoide Zustände.
Hat *Angst vor Katzen und Hunden* (besonders vor schwarzen Hunden), evtl. findet sich nur Ekel vor diesen Tieren (möglich ist eine Tierhaarallergie).

Ist groß, schlank und reizbar. Hat eine gebeugte Haltung (Sulph). Verlangen nach frischer Luft. Fühlt sich in geschlossenem Raum schlechter. In fortgeschrittenen Stadien ermüdet Tub leicht, hat deshalb eine Aversion gegen Arbeit. Kann nicht sehr lange stehen. *Abmagerung bei Jugendlichen mit Kraftlosigkeit.*
Träumt von Reisen.

Es besteht *Verlangen nach Fett,* nach Speck, nach Eiscreme. Verlangen nach heißen Getränken, nach kalter Milch, nach

Salz. Abneigung gegen Fleisch. Abmagerung trotz guten Appetites.

Tub neigt zu periodisch auftretenden Beschwerden. *Bei früher durchgemachter Tuberkulose, oder TBC in der Familie.*

Tub zählt zu den „Starkschwitzern". Schweiße färben das Bettuch gelb (Graph, Lach, Merc). Er schwitzt besonders im Kopf-Nacken-Bereich.

Es finden sich **häufig Erkältungskrankheiten.** *Erkältet sich leicht in kalter Luft.* Will dann am Ofen sitzen.
Schwellung der Mandeln und der Halslymphknoten. *Chronische Tonsillitis.* Emphysembronchitis. Pneumonie links oben mit roter Wange links. Hustet beim Frösteln.

Heftige Kopfschmerzen, als ob ein Eisenring um den Kopf gespannt wäre.

Wechsel der Symptome ist typisch (Puls).
Hat wandernde Schmerzen in den Gliedern und Gelenken, schlimmer bei feuchtem Wetter, nachts und in Ruhe. Die Schmerzen sind besser durch Bewegung und Hitze. Hat Spondylosen, Arthrosen. Steifheit zu Beginn einer Bewegung, die sich bessert bei fortgesetzter Bewegung (Rhus-t).

Hat Ausschlag am ganzen Körper schlimmer beim Auskleiden und durch Baden, mit starker Abschuppung.

Weiteres: Ist faul (Sulph). Geräuschempfindlichkeit. Hat blaue Skleren. Hydrocephalus. Bohrt den Kopf ins Kissen. Heuschnupfen. Tuberkulöse Peritonitis. Versiegte Milchsekretion. Arthritische Fingergelenksknoten. Hat kalte Füße, feuchtkalte Hände. Uhrglasnägel. Hitzewallungen mit Schwitzen. Perlschnurartige Lymphknotenschwellungen. Schlaflosigkeit nach 3 Uhr a.m. Hat Schreien und Zähneknirrschen im Schlaf. *Bettnässen der Kinder.*

< nasses und kaltes Wetter, am Meer (oder auch hier besser)
> warmes, trockenes Wetter, Bewegung.

Kurze Zusammenfassung

Ständig unzufrieden, deshalb ständiges Verlangen nach Wechsel. Reiselust. Ist boshaft. Zerstörungssucht. Hat wechselhafte Laune, ist rachsüchtig. Ist überhaupt ein launischer Mensch. Leicht beleidigt, nimmt alles übel. Kinder sind eigensinnig, ruhelos, mit Wutanfällen. Furcht vor Hunden und Katzen. Früher durchgemachte TBC, TBC in der Familie. Reaktionsmangel. Beschwerden nach geistiger Überanstrengung, nach emotionaler Erregung. Abmagerung, bei Jugendlichen mit Schwäche. Verlangen nach Fett. Sehr kälteempfindlich. Erkältet sich oft. Chronische Tonsillitis. Kopfschmerzen ein wie Eisenring. Typisch ist der Wechsel der Symptome. < nasses und kaltes Wetter, am Meer. > Wärme, Bewegung.

Urtica urens = Urt-u

Familie Urticaceae (Brennessel). Tinktur aus ganzer Pflanze mit Blüten, Blättern, Stengeln und Wurzel, gesammelt in blühendem Zustand.

Man muß an dieses Mittel denken bei großer Abmagerung und der Tendenz zur Wassersucht.

Hauptbeschwerden: Urtikarielle Hautausschläge, Gichtdiathese, Muskelrheuma, fehlende Milchsekretion.

Urtikaria bei Rheumatismus (Rhus-t). Rheumatische Beschwerden wechseln mit Urtikaria. Entzündliche Extremitäten mit brennender Hitze und mit Ameisenlaufen.

Bei den Urtikaria wird die Haut erhaben mit einem weißen Fleck im Zentrum, mit rotem Hof, mit Stechen und Brennen, gebessert durch Reiben. Hat rote und erhabene juckende und brennende Hautflecken, muß andauernd reiben.

Urtikaria nach Seefischgenuß. Urt-u beseitigt die negativen Folgen vom Genuß von Muscheln. Urtikarielles Jucken verschwindet nach dem Hinlegen, kehrt zurück nach dem Aufstehen.

Erbrechen nach Unterdrückung von urtikariellen Ausschlägen. Hat Diarrhoen nach unterdrückten Urtikaria. *Stuhl mit Schleim und Blut vermengt.* Blutungen aus den Därmen und Lungen. Blutungen aus dem Uterus.

Starker Urindrang bei Diabetes. Brennen in der Urethra. Enuresis. Nierengries und Arthritis uricae.

Fehlende Milchsekretion bei stillenden Frauen, hat aber Milchfluß bei nicht schwangeren Frauen.

Weiteres: Trockene Haut- und Schleimhäute. Gerstenkörner. Starker Durst und Heißhunger. Erbrechen. Bohrende Schmerzen in der Pylorusregion. Magen- und Duodenalulzera. Ascariden mit starker Afterreizung. Pruritus vulvae, mit stichelnden Schmerzen. Schmerzen im Deltamuskel.

< nachts, nach Baden, nach unterdrückten Ausschlägen, nach Scharlach, bei Rheuma, nach dem Wochenbett, durch feuchtkaltes Wetter, Schneewetter, feuchtkalte Anwendungen, Berührung

> durch Reiben, durch Niederlegen.

Kurze Zusammenfassung

Bei Urtikaria, Gicht, Rheuma, fehlender Milchsekretion. Urtikaria begleiten die meisten Leiden, oder Beschwerden nach deren Unterdrückung. < feuchtkaltes Wetter, Schneewetter. > Reiben.

Valeriana officinalis = Valer

Familie Valerianaceae (Baldrian). Verwendung findet die getrocknete Wurzel.

Hat wechselhafte Laune, jetzt himmelhochjauchzend, im nächsten Moment zu Tode betrübt. **Ist überempfindlich. Hysterisch.** Schimpft schnell. Ist sehr reizbar. Ist überhaupt überaus **nervös und ruhelos.** „Hat Ign-Stimmung und Agar-Zuckungen". *Nächtliche Halluzinationen* (Geräusche, Sehen, Geruch, Geschmack). Als ob kein fester Boden unter den Füßen, wird mit dem Kopf wahrgenommen. *Fühlt sich leicht so als würde sie schweben.*

Besonders bei nervösen, hysterischen Menschen, die sehr intellektuell sind und die an Neuralgien leiden.

Nervöse Überempfindlichkeit. Tremor. Muskelzuckungen. Bei Reaktionsmangel gegenüber gutgewählten Arzneien.

Die Schmerzen ziehen immer nach außen. Hat „springende" Schmerzen (keine wandernden).

Bei Unruhe Kloßgefühl im Hals. Als ob ein Faden die Kehle runterhängt. Kältegefühl unter dem Scheitel.

Das Kind erbricht ungeronnene, verdickte Milch in Klumpen nach dem Stillen. Hat wässrige *Diarrhoen mit Klumpen von koagulierter Milch,* dabei brüllen die Kinder heftig.

Röcheln beim Einschlafen, erwacht mit Erstickungsgefühl.

Weiteres: Aufstoßen wie nach faulen Eiern. Ischiasschmerzen schlimmer im Stehen.

< abends, *Ruhe,* Stehen, Aufregung, Zugluft, Dunkelheit

> nach Schlaf, Lagewechsel, *Bewegung, Herumlaufen,* Reiben.

Kurze Zusammenfassung

Ist überempfindlich, sensibel, hysterisch! Starker Gemütswechsel. Nächtliche Halluzinationen. Wenn gutgewählte Mittel nicht wirken wollen. Hat hysterische Zuckungen, Spasmen. Das Kind erbricht klumpig-geronnene Milch. Im Stuhl Klumpen koagulierter Milch. < Ruhe. > Bewegung.

Veratrum album = Verat

Familie Liliaceae (weiße Nieswurz, Germer). Verwendet wird der getrocknete Wurzelstock mit Wurzeln.

Er hat einen großen Aktivitätsdrang, ist immer mit etwas beschäftigt, unentwegt, ohne Pause. **Hochmut** (Lyc, Plat, Sulph). Menschen, die allmählich Wahnideen entwickeln; in *religiösen Wahnideen* redet und redet und redet er ohne Unterlaß, **betet** oder predigt pausenlos. Hat *Angst und Verzweiflung um sein Seelenheil.* Neigt zur **Tadelsucht,** dazu den Leuten ins Gesicht zu spucken. Ständiges Beten, Lachen, Singen, Spielen. Religiöse Niedergeschlagenheit.

Man sieht bei Verat auch ausgeprägte **manische Zustände,** evtl. *mit dem Verlangen zu schlagen, mit Zerstörungssucht an Kleidern, mit dem Verlangen Sachen zu zerschneiden.* **Kann sehr unverschämt werden.** Abwechselndes Beten, Fluchen, Weinen. Wird wütend wenn man ihm widerspricht. Glaubt, alle anderen sind plemplem, nur er ist okay.

Erotische Manie. Hat Verlangen nackt zu sein. Singt obzöne Lieder. *Manie mit Singen, Manie mit Raserei. Geschwätzigkeit* (Lach). Wechsel von Manie zur Melancholie. Heftige Form von Manie wechselt ab mit Schweigsamkeit (sicherlich eine gute Arznei bei der manisch-depressiven Krankheit). Puerperalpsychose.

Hat Furcht davor vergiftet zu werden. Wahnideen von drohendem Unheil.

Beschwerden infolge von emotionaler Erregung. *Beschwerden infolge von Opiumessen und von Tabakkauen* (Hier kann man sich vorstellen, daß Verat auch eine Arznei ist bei Drogensüchtigen, die nicht selten die typisch geistigen Verat-Symptome zeigen).

Verat hat *Verlangen nach Früchten, nach kalten Speisen, nach Salzigem und nach Hering-Sardinen.* **Großes Verlangen nach allerkältesten Getränken, nach Eis.** Abneigung gegen warme Dinge.

Hat plötzliches Nachlassen der Kräfte. *Man findet heftige Krankheitserscheinungen* bei Verat (Bell).

V

Typisch für Verat ist die Kälte. Eiskalte Nasenspitze, kaltes Gesicht. Als ob Eisstücken auf dem Schweitel lägen. Kalter Pfefferminzgeschmack im Mund. Eiskalte Zunge. Als ob kein Blut sondern Eiswasser durch die Adern läuft. Kältegefühl im Abdomen. *Oft sind die Leiden begleitet von kaltem Schweiß;* **kalter Schweiß findet sich besonders auf der Stirn.**

Die Frostempfindungen werden nicht gebessert durch ein warmes Zimmer oder durch Sitzen am Ofen.

Hat viele gastrointestinale Beschwerden, häufig Krämpfe, heftigste Koliken.

Psychosen und kalte Schweißausbrüche ausgelöst durch heftigste Schmerzen.

Großes Diarrhoemittel: Hat **reichliche Stühle,** wässrig, die mit großer Kraft *explosionsartig* entleert werden. Große *Erschöpfung nach dem Stuhl.* **Diarrhoen mit starkem Schwitzen** (kalter Schweiß). Durchfälle mit dem Verlangen nach großen Mengen eiskalten Wassers. Für Verat auch typisch: Durchfälle zusammen mit Erbrechen. Bei den schlimmen Durchfällen oder gar Brechdurchfällen findet man Schwäche bis zum Kreislaufkollaps. (Ars-Diarrhoen sind ähnlich, aber bei Ars findet sich die typische Ruhelosigkeit, die immense Schwäche, die in keinem Verhältnis zu den Stuhlmengen steht, und der Durst auf kleine Mengen).

Durst auf kaltes Wasser, das nach dem Trinken aber erbrochen wird (Phos). Nausea und Erbrechen wird durch Trinken oder die geringste Bewegung schlimmer.

Bronchitis alter Menschen.

Weiteres: Das Gesicht ist blaß, eingefallen, hippokratisch (Stram: gerötet und gedunsen). Hat Arbeitswut vor den Menses. Sexuelle Manie vor den Menses. Heftigste neuralgische Schmerzen, fast nicht erträglich. Beim Wassertrinken ein Gefühl, als ob das Wasser außen am Hals entlang läuft. Diarrhoen und/oder Erbrechen bei den Menses, bei *kalten Geträn-*

ken. Heftige Dysmenorrhoen mit der typischen Schwäche, dem kalten Schweiß und dem Verlangen nach kalten Getränken. Unwillkürlicher Urinabgang beim Husten (Caust). *Asthma mit großer Atemnot, qualvoller Angst und mit Herzbeklemmung* (Ars, aber hier bei Verat sieht man neben der Schwäche den kalten Schweiß und das Verlangen nach viel kalten Getränken). Urinretention bei Cholera. Muskelspasmen- und Zuckungen, Krämpfe. Wadenkrämpfe (Cupr). Rheumatische Schmerzen sind schlimmer in der Bettwärme. Kann auch ein Gefühl von Hitze in den Gefäßen haben. Hat fadenförmigen und kaum wahrnehmbaren Puls.

< nachts, feuchtes und kaltes Wetter, Wetterwechsel von warm zu kalt, im Winter, nach Schreck

> Umhergehen, Wärme.

Kurze Zusammenfassung

Ruhelose Aktivität. Wahnideen; religiöse Geisteskrankheit (redet, betet, predigt). Verzweiflung um das Seelenheil. Hochmut. Manische Zustände. Verlangen zu schlagen. Zerstörungssucht. Erotische Manie. Geschwätzigkeit. Hat Verlangen nach Obst, nach kalten Speisen, nach Hering, nach Salz, nach eiskalten Getränken. Heftige Krankheitszeichen. Typisch ist die Kälte! Kalter Schweiß, besonders auf der Stirn. Die meisten Leiden mit kaltem Schweiß. Gastrointestinale Beschwerden, oft Krämpfe, heftige Koliken. Diarrhoen reichlich, explosionsartig, mit starkem Schwitzen, Erschöpfung nach Stuhl. Dysmenorrhoen mit Verat-Symptomen. Asthma mit Angst und Herzbeklemmung. < feuchtes und kaltes Wetter. > Wärme, Umhergehen.

Viscum album = Visc

Familie Loranthaceae (Mistel). Die Schmarotzerpflanze wird im Herbst gesammelt. Verwendet wird die ganze Pflanze ohne verholzte Anteile.

Das Mittel *affiziert die Nerven und die weiblichen Geschlechtsorgane. Bei rheumatischen Leiden* und bei Gicht.

Sieht Gespenster. Große Benommenheit, liegt fast wie bewußtlos da. Erwacht nachts mit Gedanken an schreckliche Dinge.

Die Gesichtsmuskeln sind in ständiger unwillkürlicher Bewegung. Hat einen plötzlich klopfenden Kopfschmerz auf dem Scheitel. Rheumatische Taubheit.

Asthma. *Erstickungsgefühl beim Liegen auf der linken Seite.* Bei Asthma, wenn es zusammen auftritt mit Rheuma oder Gicht. Die ist Atmung ist röchelnd.

Gefühl von Gewicht auf dem Herzen. Bei Herzklappenleiden. Herzhypertrophie mit Klappeninsuffizienz. Niedriger Blutdruck. Langsamer Puls, kleiner und schwacher Puls. Dilatierte Gefäße. Hat Herzpalpitationen beim Koitus.

Der ganze Verdauungstrakt ist gelähmt. Hartnäckige Obstipation.

Metrorrhagien. Bei den Uterusblutungen ist das Blut teilweise klumpig und hellrot. Klimakterische Beschwerden (Lach). *Ovarialbeschwerden besonders links.* Plazentaretention. Chronische Endometritis. Hat Uterusleiden mit schmerzhafter Wirbelsäule.

Periodische Schmerzen vom Sakrum ins kleine Becken strahlend und schlimmer im Bett, die Schmerzen können sich bis in die Oberschenkel ausdehnen.

Es gibt sich abwechselnde Schmerzen: Zwischen Knie und Fußgelenk sowie zwischen Schulter und Ellenbogen.

Hat eine Empfindung, als ob auf den Handrücken eine große Spinne krabbelt (erst rechts, dann links).
Rheuma mit reißenden Schmerzen. Reissende, stechende *Schmerzen in beiden Oberschenkeln,* in den oberen Extremitäten. Wassersucht der Extremitäten.

Ausgeprägte epileptische Aura. Epilepsie. Choreatische Beschwerden. *Nach epileptischem Anfall zeigt sich ein langanhaltender Schwindel.*
Auch sonst langdauernde Schwindel. *Petit mal-Anfälle.* **Allgemeiner Tremor.** Beim Zittern hat er die Empfindung, als ob er im Begriff ist, etwas Furchtbares zu tun.

Visc wird in der Naturheilkunde in der Tumortherapie als Immunstimulanz eingesetzt. Es besteht aber Grund zu der Annahme, daß das Verabreichen der Urtinktur nicht ungefährlich ist. Während im homöopathischen Bild keinerlei immunstimulierende Wirkungen bekannt sind, so sind aber sehr negative Wirkungen nach Applikation von Visc bekannt geworden (T.F.Allen, J.H. Clarke), so z.B. Lähmungen der gesamten Mukulatur außer der Augen mit letalem Ausgang.

Weiteres: Hat blaue Ringe um die Augen. Keuchhusten. Milzstörungen. Milchiger Urin. *Heftige Schüttelanfälle mit folgendem Zustand der Unempfindlichkeit über Stunden.* Die Wunden heilen lansam, sie wollen sich nicht verschließen. Das Blut gerinnt nicht.

< *Kälte,* im Winter, bei Verkühlung nach überhitztsein, bei stürmischem Wetter, Bewegung im Bett, *Liegen auf linker Seite.*

Kurze Zusammenfasssung

Affiziert besonders Nerven und weibliches Genitale, bei Rheuma. Ausgeprägte epileptische Aura. Epilepsie. Langanhaltender Schwindel nach epileptischem Anfall. Chorea. Allgemeiner Tremor. Hat heftige Schüttelanfälle mit folgender über Stunden anhaltender Empfindungslosigkeit. Ptetit mal-Anfälle. Metrorrhagien. Klimaxstörungen. Ovarialleiden (links). Rheuma mit reißenden Schmerzen, besonders in den Oberschenkeln. < Kälte, Liegen auf der linken Seite.

Zincum metallicum = Zinc

(Metallisches Zink, Zn)

Hat eine große Wirkung auf das ZNS mit Schwäche und Ruhelosigkeit, mit Übererregbarkeit.
Müdigkeit, nervöse Unruhe, Ruhelosigkeit sind überaus typisch für Zinc.

Z

Ist träge, langsam, traurig, aber motorisch ruhelos. **Ist sehr geräuschempfindlich, besonders empfindlich für die menschliche Stimme,** wird zornig.

Versteht schwer, teilt sich kaum mit, ist schweigsam. *Antwortet auf Fragen, nach-*

dem er die Frage wiederholt hat. Kinder wiederholen alles, was ihnen gesagt wird. Kind weint im Schlaf, rollt den Kopf von Seite zu Seite, das Gesicht ist dabei abwechselnd blaß und rot. Hat Gewissensängste. Schreckliche Dinge ergreifen ihn tief (Calc).

Deutlich bei Zinc ist die mangelnde Vitalität, die Hirn- und Nervenkraft ist zu schwach.

Wegen dieser Schwäche können sich Ausschläge nicht entwickeln, kommen die Menses nicht normal hervor, kommt der Urinfluß nicht in Gang, usw. Als Folge: Wenn diese Schwäche überwunden wird, dann bessern sich auch die Beschwerden, so z.B. Brustsymptome besser durch Expectoration, Rückensymptome besser durch Ausflüsse, choreatische Leiden besser durch Ingangkommen der Ausscheidungen.

Um die Zeit der Menses verschwinden alle Beschwerden.

Hat viele Augensymptome. Ist lichtempfindlich. Juckende und rote Augen. Entzündungen schlimmer in der Region der inneren Canthi, mit verschleierter Sicht. Trübes Sehen. Rollt mit den Augen. Gefühl, als seien die Augen mit einer Strippe zusammengebunden.

Hat Kopfschmerzen mit Druck auf der Nasenwurzel. **Kopfschmerzen nach geringster Menge Wein.** Halbseitenkopfschmerz schlimmer nach dem Essen. *Bei Meningitis hat er scharfe Schmerzen durch den Kopf.* Drohende Hirnparalyse. *Komaneigung.*

Große Gier beim Essen. Kann nicht schnell genug essen. Hat Wolfshunger zwischen 11 und 12 Uhr a.m. Schreckliches *Sodbrennen nach Süßem.* Verträgt keine Stimulantien. *Wein verschlimmert hochgradig alle Symptome.*

Hat plötzliche Rucke in der Kardiaregion des Magens. Fühlt sich im Magen sterbenskrank mit ausgeprägter Übelkeit. Mittel auch beim Dumping-Syndrom.

Ständiger Urindrang, *Urinabgang ist nur möglich im Sitzen (besonders bei Männern)* oder beim Rückwartsbeugen (oder kann Urin nur im Liegen lassen). Urinretention. Hat viel Sand im Urinsediment. Aber auch: *Unwillkürlicher Urinabgang beim Laufen, Husten oder Niesen* (Caust). Nächtliche Pollutionen mit lasziven Träumen.

Asthma zwischen 18 und 22 Uhr. *Husten bei den Menses. Bei den Hustenanfällen greift das Kind an seine Genitalien.* Husten schlimmer nach dem Essen, besonders durch Süßes. Heiserkeit. Blutiger Auswurf. Haemoptoe vor den Menses.

Hat ständig einen bohrenden Schmerz in der linken Ovarregion, nur vorrübergehend gebessert durch Druck oder bei den Menses, kehrt aber danach bald wieder. Menses fließt verstärkt nachts. Erhöhtes Sexualverlangen bei den Menses. Menses meist zu früh.

Hat Brennen entlang der Wirbelsäule. Kann die Berührung des Rückens nicht ertragen, macht zornig. B_{12}-L_1-Schmerz. Viele Rückenschmerzen sind schlimmer im Sitzen. **Spinalaffektion.**

Wahlanzeigendes Symptom: **Unruhige Füße.** Kann die Füße nicht stillhalten, muß sie ständig bewegen. Wadenkrämpfe. Reißende Schmerzen in den Oberschenkeln. *Schweißige Füße mit wunden Zehen.* Unterdrückter Fußschweiß mit extrem unruhigen Füßen. **Varikosis der Unterschenkel mit ruhelosen Füßen.** Hat **automatische Bewegungen von Händen und Kopf, oder nur von einer Hand und dem Kopf** (Hell).

Trockene und juckende Haut, schlimmer durch Weintrinken und gebessert durch Absonderungen. Zinc wirkt gut bei schwachen Menschen, wenn ein Exanthem nicht richtig hervorkommt. Zinc zeigt wenig Fieber (ist zu schwach, ein richtiges Fieber zu entwickeln).

Äußerliches Zittern, besonders nach Erregung oder bei Hunger. Zuckungen einzelner Muskeln, gehäuft nach der Pubertät. Konvulsionen bei Kindern nach Unterdrückung eines Ausschlages, einer Absonderung, oder bei der Zahnung.

Bei Patienten, die dauerhaft Schlafmittel genommen haben. Kann indiziert sein nach dem Mißbrauch von Eisenpräparaten.

Unruhiger Schlaf, dabei ständige Bewegungen der Beine. *Zuckungen durch den ganzen Körper im Schlaf.* Nicht selten Umkehrung des Tag-Nacht-Rhythmus.

Weiteres: Juckende Oberschenkel und Kniekehlen. Wenn Ausschläge oder Absonderungen zurücktreten, zeigen sich zunehmend Beschwerden. Delirium, will raus aus dem Bett, mit starren Augen, ständigem Händetremor und mit kalten Extremitäten. Oberschenkelvarizen, dehnen sich aus bis in die Labien. Schmerzhafte Frostbeulen. Neuralgien nach Herpes zoster.

< durch kleinste Menge **Wein**, Alkohol, Süßes, nach Essen, Unterdrückungen

> milde Wärme und milde Bewegung, durch Ausscheidungen (Lach), wenn sich Ausschläge zeigen, durch harten Druck, in frischer Luft.

Kurze Zusammenfassung

Große Wirkung auf das Nervensystem mit Schwäche, Ruhelosigkeit und Übererregtheit. Mangelnde Vitalität, schwache Nervenkraft, deshalb sind viele Körperfunktionen beeinträchtigt (so kommen z.B. Ausschläge nicht heraus, Urin will nicht abfließen usw). Komaneigung. Meningeale Symptome. Spinale Irritation. Antwortet auf Fragen, nachdem er die Frage wiederholt hat. Um die Zeit der Menses bessern sich alle Symptome! Wein verschlimmert alle Symptome oder ruft sie hervor. Kind greift beim Husten an die Genitalien. Urinabgang nur im Sitzen möglich. Große Unruhe der Füße, kann sie niemals stillhalten, begleitet fast alle Leiden! Zuckungen, Konvulsionen. < Kleinste Menge Wein, Alkohol, Süßes, Unterdrückungen. > Ausscheidungen, wenn Hautausschläge sich zeigen, Druck.

Literaturverzeichnis

Theorie

Hahnemann, Organon der Heilkunst, 6. Auflage

Dieses Werk bildet die Grundlage für alles homöopathische Arbeiten! In 291 Paragraphen wird vermittelt, wie zu behandeln ist, worauf zu achten ist und mit welchen Schwierigkeiten zu rechnen ist im Laufe einer Therapie. Ohne das Wissen des „Organon" bleibt jede Behandlung stümperhaft, Dauererfolge werden sich nicht einstellen. Das Buch gehört obligat zum Handwerkszeug eines Homöopathen.
Es sollte nur diese alte Originalausgabe und keine ins „moderne" deutsch angeglichene gelesen werden, um Sinnverfälschungen zu vermeiden!

(Barthel & Barthel-Verlag)

Zur Theorie der Homöopathie, J.T. Kents Vorlesungen zum Organon

Hier werden die geistig-dynamischen Vorgänge, womit wir es in der Homöopathie zu tun haben, tiefgründig erhellt. Zu Beachten ist hier aber, daß Kent sich auf die 5. Auflage des Organon bezieht. In der 6. Auflage, die erst 1921 herauskam, verweist Hahnemann besonders auf die „Q"-(=LM)-Potenzen, die er als am besten, tiefsten und am sanftesten für wirksam feststellte. Er distanzierte sich in seiner 6. Auflage weitgehend von den „C"-Potenzen. In diesem Buch werden aber nur die Vorzüge der „C"-Potenzen herausgestellt. Ein gutes Buch, das das homöopathische Verständnis vertieft.

(Verlag Grundlagen und Praxis)

Hahnemann, Die chronischen Krankheiten, Band 1

In diesem Buch wird ausführlich auf die Probleme eingegangen, die sich bei einer chronischen Behandlung ergeben und die im Organon nur knapp behandelt wurden. Hahnemann selbst verweist in seinem Organon des öfteren auf die Theorie der Chronischen Krankheiten. Es wird hier u.a. über Heilungshindernisse geschrieben, auch über die rechte Lebensweise im Laufe einer Behandlung.

(Barthel & Barthel-Verlag)

Allen, Die Chronischen Krankheiten – Die Miasmen, Bd. 1+2

Eine gute Beschreibung der Arzneien und der Krankheiten unter miasmatischen Gesichtspunkten. Das Verständnis wird noch vertieft.

(Verlag Renee von Schlick, Aachen)

Arzneimittellehren

Hahnemann, Die chronischen Krankheiten, Bd. 2–5

Eine Arzneimittellehre, wenn auch nicht so ausführlich wie es später C. Hering tat, aber die es „in sich" hat. Hier findet man Symptome wieder, wie sie im Wortlaut der Patient geäußert hat. Das hat schon so manches Mal bei der Wahl einer Arznei den Ausschlag gegeben.

(Barthel & Barthel-Verlag)

Hahnemann, Reine Arzneimittellehre, Bd. 1–6

Eine ausgezeichnete Arzneimittellehre mit Symptomen, wie sie der Arzneiprüfling wörtlich geäußert hatte.

(Haug-Verlag)

C. Hering, The Guiding Symptoms of our Materia medica, Bd. 1–10

Eine ganz ausgezeichnete Arzneimittellehre, sehr ausführlich. Man kann nach einer solchen Arzneimittellehre keine Mittel lernen, aber nach einer Fallausarbeitung lassen sich hier die in Frage kommenden Arzneien gut nachlesen. Leider gibt es dieses Werk komplett nur in englisch. Die deutsche Übersetzung ist in Vorbereitung.

(Verlag B.Jain Publishers Pvt. Ltd. New Dehli)

Nash, Leitsymptome in der Homöopathischen Therapie

Lebhaft geschrieben, es macht Spaß zu lesen. Ein kleines Lehrbuch mit vielen Charakteristika zu den Arzneien. Die Arzneidarstellungen sind aber eher knapp. Auch sind nicht alle gängigen Mittel darin vertreten. Trotzdem meine ich, dieses Buch ist eine zusätzliche Bereicherung.

(Haug-Verlag, Barthel & Barthel-Verlag)

J.H. Clarke, Praktische Materia Medica, Bd. 1–2

Dieses Werk zeigt ganz außerordentlich gute Charakteristika, aber die Materia medica ist spärlich.

(Barthel & Barthel-Verlag)

J.T. Kent, Arzneimittelbilder

Eine mittelgroße Materia medica, die einen allemeinen Überblick gestattet. Man findet keine sonderlichen Hervorhebungen.

(Haug-Verlag)

Dr. Dr. Sohn, Musik in der Homöopathie, Arzneimittellehre und Repertorium
Ein deshalb außergewöhnlich gutes Buch, weil die darin beschriebenen Musik-, Dicht- und Tanzsymptome solche Symptome darstellen, die in der Hierarchisation an höchster Stelle stehen. Diese Geistes- und Gemütssymptome wurden bisher sträflich vernachlässigt. Ein wissenschaftliches Buch mit hervorragenden Quellenangaben.
(Barthel & Barthel-Verlag)

W. Boericke, Homöopathisches Taschenbuch
Hier findet man kurz beschrieben auch die ,,kleinen" Arzneimittel.
(Barthel & Barthel-Verlag)

Anshutz, New, Old and forgotten Remedies
Ein Buch, das jeder haben sollte, sofern er englisch kann. Es gibt leider noch keine deutsche Übersetzung. Wie der Titel es sagt, hier werden unter anderem alte und vergessene Arzneien ausführlich besprochen. Mittel, die evtl. einen nicht gelösten Fall klären können.
(Indian Books & Periodicals Syndicate - New Dehli)

Repertorien

Künzli-Barthel, Repertorium Generale
Standardwerk, ergänzte Kent-Ausgabe.
(Verlag Barthel & Barthel)

Barthel-Klunker, Synthetisches Repertorium, Bd. 1–3
Unverzichtbar! In Band 1 finden wir nur Gemütssymptome, die im Repertorium Generale einfach zu kurz kommen. Band 2 beinhaltet nur Allgemeinsymptome (sehr ausführlich) und Band 3 enthält Schlaf- und Genitalsymptome.
(Haug-Verlag)

Synthesis-Repertorium
Von vielen heute als das ausführlichste Repertorium gehandelt. Aber es fehlen viele Symptome z.B. aus dem ,,Synthetischen", außerdem denke ich, daß hier auch fragwürdige Repertoriumsnachträge erscheinen, die von sogenannten modernen Homöopathen stammen; doch viele solcher Nachträge sind lediglich aufgrund von Behauptungen erschienen, wissenschaftliche Beweise fehlen (z.B. mehrfach bestätigtes Verschwinden von Symptomen in klinischen Fällen – die öffentliche Falldokumentation fehlt). Ich meine, mit Vorsicht zu gebrauchen.
(Verlag Hahnemann Institut)

C. Hering, Analytical Repertory of the Symptoms of the Mind
Ein ausgezeichnetes Werk, aber leider nur in englischer Sprache. Hier findet man präzise für die jeweilige Arznei bestätigte Symptomenkombinationen.
(B. Jain Publishers, New Dehli)

Bönninghausen, Therapeutisches Taschenbuch
Eines der ersten Repertorien, mit dem man schnell auf repertorischem Wege die Wirkungsschwerpunkte der Arzneien erkennen kann.
(Jungjohann Verlagsgesellschaft)

Phatak, A Concise Repertory Of Homoeopathic Medicines
Leider nur in englischer Sprache erhältlich. Hervorragend, da hier viele in den gängigen Repertorien nicht enthaltene Rubriken zu finden sind.
(The Homoeopathic Medical Publishers Bombay)

Till, Repertorium der „Neuen Arzneimittel" Kents
Hier finden sich die sogenannten kleinen Mittel, die selten gebrauchten, die im normalen Kent-Repertorium nicht enthalten sind. Eine einmalige Ergänzung, die man in die tägliche Arbeit einbeziehen sollte.

Sonstiges

Das kleine Buch der Arzneimittel-Beziehungen
Ein unentbehrlicher Helfer. Hier sieht man, welche Arzneien zueinander feindlich sind, also nicht aufeinander gegeben werden dürfen, welche Mittel sich gut ergänzen oder welche Mittel gut aufeinander folgen.
(Barthel & Barthel-Verlag)

Bayr, Hahnemanns Selbstversuch mit der Chinarinde im Jahre 1790
Hier wird die Entstehung der homöopathischen Gesetzmäßigkeit beschrieben.
(Haug-Verlag)

Das Einsteiger-Werk

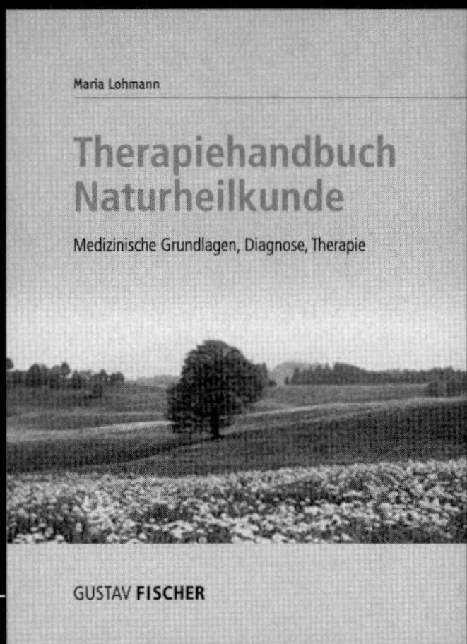

1997. 384 S., 70 Abb., geb.
DM 68,– / ÖS 496,– / SFr 62,–
ISBN 3-437-55260-0

Naturheilkundliche Therapieempfehlungen mit instruktiven Abbildungen zu den häufigsten Behandlungsanlässen

- Berücksichtigt Homöopathie, Akupunktur, Neuraltherapie, Phytotherapie, Ausleitungs- und Umstimmungsverfahren
- Mit bewährten Hausmitteln
- Naturheilkundlichen Diagnoseverfahren
- Jeweils mit kurzen schulmedizinischen Basistexten

Auf den Punkt gebracht

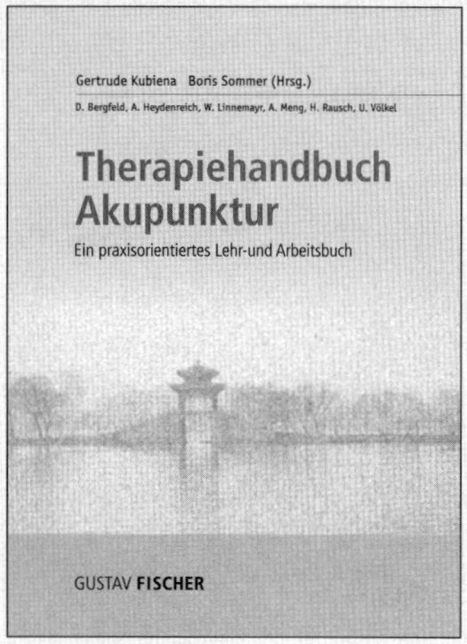

1997. 352 S., 80 Abb., geb.
DM 78,– / ÖS 569,– / SFr 75,–
ISBN 3-437-25118-X

- Erfahrene Fachleute präsentieren bewährte Akupunkturrezepte zu den häufigsten Krankheitsbildern
- Differenzierte Punktkombinationen und Behandlungsschemata mit übersichtlichen Abbildungen zur Lokalisation der empfohlenen Punkte
- Ein Lehr- und Arbeitsbuch, wertvoll für Einsteiger und Profis

Irrtümer und Preisänderungen vorbehalten. http://www.gfischer.de

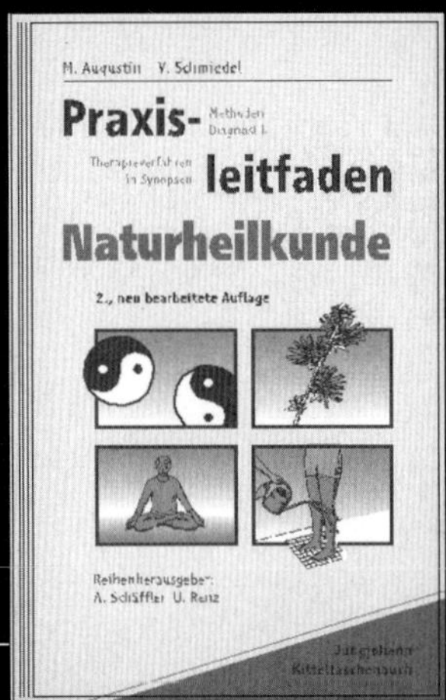

M. Augustin V. Schmiedel
Praxis-
leitfaden
Naturheilkunde
2., neu bearbeitete Auflage
Reihenherausgeber:
A. Schäffler U. Renz

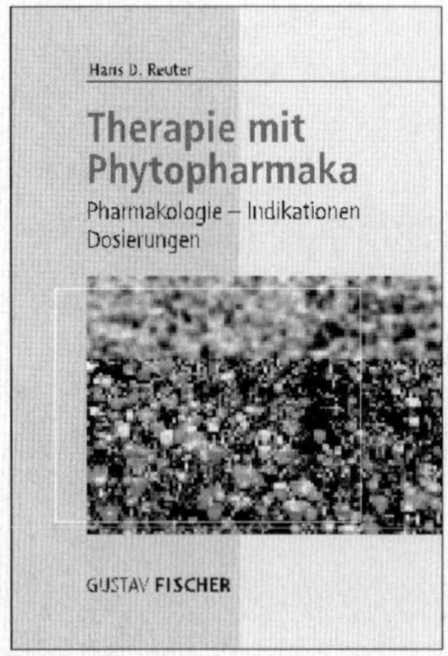

Hans D. Reuter
Therapie mit Phytopharmaka
Pharmakologie – Indikationen
Dosierungen
GUSTAV FISCHER